U0004656

Cancer as a Metabolic Disease:
on the Origin, Management, and Prevention of Cancer

# 癌症代謝療法

## 了解、預防與治療癌症
## 更有效率的方式

作者：湯瑪斯·西佛里德 博士
（Thomas N. Sevyfried, PhD.）
譯者：王耀慶

晨星出版

# 目錄

前言 ···································································· 11

序 ······································································ 14

第 **1** 章

## 癌症的印象
**Images of Cancer**

16

- 癌症是如何被看待的？ 17

第 **2** 章

## 癌症起源的混淆
**Confusion Surrounds the Origins of Cancer**

29

- 致癌的悖論　32
- 癌症的特徵　33
- 必需重新評估癌症的起源　42

第 **3** 章

## 癌症的模型
**Cancer Models**

44

- 癌症模型的問題　44
- 動物消耗是癌症研究的主要障礙　50
- 腫瘤組織學分類的問題　53
- 關於癌症我個人的觀點　59

# 第4章

# 正常細胞與癌細胞的能量來源
Energetics of Normal Cells and Cancer Cells　　　　60

- 代謝衡平　　61
- 「$\triangle G'_{ATP}$」穩定性的重要　　68
- 正常細胞與腫瘤細胞的 ATP 製造　　70
- 藉由葡萄糖發酵的能量生成　　72
- 麩醯胺酸的分解作用　　77
- 轉胺作用的反應過程　　81
- TCA 循環、受質層次磷酸化作用下的 ATP　　83
- 膽固醇合成與組織缺氧時　　85
- 總結　　85

# 第5章

# 癌細胞的呼吸功能障礙
Respiratory Dysfunction in Cancer Cells　　　　86

- 正常粒線體　　87
- 腫瘤細胞粒線體的形態缺陷　　89
- 腫瘤細胞的蛋白質體異常　　92
- 腫瘤細胞的脂質體異常　　96
- 心磷脂：粒線體專屬的脂質　　97
- 心磷脂與腫瘤細胞的能量代謝異常　　100
- 試管內的環境對心磷脂組成與能量代謝有複雜的影響　　107
- 粒線體解偶與癌症的產生　　112
- 癌細胞熱生成與解偶粒線體　　113
- 我個人的觀點　　115
- 總結　　115

# 「瓦爾堡」爭論
## The Warburg Dispute

117

- 西尼‧懷豪斯對於瓦爾堡理論的批判　118
- 艾倫‧艾森伯格對於瓦爾堡理論的批判　121
- 西尼‧寇勒維克對於艾森伯格專著的評價　125
- 蘋果與柳橙　126

# 所謂癌細胞中的正常呼吸
## Is Respiration Normal in Cancer Cells

129

- 偽呼吸作用　129
- 腫瘤細胞能透過氧化磷酸化產生能量的有利科學證據？　135
- 癌細胞的氧化磷酸來源 ATP 的重新評估　135
- 其他腫瘤氧化磷酸化（OxPhos）的表現？　139
- 彼得森對腫瘤粒線體與癌細胞生物能學的評論　140

# 粒線體麩醯胺酸發酵是癌症代謝理論所欠缺的環節嗎？
## Is Mitochondrial Glutamine Fermentation a Missing Link in the Metabolic Theory in Cancer?

142

- 胺基酸發酵作用在缺氧下能維持細胞能量衡平　142
- 證據顯示轉移性老鼠細胞從麩醯胺酸發酵獲得能量　143
- 發酵作用能量路徑在缺氧下能驅動癌細胞的生存力　145
- 癌症代謝起源的爭論解釋　151
- 章節總結　153

## 基因、呼吸作用、病毒和癌症
### Genes, Respiration, Viruses, and Cancer 154

- 癌症是基因起源對嗎？ 154
- 呼吸作用不全才是癌症的起源 160
- 生殖細胞系突變、受損的呼吸作用和癌症 163
- 體細胞突變與癌症 168
- 重溫致癌基因理論 171
- 粒線體突變與癌症的存在與否 174
- 病毒感染、受損呼吸作用與癌症 178
- 總結 181

## 呼吸功能不全、逆行反應與癌症的起源
### Respiratory Insufficiency, the Retrograde Response, and the Origin of Cancer 182

- 逆行反應（RTG）：負責細胞核基因組穩定性的表觀遺傳系統 182
- 發炎損害細胞呼吸作用 187
- 缺氧誘導因子（HIF）的穩定性是癌症起源的必備條件 188
- 粒線體與突變表型 189
- 鈣質衡平、非整備性與粒線體功能失常 192
- 粒線體與雜合性丟失 194
- 組織發炎、受損呼吸作用與癌症 195

# 第11章

## 粒線體——腫瘤抑制者

### Mitochondria: The Ultimate Tumor Suppressor

196

- 致瘤性的粒線體抑制　196
- 正常粒線體在細胞質融中抑制腫瘤形成　197
- 來自 rho$^0$ 細胞的證據　200
- 正常粒線體在活體中抑制腫瘤形成　200
- 正常老鼠細胞質抑制致瘤性表型　202
- 肝臟微環境的增強分化與致瘤性抑制　204
- 細胞核與細胞質轉換實驗的總結　205

# 第12章

## 生長控制、端粒酶活性、細胞凋亡與血管生成的異常與粒線體功能失常有關

### Abnormalities in Growth Control, Telomerase Activity, Apoptosis, and Angiogenesis Linked to Mitochondrial Dysfunction

207

- 生長傳訊異常與無限複製能力　207
- 端粒酶活性之間的關聯細胞能量與癌症　209
- 計畫性細胞死亡（細胞凋亡）的迴避　210
- 持續的血管化（血管生成）　211

# 第13章

## 轉移

### Metastasis

212

- 轉移概述　212
- 轉移的細胞起源　214
- 巨噬細胞與轉移　218

- 不明的癌症　　232
- 許多轉移癌症表現出多重巨噬細胞特徵　　233
- 轉移與粒線體功能失常連結　　234
- 重新審視轉移的「種子與土壤」假說　　235
- 重新審視間葉上皮變異（MET）　　236
- 癌症轉移的基因異質性　　237
- 傳染轉移性癌症　　239
- 冠癭植物腫瘤轉移的缺乏　　241
- 章節總結　　241

第 **14** 章

# 粒線體呼吸功能失常
# 與癌症的染色體外起源

## Mitochondrial Respiratory Dysfunction and the Extrachromosomal
## Origin of Cancer
243

- 將聯結串連起來　　244
- 解決致癌悖論　　245
- 癌症是能量代謝的多樣性疾病還是單一疾病？　　248

第 **15** 章

# 癌症生物學沒什麼道理，
# 除非從進化論的角度來看

## Nothing in Cancer Biology Makes Sense Except in the Light of
## Evolution
250

- 重新審視腫瘤細胞的生長優勢、突變與進化　　251
- 從瑞克・帕茲進化理論來看腫瘤細胞縮小　　259
- 癌症發展與拉馬克的遺傳學　　262
- 目的論可以解釋癌症？　　263

# 癌症治療策略
## Cancer Treatment Strategies 264

- 癌症治療的現狀　264
- 神經膠質母細胞瘤的「標準治療」　268

# 癌症的代謝治療
## Metabolic Management of Cancer 275

- 主要降低腫瘤生長的是飲食內容還是飲食結構？　276
- 囓齒動物和人類的膳食能量降低與醫療性禁食　278
- 生酮飲食　279
- 升糖素與胰島素　282
- 基礎代謝率　283
- 酮體與葡萄糖　283
- 以 KD 作為大腦癌症的代謝治療　285
- 葡萄糖加速腫瘤生長！　286
- 葡萄糖會調控血液中胰島素與類胰島素生長因子 1 的濃度　287
- 飲食能量縮減能抗血管生成性　290
- 飲食能量縮減會針對異常腫瘤血管　295
- 飲食能量縮減有促細胞凋亡性　295
- 飲食能量縮減有抗發炎性　298
- 針對晚期癌症的能量代謝　300
- 正常細胞與腫瘤細胞對於能量壓力的差別反應　301
- 實驗性神經膠質母細胞瘤中飲食能量縮減具有抗侵入性　304
- 生長部位與宿主對於腫瘤進程的影響　307
- 飲食能量縮減對於抗癌療法的意義　309
- 針對葡萄糖　313
- 二甲雙胍　314

- 限制型生酮飲食（KD-R）與 2- 去氧葡萄糖（2-DG）的協同相互作用　316
- KD-R 與高壓氧療法能產生協同作用嗎？　319
- 針對麩醯胺酸　321
- 針對麩醯胺酸會抑制全身性轉移　323
- 針對吞噬作用　326
- 針對微生物環境　329
- 以飲食能量作為加強粒線療法（MET）　331
- 總結　331

# 癌症代謝療法的病患施行

## Patient Implementation of Metabolic Therapies for Cancer Management　332

- 介紹　332
- 實施限制型生酮飲食作為癌症治療策略的指導方針　333
- 施以限制型生酮飲食作為癌症治療策略的複雜化問題　345
- 放射線治療與化學治療是許多惡性腫瘤的標準治療方式　346
- 合規性　346
- 癌症是一種基因型疾病　347
- 作用的機制？　348
- 惡病質　348
- 總結　349

# 癌症預防

## Cancer Prevention　351

- 手機與癌症　353
- 阿茲海默症與癌症風險　354
- 酮代謝降低癌症風險　355

- 粒線體增強療法　　356
- 醫療性斷食與癌症預防　　356
- 細胞自噬與自溶：癌症預防的熱力學方法　　359
- 透過遵循限制型生酮飲食的癌症預防　　360

第 **20** 章

# 使用生酮飲食來治療癌症的案例研究與個人經驗
## Case Studies and Personal Experiences in Using the Ketogenic Diet for Cancer Management

362

- 生酮飲食對兒童腫瘤病患的腫瘤代謝與營養狀態的效果　　362
- 拉菲的故事　　365
- 癌症是依靠葡萄糖與麩醯胺酸生長的一種代謝性疾病的生物合理性　　372
- 以限制型生酮飲食來治療大腦癌症　　374
- 以限制型生酮飲食來治療大腦癌症　　378
- 總結　　380

第 **21** 章

# 結論
## Conclusions

382

- 重大結論　　384

常用英文縮寫中英對照 …………………………………………………… 386

# 前言

　　癌症一直以來都是造成死亡的主要疾病，且在今日更是折磨著比過去更多的人，只有少數家庭沒有受到這個隱伏的惡性疾病荼毒。癌症更是被預測將在這世紀中取代心臟病成為現今社會最主要的致死原因。我從1960 年代末期就開始鑽研癌症代謝的領域，並大量出版了許多癌症代謝基礎與特質的研究結果。儘管我私底下並不認識西佛里德博士，但對於他在強調**異常能量代謝是癌症的中心問題**上所做出的優良貢獻，令我感到印象非常深刻。我在很久之前就認知到**粒線體**與**需氧醣解作用**在維持與促進癌症生長上的樞紐角色。

　　諾貝爾獎得主奧圖・瓦爾堡（Otto Warburg）在上個世紀初期是第一個提出證據，證明失常呼吸作用的補償性發酵（醣解作用）是癌症的一個常見特質，因此被認為與癌症生長以及進程的不可控制性有所關聯。在癌症的領域，沒有幾個主題像奧圖・瓦爾堡以及他的癌症理論那樣引起這麼多的爭議。因此很高興看到西佛里德在研究中顯示了瓦爾堡在定義這個疾病的本質上大致是正確的，其牽涉到**呼吸作用缺乏下的補償性發酵**。

　　我個人認識許多西佛里德在書中所提到的人物以及他們的研究，其中包括迪恩・博克（Dean Burk）、彼得・米契爾（Peter Mitchell）、西尼・懷豪斯（Sidney Weinhouse）以及我的前系主任亞伯特・列寧格（Albert Lehninger）。不過，在我的事業早期，有一段時間幾乎只有我一個人注重**能量代謝**對癌症問題的重要性。我甚至記得我的一位同事是 DNA 技術專家，將列寧格的「**瓦爾堡試管**」（Warburg Flasks）當作過時的癌症研究而全部丟到垃圾桶裡。值得慶幸的是，對他來說列寧格已不再是系主任，但對我而言是我搶救了許多這些試管，而且我很高興我當時這麼做了。在閱讀過西佛里德的書之後，我想這些試管以後會成為收藏品而變得有價值。

當許多研究人員開始將癌症視為基因性疾病，而不是代謝性疾病後，癌症的相關領域在 1970 年代中期便開始嚴重脫離正軌。癌細胞代謝缺陷被認為是基因不穩定的從屬結果。西佛里德提供了大量的證據證明「唯一」基因假說的不一致性。他批判性地重新檢視達爾文演化理論下癌化過程（cancer progression）的相關證據，並提出癌化過程是**拉馬克進化**（Lamarckian evolution）範例的一個令人感興趣的可能性。

當綜觀文獻所記載「唯一」基因假說的不一致性時，就能清楚地看出為什麼在對抗癌症與開發有效的無毒性療法上，我們幾乎沒有任何的進展。

西佛里德所強調的一個重點是，**癌症中所看到的大部分基因不穩定的現象，事實上是這個疾病所導致的結果，而非這個疾病的成因。**當從一個偏向代謝性疾病的角度來看時，許多具有成本效益療法的策略在癌症治療上也會因而被認可。可以像是從我們對於 **3 溴丙酮酸**（3-bromopyruvate，**3BP**）的研究即了解到這個事實。3BP 是由郭陽博士（Dr. Young Ko）在我的實驗室所發現，**是一種強效的抗癌劑**。這是對動物模型與癌症病患身上多種癌症都具有強大與快速抗腫瘤效果的一種低成本藥物。**3BP 的運作方式主要是針對腫瘤細胞的能量代謝，可耗盡生長所必需富含能量的化合物「ATP」**。在有效的劑量之下，可以不對正常細胞產生毒性的方式來達到這個作用。

西佛里德在書中提供了大量的證據顯示，如何透過針對能量代謝的其他各種藥物與飲食來控制癌症。此外，**藉由限制驅動癌症能量代謝的葡萄糖與麩醯胺酸，能大幅度削弱癌細胞複製與散播的能力**。但基因理論蒙蔽了我們，讓我們以為癌症是數種而非單一的疾病。確實，腫瘤並不都以相同的速率生長。不過，癌症是牽涉到異常能量代謝的單一疾病，就像瓦爾堡一開始所顯示的，以及我與最近許多其他人在生化研究中所記錄的一樣。西佛里德藉由這本書將這個訊息帶回來給大家。

西佛里德的這本專論，基於瓦爾堡的原始理論，重新將癌症中心問題的注意力集中在癌症是一個代謝性疾病之上。這**本書獨特的地方在將所有**

的癌症問題與呼吸作用缺乏下的補償性發酵相互連結。癌症對於很多人來說仍然無法治癒，其一大部分是因為對它的起源、生物學與代謝的普遍誤解。希望西佛里德對於「癌症問題」的深思分析能改變我們對這個疾病的了解，並將這個領域帶向通往解答與療法的正確方向，那些諸如 3BP 等能提供比目前的方法更快速、更有效率的解答與療法。

彼得‧佩德森博士（**Dr. Peter Pedersen**）

約翰霍普金斯大學醫學院

生物化學教授

# 序

　　癌症可以說是現代社會的瘟疫，且癌症在處理與預防進展上的缺乏給了我完成這本專論的動機。我是一位從 1980 年代初期就浸淫在癌症脂質生化學相關研究的生化遺傳學家。**我發展出數種大腦腫瘤與全身性轉移癌症的老鼠模型。**許多重大的發現為這本專論的誕生埋下了種子。首先，**我清楚地發現一些抗癌藥物的療癒作用，第一，透過卡路里攝取限制的運作而來。第二，這個卡路里攝取限制能針對癌症大部分的特徵發揮作用。第三，酮體（ketone bodies）可以代替葡萄糖在呼吸作用正常的大部分細胞中作為替代燃料。第四，轉移性癌症是從巨噬細胞譜系所產生。第五，不論組織來源為何的所有癌細胞都表現出粒線體能量代謝的普遍缺陷。最後，當癌症被當作一種代謝性疾病的時候，它可以有效地被治療與預防。**

　　在認知癌症是一種代謝性疾病的過程中，我逐漸清楚地發現為什麼這麼多人死於這個疾病。**目前許多癌症治療讓腫瘤細胞的能量代謝惡化，使這個疾病繼續加重，最後變得無法處理。**大部分的癌症病患並沒有在對抗疾病，而是被施予有毒的調和製劑，這些製劑最後削弱了他們的生理能力與抵抗疾病的意志力。**讓人們像畏懼癌症本身一樣的畏懼癌症療法。**而且將癌症視為一種基因性疾病混淆了所有的問題，是無法發展出有效療法的主要原因。**癌症是基因性疾病的觀點，主要根源於體細胞突變導致癌症發生的瑕疵概念。大量的證據顯示基因不穩定性（genomic instability）與長時間呼吸作用不足有關。**一旦癌症被開始認為是一種有代謝性解決方法的疾病，更人道與有效的治療策略將會浮現。如同我在此專論強調癌症是一種代謝性疾病，並指出癌症基因理論的不一致性。甚至針對國家癌症研究院（National Cancer Institute）所提出有關癌症研究懸而未解的領域即「挑戰性問題」（provocative questions），我於此書提供了大部分的答案。本書就是為這個疾病的最終解答，所打下的基礎。

　　我要感謝許多我的學生與同事，他們為本書的資料產生與概念形成提供了幫助。並感謝之前的研究生 Mary Louise Roy (MS, 1987)、Michelle Cottericho (MS, 1992)、Mohga El-Abbadi (PhD, 1995)、Hong Wei Bai (PhD, 1996)、John Brigande (BS, 1989、MS, 1992、PhD, 1997)、Jeffrey Ecsedy (PhD, 1998)、Mark Manfredi (PhD, 1999)、Michaela Ranes (BS, 1998、MS, 2000)、Dia Banerjee (MS, 2001)、Michael Drage (MS, 2006)、Christine Denny (BS, 2005、MS, 2006)、Weihua Zhou (MS, 2006)、Laura Abate (PhD, 2006)、Michael Kiebish (PhD, 2008)、Leanne Huysentruyt (PhD, 2008)、John Mantis (PhD, 2010) 與 Laura Shelton (PhD, 2010)。 我也要對我現在的學生 Linh Ta 與 Zeynep Akgoc 的持續付出表示感謝。同時我也感謝大學部學生們的貢獻與幫忙，包括 Katherine Holthause、Jeremy Marsh、Jeffery Ling、Will Markis、Tiernan Mulrooney、Tood Sanderson、Todd Theman、Lisa Mahoney、Michelle Levine、Emily Coggins、Erin Wolfe、Ivan Urits、Taryn LeRoy 與 Emily Gaudiano。且對我的 BI503 課程「癌症研究的當前課題」（Current Topics in Cancer Research）學生們的貢獻也表示謝意。

　　感謝波士頓學院生物系的教職同仁，包括 Thomas Chiles、Fr. Richard McGowan SJ 與 Jeffery Chuang 等博士。感謝 Robert K. Yu 博士、James Fox 博士、以及我的兒子 Nicholas T. Seyfried 博士的技術協助。也要謝謝 Avtar Roopa 參與討論。感謝已故的 Sanford Palay、Harry Zimmerman 與 Allan Yates 博士們的鼓勵與幫助。更要特別感謝 Purna Mukherjee 博士以及 Roberto Flores。**Purna 是第一位讓我知道卡路里限制的強大療癒效果的人**。她有著血管生成（angiogenesis）與發炎等領域的優秀訓練，而她的研究成果對於能同時治療與預防癌症的飲食能量縮減的機制提供了開創性的資訊。Roberto Flores 非常優秀地致力於發現癌症代謝性起源的基本事實以及質問癌症的代謝性起源。最後，我還要謝謝我的機構——波士頓學院，在我任職期間的前 23 年（1985 至 2008）提供了動物照護資助。如果沒有這個組織無價的支援，就不會有這本書的資料收集與內容。

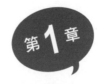

# 癌症的印象

## Images of Cancer

癌症是一種能使生理上與心理上造成毀滅性的疾病，且預估將會取代心臟病成為現今社會的頭號殺手。癌症是非常複雜的疾病，這疾病牽涉到健康狀態下細胞的多重時間上與空間上的改變，以及最後導致惡性腫瘤的出現。**異常細胞生長（腫瘤，neoplasia）是這個疾病在生物學上的終點**（endpoint）。腫瘤細胞對周圍組織的侵略，以及蔓延到遠處器官是大部分癌症病患發病與死亡的主要原因。這個現象被稱為「轉移」（metastasis），**正常細胞轉變成惡性癌細胞的生物過程，已是超過一個世紀生物醫學等相關科學投入龐大研究的主題。**儘管有如此的投入，轉移性癌症的解藥或長期治療策略，至今所面臨的挑戰依然與 40 年前尼克森總統以「國家癌症法案」（National Cancer Act）向癌症宣戰時一樣。根據美國癌症學會（American Cancer Society），在 2010 年全美國有 569,490 人死於癌症。這大約是每天 1500 人！而在 2002 年的死亡人數是 555,500 人，表示過去 8 年期間，在癌症處理上毫無實質進展。只要閱讀本地報紙中的相關訃文告示就可以知道這場「癌症戰爭」並沒有勝利的跡象。

當全世界許多主力藥廠與最尖端的醫學中心持續不斷地對這個疾病投入研究之下，我們怎麼可能會贏不了這場癌症戰爭呢？大家可能認為在如此的注意力之下，有效無毒性的治療方法應該早就問世。我們不斷從媒體得知對抗癌症的突破性發展，但高知名度的名人與政治家卻持續死於這個疾病。如果這些突破性發展是真實或有意義的，那些有錢人與有權力的人不是更有能力獲得潛在的救命療法嗎？事實上這些人在面對癌症疾病蹂躪的脆弱程度與我們其他人一樣，這明顯地指出這場戰爭並沒有打贏。

# 癌症是如何被看待的？

癌症的印象取決於你的觀點。取決於你是一位癌症病患、病患的朋友或家人、一位腫瘤學家、病理學家、統計學家或針對這個疾病做基礎研究的人。癌症的印象可以從這些不同的觀點來繪製。

我們從下頁圖 1.1a 顯示透過定序與複製數量分析（sequencing and copy number analyses）24 種不同胰臟癌中的每一種，所得到的基因改變數量。根據這張圖，在胰臟癌中的點突變（point mutation）比更大型的缺失（deletions）或擴增（amplifications）來得更常見。這份研究以及許多其他類似研究的作者們相信、在不同腫瘤中所發現的突變的編目，對疾病的辨識與處理是重要的。儘管針對癌症基因缺陷的編目是有趣的，但更重要的是，要認知到在相同的腫瘤中，腫瘤細胞之間的缺陷通常是不同的。

圖 1.1b 顯示在大腦腫瘤（glioblastoma multiforme，GBM，多形性神經膠質母細胞瘤）中所發現的基因改變百分比。類似改變的種類也出現在胰臟癌與卵巢癌中。該圖顯示了 RTK/RAS/PI(3)K（A）、p53（B）與 RB（C）信號路徑成分的主要順序改變與重大複製數量改變。不同的灰色陰影顯示了不同程度的基因改變。對於一個特定路徑受改變的每一個成分，其改變的本質與受影響腫瘤的百分比也有所顯示。方格中顯示神經膠質母細胞瘤（glioblastoma）在指定的路徑中至少擁有一個已知的成分基因改變的最終百分比。有趣的是，儘管有類似的組織學表現（histological presentation），大約有 15% 的神經膠質母細胞瘤在任何一個路徑中沒有任何的改變。這些基因改變如何與癌症的起源或進展有所關聯，仍然是不清楚的。

Akt（v-Akt 鼠胸腺瘤病毒致癌基因，v-Akt murine thymoma viral oncogene）或稱為 PKB（蛋白激酶 B，protein kinase-B）是一種牽涉到許多生物反應調解的絲胺酸／蘇胺酸激酶（serine/threonine kinase），例如計畫性細胞死亡（programmed cell death）（細胞凋亡，apoptosis）、細胞增生的刺激與腫瘤能量代謝的增強（圖 1.2）。癌細胞的 Akt 表現，一般來說比正常細胞大。雖然**以 Akt 的相關路徑作為目標，是癌症藥物開發**

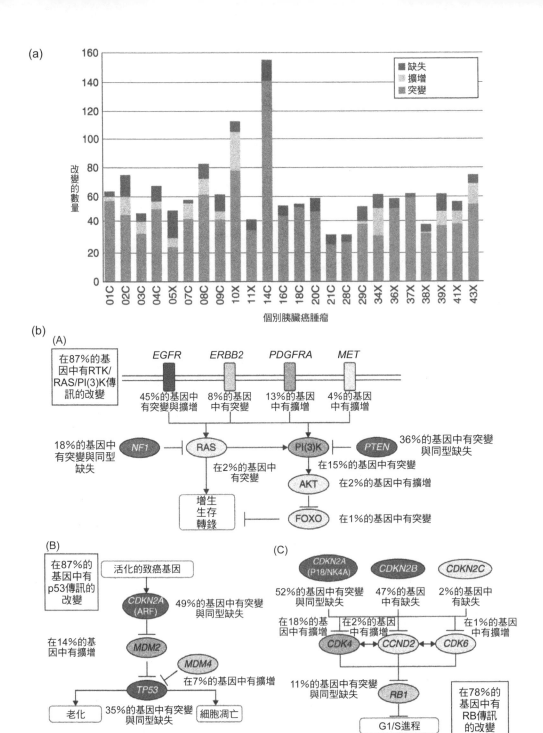

**圖 1.1**：來自癌症基因計畫的癌症圖像。來源：（a）修改自瓊斯（Jones）等人的文章；（b）重製瓊斯等人的文章。欲檢視這份圖表的彩色版，請參訪 ftp://ftp.wiley.com/public/sci_tech_med/cancer_metabolic_disease。

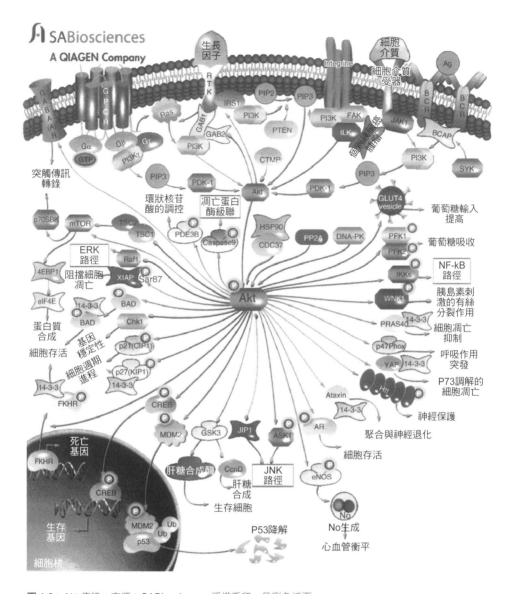

圖 1.2：Akt 傳訊。來源：SABiosciences 授權重印。見彩色插頁。

的一部分，但單純的卡路里限制就能降低腫瘤的 **Akt** 表現。左頁圖像是從癌症分子生物學合成而來，我將這類型的癌症圖像稱為「**連著線的一堆氣球**」（balloons on strings）。它們代表一個在生物學上混亂的疾病相關路徑的條理安排。SABiosciences 是 QIAGEN 旗下的一間公司，專精於分子陣列技術，能協助分析基因表現改變、表觀基因模式、微型核糖核酸

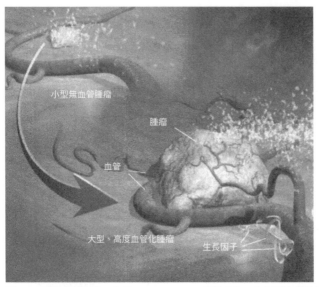

圖 1.3：腫瘤血管生成。來源：BioONcology 授權重印。欲檢視這份圖表的彩色版，請參訪 ftp://ftp.wiley.com/public/sci_tech_med/cancer_metabolic_disease。

（microRNA）表現等。

　　**血管生成（angiogenesis）是指從既有的血管產生出新的血管，牽涉到許多傳訊分子（signaling molecules）之間的互動**（圖 1.3）。以血管生成為主的癌症療法被認為在處理這個疾病上有所幫助。除了像貝伐單抗（bevacizumab，品名：癌思停（Avastin））等昂貴的抗血管生成癌症藥物之外，**單純的卡路里限制也能有效地限制腫瘤中的血管生成。**

　　圖 1.4 描繪出細胞病理學的癌症圖像。

　　以下是不同癌症的死亡率清單：

- ・乳癌在 2010 年導致 40,170 位女性喪命。
- ・肺癌與支氣管癌在 2010 年導致 159,390 人喪命。
- ・結腸／直腸癌在 2010 年導致 49,920 人喪命。
- ・皮膚癌在 2010 年導致 11,590 人喪命。
- ・大腦與神經系統癌症在 2010 年導致 12,920 人喪命。
- ・肝癌與膽道癌導致 18,910 人喪命。

　　器官病理學的癌症圖像顯示在圖 1.5 中。

(a)

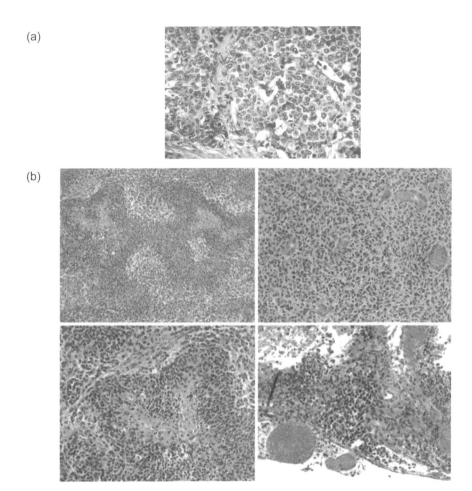

(b)

圖 1.4：（a）乳癌的組織學圖像。來源：NCI 授權重印。（b）多形性神經膠質母細胞瘤的組織學圖像。來源：參考資料第 18 條允許下重印。欲檢視這份圖表的彩色版，請參訪 ftp://ftp.wiley.com/public/sci_tech_med/cancer_metabolic_disease。

　　我認為病逝於化療與放射線治療副作用的羅伯特・波普（Robert Pope），所創作的藝術作品，從病患、家庭成員與醫生的角度來傳達其在癌症的印象上特別具有震感力。我也認為由唐納德・寇侯茲（Donald Cohodes）針對化療經驗所下的評論應該被視為波普著作的補充說明。我在以下收錄了一些波普的繪圖作品。

　　在圖 1.6 的畫作中，波普描繪了癌症醫生之間溝通的微妙之處。醫生在

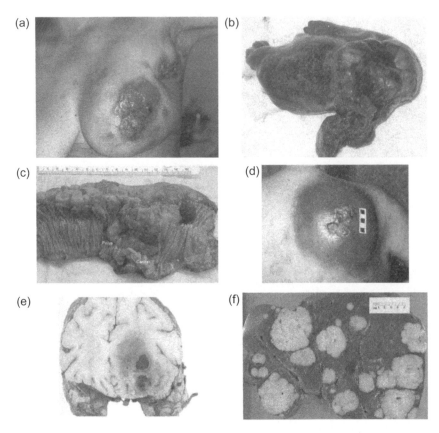

圖 1.5：（a）乳癌，（b）肺癌，（c）結腸癌，（d）黑色素瘤，（e）神經膠質母細胞瘤，（f）肝癌。（a，d）請見彩色插頁。欲檢視彩色圖像（b、c、e、f），請參訪 ftp://ftp.wiley.com/public/sci_tech_med/cancer_metabolic_disease。

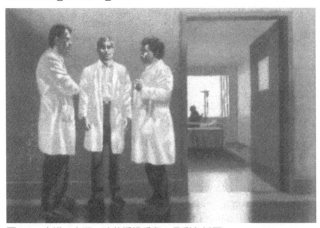

圖 1.6：會議。來源：波普授權重印。見彩色插頁。

同事之間談論癌症的內容，不同於他們對病患或病患家屬所說的內容，主要是不想挑起外行人的敏感神經。走廊上，這樣溝通是科學、耿直與真實的，而在病房中的溝通是更具培育性、帶有情感。雖然許多病患將癌症醫生視為現代社會中的世俗神父，但醫生用來治療癌症的有毒療法，對癌症病患的長期福祉來說，是有不良後果的。

　　圖 1.7 的壓克力畫像描繪了一位躺在放射線機器下的男性。許多癌症患者都被施予放射線治療，放射線會同時殺死癌細胞與正常細胞。一些沒

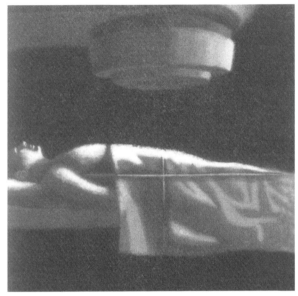

圖 **1.7**：放射線。來源：波普授權重印。見彩色插頁。

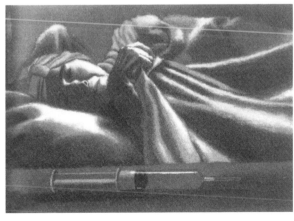

圖 **1.8**：化療。來源：波普授權重印。見彩色插頁。

有立即被殺死的正常細胞也會因此在代謝上轉變成腫瘤細胞。甚至在放射線治療中存活下來的那些腫瘤細胞，有時會以更具侵略性的方式再生長回來，而變得更難以處理。

圖 1.8 也是一幅壓克力畫像，表達癌症藥物的心理影響。在針筒裡的化合物是阿德力黴素（Adriamycin=doxorubicin），是波普在對抗癌症中所接受的藥物之一。這幅圖中，波普描繪了一位罹患淋巴癌、正接受化療的年老婦女，這位婦女帶著頭巾掩飾藥物治療所導致的禿頭。波普嘗試表達病患對這個藥物的想法，在針筒內的藥物引發生命或驚恐的想法。根據波普的解釋，這幅畫要傳達人類如何面對毒性藥物的治療，對癌症病患來說是再熟悉不過的一個情境。

圖 1.9 的墨水圖描繪正接受定期化療婦女的痛苦。波普回想起注射化療時，那是他一生中最糟的日子。畫中的婦女隨著有毒藥物施打的同時顯現出痛苦的表情。對照接受治療的病患，與有口罩與手套保護的護士不受化療的毒性影響的畫面。

圖 1.10 也是一幅墨水圖表達波普在接受化療後嘔吐的情況，以及他的父親（開車者）與兄弟（後座者）對波普的痛苦所表現的反應。許多癌症病患以及他們的家庭成員持續經歷這些情感波動。事實上，這些痛苦隨著某些新藥物的問世甚至變得更嚴重。

圖 1.11 另一幅墨水圖表達了一位婦女的在乳房切除後的情感創傷，乳房切除術是以手術的方式移除乳房來避免癌症的擴散。

圖 1.12 是一幅炭筆畫作，表達一位年輕女孩在化療蹂躪下的痛苦。她輕柔地觸摸著讓她痛苦的器具，同時處在她背後的洋娃娃與身前的鐵盤則成了她生命慰藉與痛苦的提示。

圖 1.13 描繪為人子對父親身上的神經膠質母細胞瘤所作出的神經性摧殘的藝術表現。

除了這些癌症的圖片畫像之外，我們也可以從赫爾曼‧梅爾維爾（Herman Melville）《白鯨記》（Moby-Dick）的轉述中獲得癌症的文字圖像，也就是當阿哈船長（captain Ahab）所說出的這些文字：

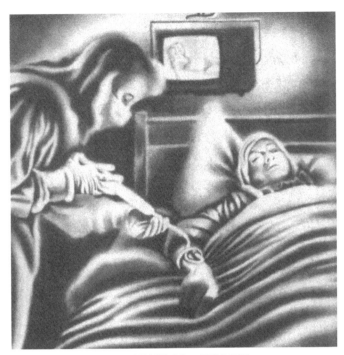

圖 **1.9**：化療注射。來源：波普授權重印。見彩色插頁。

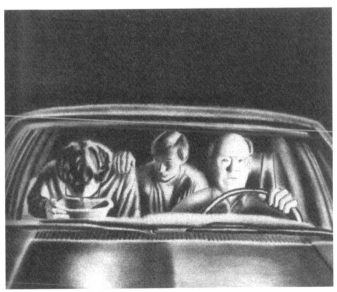

圖 **1.10**：三個男人。來源：波普授權重印。見彩色插頁。

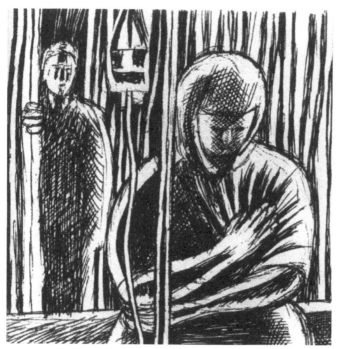

圖 **1.11**：乳房切除。來源：波普授權重印。見彩色插頁。

「看看你，斯達巴克，所有看得見的物體也不過就像是紙板做的面具。某個神秘莫測卻又有所道理的東西賜予了它們特徵的雛型。白鯨分派了任務給我：「他占據了我」。然而他也不過是一個面具。我真正痛恨的是面具背後的東西；那個從盤古開天就折磨著人類的邪惡東西；那個吞噬與摧殘我們種族的東西，不會立即將我們殺死，而是讓我們只剩下半顆心、半個肺的活著。」

更多癌症圖像的個人紀錄可在 2010 年由艾瑪·湯普森主演的電影「心靈病房」（Wit）中，以及由大衛·賽文 - 薛瑞柏（David Servan-Schreiber）醫師所寫的《**自然就會抗癌：罹癌醫師的科學觀點**》（Anticancer: A New Way of Life）與辛達塔·穆克吉（Siddhartha Mukherjee）醫師的著作《**萬病之王**》（The Emperor of All Maladies: A Biography of Cancer）中找到。

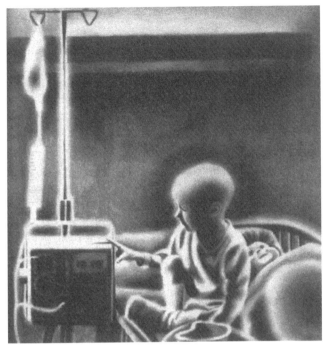

圖 **1.12**：艾瑞卡（Erica）。來源：
波普授權重印。見彩色插頁。

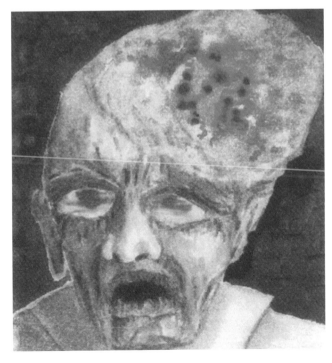

圖 **1.13**：消失。來源：古普塔
（Gupta）與沙林（Sarin）授
權重印。見彩色插頁。

## • 概要

我們對於癌症的印象在超過一百年的時間中幾乎沒有什麼改變。真要說有任何改變，那就是它們在這新的世紀中變得更嚴重了。無論那些自認為權威的人怎麼說，表 1.1 的資料顯示我們並沒有贏得這場戰爭。那些基於進一步了解癌症基因與生物學所帶來的希望與承諾從未實現。隨著每一個「奇蹟」癌症藥物因為無效或無法承受的毒性而終止，另一個有類似令人失望效果的新「奇蹟」藥物快速取代前者的位置。而媒體造就了這個過程，提供虛假的希望與錯誤的資訊。究竟要到何時這個循環才會終結？依我看，只有在我們開始理解到癌症是一個代謝性疾病後才會終止，**代謝性疾病是可以有效的透過無毒性的代謝療法來治療的**。而我的目標是提供科學證據來支持這個看法。

**表 1.1**　1999 年到 2010 年的癌症統計

| 年份 | 新病例數量 | 每年死亡數字 | 每天死亡數字 |
|------|-----------|-------------|-------------|
| 1990[a] | 1,040,000 | 510,000 | 1397 |
| 1996[b] | 1,359,150 | 554,740 | 1520 |
| 2002[c] | 1,284,900 | 555,500 | 1522 |
| 2003[c] | 1,334,100 | 556,500 | 1525 |
| 2004[c] | 1,368,030 | 563,700 | 1544 |
| 2005[c] | 1,372,910 | 570,280 | 1562 |
| 2006[c] | 1,399,790 | 564,830 | 1547 |
| 2007[c] | 1,444,920 | 559,650 | 1533 |
| 2008[c] | 1,437,180 | 565,650 | 1549 |
| 2009[c] | 1,479,350 | 562,340 | 1541 |
| 2010[c] | 1,529,560 | 569,490 | 1560 |

**表 1.1** 每年的新病例數量與死亡數字在增加中。而每天的死亡數字從 1996 到 2010 基本上維持穩定。這些數字清楚地顯示我們與癌症的戰爭打得並不好。事實上，2010 年癌症的新病例、每年死亡與每天死亡數字比美軍在第二次世界大戰（1941-1945）的總傷亡人員（1,076,245）、總死亡（405,399）與每天死亡（416）的數字還要大；資料來自：http://en.wikipedia.org/wiki/United_States_military_casualties_of_war.）這對於那些領導抗癌戰爭的人的領導力說明了什麼呢？考量到國家癌症研究院（NCI）的預算從 2002 年的 41.2 億美金增加到 2010 年的 51 億美金，但每年癌症死亡的持續升高數字是讓人沮喪。NCI 預算的 24% 增加幅度與新病例增加的 19% 幅度是相符的。
a 數據來自西爾弗伯格（Silverberg）等人：http://caonline.amcancersoc.org/cgi/reprint/40/1/9。
b 數據來自帕克（Parker）等人：http://caonline.amcancersoc.org/cgi/reprint/46/1/5。
c 數據來自賈摩爾（Jamal）等人

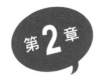

# 癌症起源的混淆

## Confusion Surrounds the Origins of Cancer

努力戰勝癌症過程中的主要障礙，絕大部分來自對這個疾病起源的混淆。矛盾與悖論持續困擾著這個領域。癌症起源的混淆大部分來自缺乏一個統一理論來整合這個疾病本質的多樣性觀察。對於癌症起源缺乏一個清楚的看法，進而使在構思有效處理與預防的策略變得困難。**無法清楚定義癌症的起源是無法大幅度減少這個疾病死亡率的主要原因。**

目前，大部分的研究人員認為癌症是一種基因疾病，認為細胞 DNA 的損傷是一個正常細胞轉變為致命癌細胞的潛在原因。在不同癌症中有千百種基因的改變被發現，導致大家認為癌症並非單一疾病，而是許多不同疾病的集合。將癌症視為一個「疾病綜合體」而不是單一疾病這個想法，形成了這個疾病的各種不同類型的處理方式需要單獨或「個人化」藥物療法的一個見解。如果大部分的癌症起因與基因相關聯是事實，那麼這個治療策略一定會符合邏輯。但要是大部分的癌症起因並非與基因相關聯呢？要是腫瘤組織中所發現的大部分基因改變是腫瘤進程中的次要附帶現象（secondary downstream epiphenomena）呢？要是癌症是一種呼吸作用不足的疾病呢？

導引癌症研究與藥物發展超過半個世紀的體細胞突變理論（somatic mutation theory），現在正遭到攻擊。卡洛斯·索南夏因（Carlos Sonnenschein）與安娜·索托（Anna Soto）以及其他人等在支持癌症基因起源的證據中已找到重大的矛盾處。儘管有這些擔憂，癌症領域仍然頑強地往大型基因計畫前進，要鑑定在各種腫瘤型態所發生的所有基因的缺陷。蓋伯·米克洛斯（Gabor Miklos）對於從癌症基因組計畫所取得的資料來說

明，對有效療法的不可能性，提供了令人信服的論述。最近刊登在《科學》（Science）期刊的一份評論支持米克洛斯的論述，提到卵巢癌基因組的全面分析並沒有發現任何新資訊（喬瑟琳‧凱瑟（Jocelyn Kaiser），333:397，2011）。

儘管癌症基因組計畫在達成的科技成果與促進分子生物學領域上值得稱讚，但它們在對抗癌症上卻沒有什麼功效。2011 年在美國癌症研究學會（American Association of Cancer Research）的會議上，琳達‧陳（Linda Chin）博士在大會演講上提到，基因組定序速度的改善是癌症基因組計畫的主要受益者。另一個益處是基因組計畫為生物科技界所帶來的工作機會增加。但有多少垂死的癌症病患在得知這些事實後會感到安慰呢？儘管定序速度的加強與新工作的產生絕對有其重要性與顯著性，但這些成就與治癒癌症並沒有關聯性。

從大型基因組計畫所收集到的資訊，對癌症本質的澄清造成更多的混淆。糟的是現在有人提議要組成跨國計畫來辨識腫瘤中所有異常蛋白質，也就是一個癌症蛋白質組計畫（proteome project）。如果「資訊投入與有效資訊產出」（information in to useful information out）的比例在癌症基因組計畫是如此的低（圖 2.1），那一個癌症蛋白質組計畫的有效資訊產出比例會更高的理由在哪裡呢？如果科技進步與新工作機會是這個理由，那它應該被清楚地說出來，因為癌症的治癒方法不太可能會是最終的結果。

在我看來，從癌症基因組所獲得的資訊能在某日成為新的、更有效的癌症療法是件癡心妄想的事，雖然最近有相反的論點出現。儘管以基因作為基礎的標靶療法對少數遺傳性癌症以及腫瘤內所有細胞有相同基因缺陷的少數癌症可能有效，但大部分的癌症並非遺傳自生殖細胞系（germ line），而且只有少數癌細胞在所有腫瘤細胞中會出現相同的基因缺陷。雖然有近 700 種標靶療法發展自癌症基因組計畫，但沒有任何罹患腫瘤（solid tumor）的患者因此而痊癒。

腫瘤中所發現的突變（mutations）大部分都是零星偶發，如同大部分的癌症一樣。一個腫瘤細胞中所發現的突變種類與相同腫瘤中的另一個腫

瘤細胞的突變種類不一樣。在大部分偶發的癌症中所發現的突變，基因異質性（heterogeneity）與隨機性（randomness）是規範而非例外。我們最近證明了大部分的癌症基因缺陷是因為腫瘤進程的下游附帶現象所產生，而非癌症的成因。有鑑於這些發現，以基因作為基礎的標靶策略在處理大部分的末期癌症上不太可能會有效果，近期的證據印證了這個論點。

依我看，**腫瘤中的基因改變絕大部分與癌症起源或處理無關。它們不過是生物混亂（biological chaos）的附帶現象。**儘管基因組的改變可能會是疾病進程的一部分，但並非疾病的成因。如果我的預知是正確的，那我們應該往哪個方向來尋找癌症問題的真正解答呢？

**新興證據中顯示癌症主要是一種代謝性疾病，而非遺傳性疾病。**我會提出證據證明癌症為何是一種細胞能量代謝缺陷的疾病，以及在大部分癌細胞所發現的基因缺陷都源自於能量代謝失常的次級效應。**從腫瘤中發現的基因缺陷大部分是轉移焦點的「煙霧彈」**，它們將注意力從粒線體呼

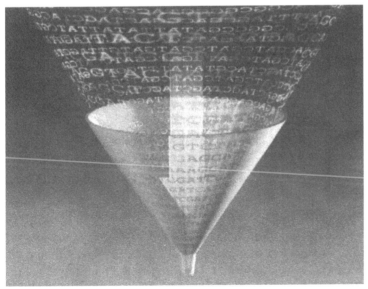

**圖 2.1**：太多的投入，卻沒有產出。根據瑟爾吉‧科斯切爾尼（Serge Koscielny），基因微陣列生物資訊學（gene microarray bioinformatics）文獻被許多基因表現印記（signatures）所污染，這些基因表現印記要不是沒有經過充分驗證，就是完全沒有被驗證。即使表現印記有經過充分驗證，其訊息對於每日癌症死亡率也沒有什麼影響。來源：授權重印來自參考資料第 18 條。欲檢視這張圖的彩色版，請參訪：ftp://wiley.com/public/sci_tech_med/cancer_metabolic_disease。

吸作用不足（respiratory insufficiency）這個疾病的中心特徵轉移開來。我是在伊利諾斯州立大學（Illinois State University）接受賀曼・布拉克曼（Herman Brockman）的古典遺傳學訓練，並在伊利諾斯大學（Illinois University）接受威廉・丹尼爾（William Daniel）的生化遺傳學訓練。我曾跟大部分的人一樣，被快速的捲入癌症基因理論的炒作中。不幸的是，我對癌症基因起源的原始熱情已產生懷疑與不信任。對所有閱讀這本書的人來說，這個現象將會變得明顯。

　　**無論細胞種類或組織來源為何，絕大部分的癌細胞都會出現異常能量代謝的單一問題。**雖然在癌症領域中許多人認為基因缺陷是癌細胞代謝異常的主因，但我並不認為如此。事實上，**我會提出證據證明癌細胞的基因缺陷是如何在呼吸作用受損後接著出現。我預測以腫瘤的異常能量代謝作為治療目標最終會成為癌症預防與處理中最具效益且無毒性的方法。**甚至，如果結合在能量代謝療法之下，分子層面「標靶」療法的治療效果能因此被提高。

## 🫧 致癌的悖論

　　惡性轉變（malignant transformation）有其非常特定的程序，大量的非特定影響會誘發這個疾病，包括放射線、化合物、病毒與發炎。事實上，長期暴露在任何刺激性物質（provocative agent）之中都可能導致癌症的發生。阿爾伯特・聖捷爾吉（Albert Szent-Gyorgyi）將非常特定的程序會經由非常不特定的方式誘發的模式，稱之為「致癌的悖論」（the oncogenic paradox），聖捷爾吉那時是主要的癌症研究人員。**「腫瘤生成」（oncogenesis）**是描述腫瘤形成生物過程的一個術語。約翰・凱恩斯（John Cairns）在他的文章〈人類癌症的起源〉（The Origins of Human Cancers）中也與這個悖論有所掙扎。**致癌的悖論至今仍是癌症研究中一個未解決的爭議。而我將證明呼吸作用不足（respiratory insufficiency）為何是「致癌悖論」的起源。**

# 癌症的特徵

## ·癌症的六大特徵

在一份對癌症劃時代的評論文章中，哈納翰與懷伯格博士（Drs. Hanahan and Weinberg）提出了細胞生理學中導致惡性細胞生長的六種必需改變（essential alterations）。這份評論文章之後被擴大寫成了《癌症生物學》（Biology of Cancer）這本書。這六種改變幾乎是所有癌症的特徵，並在過去十年引領了癌症領域的研究。這六個特徵（圖 2.2）包括：

1. **細胞生長信號傳導的自足性**（Self-Sufficiency in Growth Singals）。這個程序牽涉到分子生長因子（molecular growth factors）的自我誘發表現所導致細胞失控擴散。換句話說，失調的生長源自於生長因子編碼基因的不正常表現。所釋放的生長因子會再與同一個細胞表面的受器（receptors）結合（自泌刺激，autocrine stimulation）或與其他鄰近腫瘤細胞的受器結合（旁泌刺激，paracrine stimulation），形成永久持續複製的信號傳輸迴路（signaling circuits）。這些現象通常都以複雜的控制論型態（cybernetic-type）的圖表來闡釋（圖 2.3）。控制論（cybernetics）一般被視為目的導向控制與溝通系統的研究。腫瘤細胞的異常電路大部分被認為是導致癌症的致癌基因（oncogenes）優勢的支配表現。

2. **對生長抑制物質（抗生長因子）的遲頓化**（Insensitivity to Growth-Inhibitory (Antigrowth) Signals）。為了要達成成熟分化組織（mature differentiated tissues）的特定功能，大部分的細胞必須維持靜息（quiescent）或非增殖性（nonproliferative）。這牽涉到抑瘤基因（tumor suppressor gene）作用的複雜傳訊電路才能維持這個靜息期（quiescent stage）。除了這些內部傳訊之外，與其他細胞（細胞對細胞）以及外部環境（細胞對基質；cell-matrix）之間的互動對靜息的維持也有影響。抑制基因或微環境（microenvironment）的損害被推論會減緩生長抑制並誘發增殖，因為細胞對這些基因或分子的生長抑制物質作用不再產生合適的反應。已知腫瘤細胞在抑瘤基因與細胞對細胞或細胞對基質（matrix）的互動中，會表現

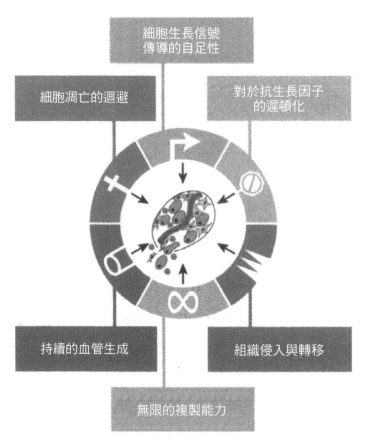

**圖 2.2**：哈納翰與懷伯格的癌症的六大特徵。這張圖的修訂版最近出現在參考資料第 31 條。來源：哈納翰與懷伯格圖 1，授權重置。見彩色插頁。

出多重的缺陷。

3. **計畫性細胞死亡（細胞凋亡）的迴避**（Evasion of Programmed Cell Death (Apoptosis)）。計畫性細胞死亡是去除受損或功能失常細胞的一種有效方法。受損細胞的去除是必要的，如此才能維持組織衡平（homeostasis）與健康。細胞損害會啟動粒線體細胞色素 C（cytochrome c）的分泌，它是粒線體電子傳遞鏈（electron transport chain）的一個蛋白質，而電子傳遞鏈是正常細胞中強大的細胞凋亡誘導者。但與正常細胞不同的是腫瘤細胞失去了它們對細胞凋亡訊號的靈敏度。結果導致腫瘤細胞持續的存活與增

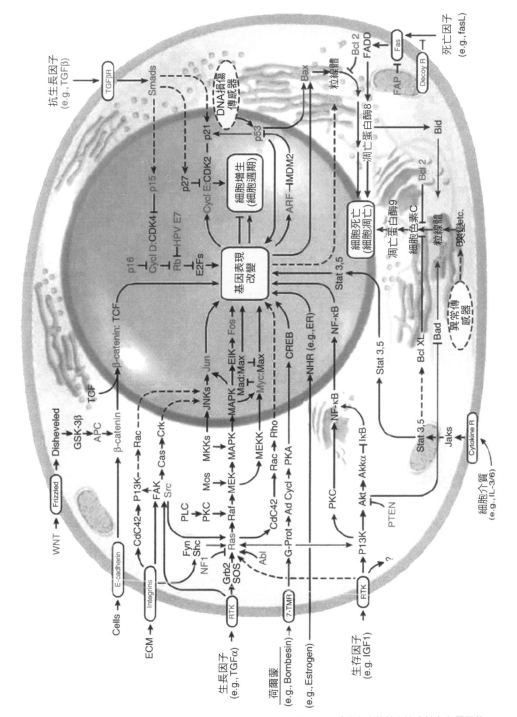

**圖 2.3**：細胞的緊急積體電路。細胞傳訊路徑就像電路系統，這個電路系統在複雜性與適合性上與電子積體電路極度類似，其中電晶體被蛋白質（例如：激酶與磷酸酶）所取代、電子被磷酸鹽與脂質取代等。除了以 Ras 為中心的原型生長傳訊電路與一系列的信號線索之外，其他成分電路會傳導抗生長與分化信號或調解細胞凋亡的指令來決定存活或死亡。至於癌細胞中這個電路的基因在編程，一些已知在功能上會被改變的基因則以灰色標示。這張圖的修訂版則在參考資料第 32 條。來源：哈納翰與懷伯格圖 2，授權重印。見彩色插頁。

殖，儘管它們的細胞核 DNA 與呼吸作用已經受損。抑瘤基因負責感應細胞損害並啟動細胞死亡，而它們的喪失是造成腫瘤細胞對於計畫性細胞死亡抗性的原因之一。而這後天的細胞凋亡抗性是大部分癌症的識別特徵。

4. **無限的複製能力**（Limitless Replicative Potential）。任何一個物種的所有細胞，在正常死亡之前其分裂次數都是有限的。這是一種以細胞自主編程（cell-autonomous program）來誘發老化（senescence）並防止細胞永生（immortality）。但腫瘤細胞卻失去對這個計畫的反應而持續的分裂。這種無限複製能力的現象與前三個後天能力有著緊密的關聯性。

5. **持續的血管新生（血管生成）**（Sustained Vascularity (Angiogenesis)）。血管生成（angiogenesis）牽涉到新血管形成（neovascularization）或從既存血管形成新的微血管，並與組織發炎以及傷口療癒過程有所關聯。除非長有血管，不然許多實體固態腫瘤並無法生長，因為血管可以運送養分並同時移除代謝廢物（圖 1.3）。而腫瘤細胞的全身性擴散就是被認為一部分取決於腫瘤血管生成的程度。腫瘤中有著更多的血管，表示其侵犯與轉移的能力更強大。腫瘤細胞會釋放生長因子來刺激鄰近的宿主基質細胞（stromal cells）（血管內皮細胞與巨噬細胞）出現增殖，因而提供腫瘤一個血管系統（vasculature）以及更快速生長的方法。內皮細胞形成血管壁，而局部巨噬細胞與其他基質細胞則降解微環境來促進新血管的形成，這種從低血管形成轉移到高血管形成被認為是腫瘤進程中一項必需的後天能力。

6. **組織侵入與轉移**（Tissue Invasion and Metastasis）。腫瘤細胞對局部組織的侵入以及它們對遠處器官的擴散則形成轉移（metastasis）的現象。轉移或轉移併發大約與 90% 的癌症死亡有關聯。轉移的預防仍然是癌症處理中最重要的挑戰。

## • *基因組不穩定*

　　根據哈納翰與懷伯格的「基因組不穩定」被認為是導致上面六個癌症特徵出現的必要屬性。基因組不穩定被認為會誘發在腫瘤細胞中所發現

的大量突變，進而支持癌症是一種基因性疾病的想法。然而，大部分基因的突變率很低，這讓在癌症細胞中所發現成千上萬、甚至幾百萬的致病突變不太可能是零星、偶然的在一個正常人類壽命長度中發生的。致病突變（pathogenic mutations）指的是會破壞正常細胞生理作用的突變，它不同於一般對細胞衡平不會產生任何生理影響的非致病突變。而這個事實製造了另一個悖論：**如果突變是如此稀少的事件，那癌細胞怎麼可能在惡性腫瘤的發育過程中顯現出如此多且不同種類的突變呢？**

於是負責感應與修復 DNA 損傷的基因組「照護者」或「保護者」的喪失，被提出來解釋腫瘤細胞突變率的增加。這些照護者系統的喪失會導致基因不穩定，進而讓癌前（premalignant）細胞出現癌症的六個必需特徵。**將癌症突變作「導因」（drivers）或「伴因」（passengers）的分類嘗試，對癌症發生的澄清毫無幫助。**要確切定義癌前狀態（premaliagnancy）的起源以及在惡性變化期間照護者與保護者系統透過何種機制而喪失功能是相當困難的。如果基因保護者對維持基因完整性是如此重要，為何這些保護者會如此容易出現高突變率？事實上，p53 這個基因保護者是腫瘤中最常見的突變基因。大部分生存所必需的基因，例如泛蛋白（ubiquitin）、組織蛋白（histones）等，在跨物種上都顯現出極低的突變率。對我來說，**物競天擇會選擇一個高突變率的基因來作為「基因組的保護者」是一件很難令人信服的事。就好像銀行老闆僱用非常可能會貪污的人來當行員是一樣的道理！**

這由「導因」基因與他們的「伴因」所選擇的這條道路來解釋癌症似乎並非是一條直路、而是繞著圓圈在走，因為「導因」與「伴因」彼此都不知道最終目的地為何。這個狀況在下面的情況被提出之後更凸顯，也就是有些癌症基因，例如抑制異檸檬酸去氧酶基因 1 型（isocitrate dehydro-genase gene 1，IDH1），能以一個導致癌症的致癌基因或抑制癌症發生的抑制基因來作用。當有人建議將 IDH1 同時視為一個致癌基因與抑瘤基因時，這讓整個狀況變得更混亂！將癌症視為一種基因性疾病的觀點讓我想到印度加爾各答（Calcutta, India）的交通阻塞，那裡的乘客（伴因）為了

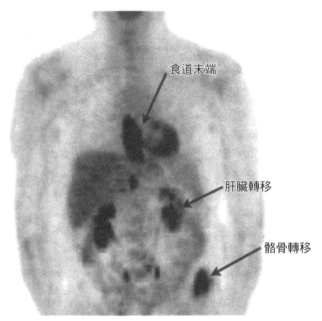

食道末端

肝臟轉移

骼骨轉移

圖 2.4：腺癌。這份 FDG-PET 掃描顯示食道末梢的惡性腫瘤以及肝臟與上骼骨的轉移性疾病。來源：修訂自 http://www.medscape.com/viewarticle/457982_4。

抵達目的地會要求司機（導因）把車子開上人行道或對向車道。嘗試將癌症的六個特徵與基因不穩定做連結就像是加爾各答的交通阻塞一樣，只是前者沒有一個明確的目的地而已。

### · 需氧發酵

除了六個已知的癌症特徵之外，需氧發酵（aerobic fermentation）或瓦爾堡效應（the Warburg effect）也是大部分不論是實體固態還是血源性腫瘤的一個強而有力的代謝特徵。需氧發酵是指在氧氣存在之下，葡萄糖攝取提高並伴隨乳酸的產生。**葡萄糖攝取提高與乳酸產生是大部分腫瘤的決定性特徵**，以葡萄糖類似物（labeled glucose analogs）來標籤產生腫瘤造影的基礎。**葡萄糖類似物標籤並且是已成為正子放射斷層掃描**（positron emission tomography，**PET**）**用來偵測與處理癌症的一項重要診斷工具**。

經放射線標註的葡萄糖會集中在腫瘤組織之中，因為幾乎所有的腫瘤都極度仰賴葡萄糖維生。因此，給予腫瘤對葡萄糖的需求，能夠輕易的偵測到許多腫瘤種類，如圖 2.4 所示。

　　雖然沒有任何一種特定的基因突變或染色體異常會出現在所有的癌症之中，但**幾乎所有的癌症都會顯現出發酵作用的升高現象**，無論這些癌症的組織或細胞來源為何。有鑑於這個重要的事實，哈納翰與懷伯格他們最近在癌症評論文中將能量代謝的相關資訊也包含進去。只可惜這個主題並沒有出現在他們的原始評論或懷伯格博士的癌症教科書之中。

## · 瓦爾堡效應

　　腫瘤細胞中的瓦爾堡效應起源，從瓦爾堡在二十世紀初第一次發現到這個現象開始就是一個被強烈調查與爭辯的主題。**瓦爾堡是生化學與細胞生理學的先驅**，並在 1931 年因他對鐵卟啉（iron porphyrins）在生物氧化的相關成就而榮獲諾貝爾生理與醫學獎（圖 2.5）。

　　瓦爾堡因為確認**核黃素**（flavins）與**菸鹼醯胺**（nicotinamide）**為氫載體**（hydrogen carriers）於 1944 年再次被提名諾貝爾獎，但因為希特勒下令禁止德國公民接受諾貝爾獎而沒有中選。在他開始癌症生化學研究之前，瓦爾堡在第一次世界大戰中是普魯士菁英騎兵團的一員。他在被派往俄羅斯前線作戰時受傷，因而獲頒一級鐵十字勳章。瓦爾堡認為他在德國陸軍服役為他日後長時間的嚴苛學術生涯打下了基礎。**瓦爾堡說：「我學會處理人際關係；我學會服從與命令。我被教導一個人必須要發揮大於一個人的能力。」**儘管瓦爾堡有一半的猶太血統，他在第二次世界大戰時選擇留在德國並繼續癌症代謝上的實驗。這個事實加上瓦爾堡在了解癌症如何發生後的傲慢，可能是戰後反瓦爾堡情緒的主要原因之一。

　　瓦爾堡一開始認為需氧葡萄糖發酵（氧醣解，aerobic glycolysis）是癌細胞生理學中一個基本問題的附帶現象，也就是耗弱或受損呼吸作用的附帶現象。他用瘟疫作為隱喻來解釋這個關聯性。

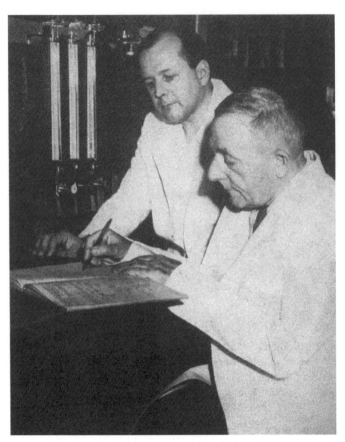

**圖 2.5**：奧圖‧瓦爾堡（持筆者）與迪恩‧博克。摘自克雷伯斯（Krebs）書中圖 10。寇本諾（Koppenol）與其同事最近提供了一份有關瓦爾堡對於科學與癌症研究貢獻的概述。

> 「就像瘟疫有許多遠程成因──熱度、昆蟲、老鼠，但只有一個共同成因鼠疫桿菌。癌症有更多的遠程成因──瀝青、光線、砷、壓力、氨基鉀酸酯，但所有的癌症成因最後會合成唯一的一個共同成因，就是呼吸作用的不可逆損傷。」

　　對於來自葡萄糖醣解所產生能量的依賴度增加，被視為細胞在呼吸作用受損後存活的一種補償性能量的產生機制。**如果細胞失去藉由呼吸作用產生能量的能力，那就必需以替代能量來維持生存。**儘管癌細胞的需氧醣

解以及正常細胞的厭氧醣解（anaerobic glycolysis）二者都會產生乳酸，但正常細胞中的厭氧醣解是因為缺乏氧氣而發生，而癌細胞中的需氧醣解則是因為同時缺乏氧氣與呼吸作用不足而發生。相對於在大部分的正常細胞中，因為呼吸作用活動的提高，氧氣會減少厭氧醣解與乳酸產生（巴斯德效應，Pasteur effect），癌細胞在氧氣存在之下能持續產生乳酸，則表示一種異常的巴斯德效應。所以在氧氣存在之下能持續產生乳酸——葡萄糖代謝下所產生的代謝廢物，是大部分腫瘤細胞的代謝特徵。

　　瓦爾堡主張只有那些在間歇呼吸作用損害後能提高醣解的體細胞才會形成癌症。而無法針對呼吸作用損傷而提高醣解的細胞，就會因為能量缺乏而死亡。因此在細胞呼吸能力逐步出現不可逆的損害下就會形成癌細胞。我們最近擴張瓦爾堡的概念，納入由胺基酸發酵（amino acid fermentation）與檸檬酸循環（亦稱三羧酸循環，tricarboxylic acid (TCA) cycle）下受質層次磷酸化作用（substrate level phosphorylation）所產生的能量。換句話說，呼吸作用不足會導致對非氧化磷酸化（nonoxidative phosphorylation）的依賴。導因於呼吸作用不足的受質層次磷酸化作用是癌症中所發現單一最常見的表型。任何會改變粒線體功能的環境或基因都是呼吸作用不足所累積導致的影響。

　　瓦爾堡以無數動物與人類腫瘤組織樣本所收集來的代謝資料為基礎，有見地的提出呼吸作用的不可逆損傷是癌症的主要成因。瓦爾堡調查了 35 種不同的大鼠（rat）腫瘤、15 種不同的小鼠（mouse）腫瘤、以及 10 種不同的人類腫瘤。在他多年嚴謹的實驗下對癌症起源所提出的精簡評估，在癌症領域激起爆炸性的爭議。瓦爾堡的理論被攻擊為過於單純，並且與一些腫瘤細胞有明顯正常呼吸作用的證據不符。之後我會解釋粒線體發酵（mitochondrial fermentation）是如何讓癌細胞出現正常呼吸作用。

　　甚至這些批評者認為瓦爾堡對於癌症起源的假說並沒有解釋癌症相關突變的角色、轉移的現象、更沒有將不受控制細胞生長的分子機制直接連結到受損的呼吸作用。事實上，即使是瓦爾堡的傳記作者兼研究部屬，漢斯·克雷布斯（Hans Krebs），也提到瓦爾堡在癌症主要成因的看法，也

認為由發酵（醣解）取代呼吸作用，只是癌症的一個症狀而不是成因。而這主要成因被認為是在基因表現（gene expression）的層級。

　　癌症的基因起源與西奧多·波法瑞（Theodor Boveri）早期研究相符合，他認為腫瘤來自有絲分裂（mitosis）中染色體的異常行為。癌症的基因起源也符合化學致癌物與 X 光會導致突變，以及其所牽涉的基因物質是DNA 的相關證據。*值得一提的是，致癌物與 X 光也會損害粒線體與呼吸作用的功能。*癌症是一個代謝性疾病的觀點逐漸被癌症是牽涉到 DNA 損傷的基因性疾病的觀點所取代。因此癌症的起源是一種基因性疾病，是目前大量進行中癌症基因組計畫的邏輯依據。

## 必需重新評估癌症的起源

　　雖然目前對癌細胞能量代謝的研究興趣有復甦的現象，大家還是廣泛認為瓦爾堡效應與癌細胞中的代謝缺陷主要是來自癌化過程中基因突變性的選擇。換句話說，癌症中的異常能量代謝導因於致癌基因與抑瘤基因的缺陷所產生的次級結果。然而，新興的證據開始質疑癌症的基因性起源，並認為癌症就像瓦爾堡當初所描述的一樣，主要是一種代謝性疾病。

　　與此相關且有趣的地方是法蘭西斯·克里克（Francis Crick）與 1953年其共同發現基因物質 DNA 的詹姆士·華生（James Watson）在最近呼籲要更加關注癌症的代謝。華生也相信美國的癌症研究方向大幅偏離正軌，而且是從源頭開始就發生錯誤。過去 40 多年來對癌症宣戰之後卻缺乏任何重大的臨床突破，以及表 1.1 所呈現的死亡統計也都支持了華生的論點。

　　我的目標在於讓腫瘤細胞起源的討論重新受到重視，並提供證據來支持一個普遍的假說，也就是基因組突變性以及最終包含瓦爾堡效應在內的**所有癌症特徵都能與受損呼吸作用與能量代謝有所連結**。我將評論相關證據來顯示呼吸作用不足不僅發生在前，並同時是伴隨腫瘤發育下基因不穩定的原因。一旦呼吸作用不足，**基因不穩定的發生會再導致更進一步的呼**

吸作用受損、基因突變、以及腫瘤進程的出現。

我主張在自然癌症中大部分基因缺陷是粒線體功能受損後的下游效果。我的假說是基於相關的證據顯示細胞核基因的完整性絕大部分取決於細胞有足夠的粒線體呼吸作用，以及所有的細胞需受調控能量的衡平來維持他們的分化狀態（differentiated state）。

雖然瓦爾堡確認受損呼吸作用是癌症起源的中心，但他的研究並沒有解釋受損的粒線體功能如何連結到我們現在所認知的癌症特徵。此外，他並沒有明確的描述癌細胞如何在表面有著正常的呼吸，卻又出現有缺陷粒線體的呼吸狀況。

而我將評論並提供這些連結的相關證據，擴張瓦爾堡關於受損能量代謝如何能被利用在癌症預防與處理上的相關想法。

我之前的學生，蘿拉‧薛爾頓（Laura Shelton）與我最近發表了一份關鍵爭議的概述。只是我們無法在這簡短的評論中提供詳細的證據以支持癌症是呼吸作用受損疾病的中心假說，而接下來的章節將會呈現更詳細的證據來支持。

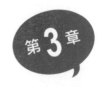

# 癌症的模型
## Cancer Models

## 🦋 癌症模型的問題

　　好的癌症模型對疾病的機制與新療法的發展能提供更深入的訊息。然而，許多癌症模型無法完整複製所有的癌症特徵，尤其是那些與轉移相關的部分。如同在 2008 年金融海嘯之後，經濟學家開始質疑那些用來預測金融市場動態的模型。並認清金融系統的既存模型並沒有預測金融危機發生的能力。癌症領域的現狀在某些部分與經濟領域類似。基本上，許多既存癌症模型並無法模擬現實人體中癌症轉移的所有動態。金融領域與癌症研究的這個現狀讓我想起一個笑話，描述有一個人在捕鼠器中以乳酪的照片當作誘餌來捕抓老鼠；而隔天早晨檢視捕鼠器的時候，驚訝的發現他捕抓到一張老鼠的照片！

### • 轉移模型的問題

　　儘管在癌症發生、促進與進程的發展階段上有許多不錯的動物模型，但對全身性轉移（systemic metastasis）來說卻並非如此。這是很不幸的，因為全身性轉移是這個疾病最嚴重的部分。**轉移是癌症死亡的主因**。尤里·雷瑟比克（Yuri Lazebnik）在最近提到，哈納翰與懷伯格論文中所討論的所有癌症特徵，除了轉移之外，其它也都能在良性腫瘤中發現。根據雷瑟比克的說法，疏於認知這個事實是導致癌症戰爭失敗的主要原因。我在這點上面完全同意雷瑟比克博士的論點。

　　一旦腫瘤細胞離開它們的主要區域並開始出現在遠處器官或組織後，

有效處理與長期病患預後（prognosis）就充滿不確定性。然而，大部分既存的癌症模型鮮少顯示全身性轉移的行為。事實上，大部分的腫瘤細胞在被種植到皮膚（皮下）或正位點（原始組織）後都會快速生長，但卻極少有常見於人類疾病中的遠距入侵或多重器官系統擴散。雖然一些腫瘤模型能顯示局部腫瘤細胞入侵到周遭組織或擴散到鄰近器官，但它們鮮少顯示牽涉到多重與不同器官系統的全身性轉移。如果轉移真的發生，在大部分的動物模型中，這些轉移通常也缺乏保真性（fidelity）與適宜性（expediency）。換句話說，並非每一隻被種植腫瘤細胞的老鼠都會發展出轉移性癌症。此外，發展成全身性轉移的時間在不同老鼠間的差異也相當大。表現出這些缺點的模型，對新的抗轉移療法的評估，其價值是極為有限的。

為了克服這些缺點，癌症研究人員通常會將腫瘤細胞直接注射到宿主動物的血液循環之中。這個方法迴避了轉移中的一個關鍵步驟，也就是轉移性腫瘤細胞離開原位進入血液循環的自然能力。我強烈認為使用腫瘤細胞血管注射的轉移模型並無法代表現實中的狀況。說實在的轉移性癌症細胞不應該用血管注射來顯示其病症。利用腫瘤細胞的血管注射來作為一種轉移的模型，就像用一張乳酪照片來當作捕鼠器的誘餌一樣。**雖然好的疾病模型在評估成因機制與發展有效療法上是個強而有力的工具，但不好的模型反而會妨礙實質的進步，更糟的是會提供錯誤的訊息而阻礙研究的進程。**

## • 異種移植模型的問題

異種移植模型牽涉到在裸鼠或一些先天或後天免疫系統受損的其他老鼠中，培植人類腫瘤細胞。由於抗體生成與宿主腫瘤排斥的關係，是不可能在擁有正常 T 細胞與 B 細胞免疫力的老鼠身上培植人類腫瘤。此外，來自自然殺手細胞（NK）與補體等功能性先天免疫力也可能會導致腫瘤與宿主間的互動關係。老鼠的正常免疫系統會摧毀所種植的人類細胞。而**大部分在癌症領域中有知識的研究人員都知道，異種移植模型並不代表現實狀況。**儘管如此，許多研究人員依然堅持執行人類癌症異種移植模型的

昂貴研究。

　　我們廣泛執行過許多不同的老鼠癌症模型。其中有些是自然帶有侵入性與轉移性，有些則是沒有侵入性或轉移性。在轉移性模型與非轉移性模型之間的差異是相當明顯的。在非侵入性腫瘤中，腫瘤組織與正常組織之間有個明顯的界線；而在轉移性癌症中，腫瘤組織與正常組織之間則沒有清楚的界線。**許多使用在癌症領域中的異種移植模型都是局部侵入性，甚少顯示出如同大部分人類轉移性癌症般的全身性轉移。**

　　當種植到老鼠宿主身上的人類細胞逐漸取得老鼠細胞的生化特徵時，這讓異種移植的情況變得更為古怪。**當我們以異種移植的方式在免疫不全的老鼠身上培植人類 U87MG 大腦癌症細胞時，癌症細胞會在老鼠表面出現碳水化合物。**在 U87 腫瘤細胞上的唾液酸成分中有超過 65% 是由九碳糖（nine-carbon sugar）的 N- 羥基乙醯神經胺酸（N-glycolylneuraminic acid）所組成。**不過，人類並無法合成 N- 羥基乙醯神經胺酸，**因為負責編譯一個常見的哺乳類羥化酶酵素的基因出現突變。人類基因組的羥化酶突變是發生在人類與大猿（great apes）進化分化一段時間後的事。而老鼠碳水化合物與脂質的取得也很可能會發生在任何培植於鼠類中的人類腫瘤裡。當培植在非人類飼養細胞時，N- 羥基乙醯神經胺酸也會改變人類胚胎幹細胞的特徵。這已是幹細胞研究領域中的一個混淆變因。

　　當人類腫瘤細胞以異種移植於鼠類培養時，老鼠的碳水化合物與脂質會改變腫瘤細胞的基因表現與生長行為，因此改變它們對微環境變化的反應，而老鼠的基礎代謝率也比人類大上七倍。但老鼠與人類之間有如此顯著的基礎代謝率的差異，會如何影響腫瘤生物學，也是一件未知事。而且大約有五千萬年的演化時間將人類與老鼠分開來，許多癌症研究人員並沒有意會到這些困難。如果研究人員知道這些問題，那在科學文獻中就會看到更多的討論與注意，但人類將異種移植腫瘤模型視為一種人類，或許使用半人馬（centaur）來作為模型，所得到的結果是比較合理的！

　　相較於免疫系統正常的 C57BL/6J 種的老鼠，我們也發現食物攝取在免疫不全的 SCID 老鼠（一種常見的異種移植宿主）身上也差很多。食物

攝取上的差異代表著能量代謝上的差異。NOD-SCID 老鼠也是一種常見的人類腫瘤異種移植宿主。名稱縮寫意指該老鼠是「非肥胖型糖尿病與嚴重免疫不全」（nonobese diabetic and severely compromised immunodeficient）。這些老鼠不僅有一個不正常的免疫系統，也出現第一型與第二型糖尿病的特徵，但這並非大部分癌症患者的實際狀況。這個實驗模型可能對那些有遺傳性免疫不全、患有第一型與第二型糖尿病的癌症患者會有意義。所以假設異種移植的人類腫瘤，其生長行為與對療法的反應會與自然宿主上的腫瘤相類似，那就太天真了。

**如果大部分的異種移植模型都有瑕疵，而無法代表真實世界的狀況，那為什麼癌症領域中要堅持以這些動物模型所顯示的治療功效作為必要條件呢？**簡單的答案是，科學期刊或研究補助金的評論者通常都會要求提供異種移植模型，如此才能將論文發表於期刊上或獲得研究補助。許多研究人員相信人類疾病的異種移植模型，較自然動物的癌症模型更有代表性，單純是因為腫瘤細胞來自人類。因此導致許多癌症研究人員使用異種移植來證明醫療效果；**許多在人類身上的臨床藥物試驗都基於從異種移植模型所取得的資訊；許多這類藥物隨後便因缺乏功效、過高的毒性或二者的綜合而停止試驗。**考量到實驗系統的不自然本質，我並不意外有這樣的結果。

### ・基因模型的問題

除了異種移植模型之外，還有一些基因癌症模型，在特定的發育階段中，用不同的器官來產生腫瘤。而大部分這類模型會牽涉到老鼠的使用，因為我們對老鼠基因組的認識遠大於其他哺乳類的基因。然而在老鼠身上所產生的腫瘤，其標靶基因破壞極少會出現廣泛的侵入，或轉移到受損組織之外。偶爾，數個基因缺陷的同時發生才會讓一些老鼠產生腫瘤。許多基因癌症模型被認為有價值，是因為癌症被視為一種基因性疾病。儘管這類模型確實刻劃出某些癌症發起中基因所扮演的角色，但只有極少數（如果真有的話）人類癌症因此被了解，這些人類癌症發源於這些基因種系突變的「同一時間」遺傳。就像那些用來預測金融市場動態的模型一樣，基

因癌症模型，依我看，**也都是為了達到理論上的優雅而被「修飾過」，並大幅度偏離現實世界中轉移的實際發生方式。**

## ‧ 細胞培養模型的問題

除了動物模型之外，有大量的資訊來自以細胞培養模型系統所觀察到的癌症細胞轉移行為。藉由觀察癌細胞在例如基質膠（Matrigel）等人造細胞外基質材料中的遷移，或其進入培養皿表面刮痕的方式，也時常被用來評估不同癌細胞的入侵行為。這類的分析評估在預測生長於自然環境瘤細胞的入侵特質上，是否能被信賴？答案是未知的，因為只有少數的研究曾針對人造培養環境中腫瘤細胞的入侵與轉移行為來比較與對照其在自然環境中的入侵行為。模型系統與「現實世界」的狀況相差越大，就需要更謹慎的連結所觀察到的現象與真實發生在人體中的情況。

在以胎牛血清（fetal cow serum）中培養的人類大腦細胞更是如此。經過數百萬年演化的血腦障壁是用來阻擋血清中的分子進入大腦。星狀細胞（astrocytes）會保護神經元不受血清分子的入侵，並會在暴露到血清時具有十分的反應性。儘管如此，包括我在內的許多研究人員都曾經研究過在含有胎牛血清的介質下所培養神經腫瘤細胞的行為。

我們發現 CT-2A 老鼠星狀細胞瘤（astrocytoma）細胞會在基底模（Matrigel）中遷移並進入載玻片上的刮痕，但當生長在它們的天然基因宿主上已知的來源原位點（orthotopic site of origin）時並不會出現入侵或轉移的現象。我們對此感到訝異，因為當生長於自然宿主上時，CT-2A 腫瘤是有高度的血管化傾向。**由於許多侵入性與轉移性人類腫瘤通常都有高度血管化傾向，而血管化一般被認為是人類轉移性癌症的一個特徵。**顯然在這個模型下，高度腫瘤血管化（腫瘤血管生成）並不會提高入侵或轉移的現象。我們發現血管化程度較高的腫瘤，相較於血管化程度較低的腫瘤，其生長速率明顯的較快，但較快的生長速率與較高的轉移率中間並無關連性。我們最近提出證明顯示轉移大多發生自骨髓源（myeloid origin）的細胞，此類細胞本來就帶有侵入與提高血管生成的能力。

我們在不同癌症模型中的經驗凸顯了在連結模型中所發現的行為與人類疾病中真實狀況的一些問題。例如，**CT-2A 腫瘤細胞在細胞培養入侵評估中具有侵入性（遷移性），但在自然環境中則無此現象**。血管化被認為是人類轉移腫瘤的一個特徵，但 CT-2A 腫瘤儘管有著高度血管化傾向與快速生長速率卻不會入侵或轉移。**我們在 CT-2A 大腦腫瘤模型中以及其他老鼠模型中的經驗，說明了腫瘤模型與人類疾病真實狀況是不一致的**。

其他有關試管內（in vitro）大腦腫瘤特徵的不一致性在最近也被強調出來。在活體環境中會表現出 SDH1 突變以及其他如 EGFR 基因擴增等熟知表型的大腦癌症細胞，而這類行為並無法在腫瘤的細胞培養中被觀察到。**事實上，帶有 SDH1 突變的腫瘤細胞在活體中會快速生長，但在試管內卻無法生長或存活**。該如何解釋這些發現呢？雖然細胞培養模型在定義分子機制上是個有用的工具，而保持認知這類模型的侷限本身是非常重要的。

## • 自然模型的問題

我在癌症領域的經驗是以這個疾病的多重活體與試管內模型在數十年的研究下磨練出來的。我們所使用的大部分活體模型是在我目前位於波士頓學院（Boston College）的實驗室，或我之前所在的耶魯大學神經學系的實驗室所發展出來的。雖然任何癌症模型都能對這個疾病的本質提供資訊，但我認為最佳的癌症模型是那些在其同基因宿主（syngeneic hosts）身上所自然發生（spontaneously）並原位生長（grown orthotopically）的癌症模型。當有其他模型得以顯示癌症最重要的特徵時，為什麼還要使用無法代表這個疾病全貌的癌症動物模型呢？

**以近親交配 VM 老鼠品系所自然發生的大腦腫瘤較之任何異種移植模型，是轉移性癌症的一個更自然的模型**。在 VM 老鼠品系所發生的腫瘤細胞顯示出在大部分人類轉移性癌症上所看到的完整生長特徵。根據凱貝爾（Kerbel）及其同儕所做出的標準，VM 模型可被分類為一種自然自發模型（natural spontaneous model）。具轉移性的 VM 腫瘤也有著與凱貝爾所描述融合雜交轉移性老鼠癌症（fusion hybrid metastatic mouse cancers）

所常見的許多特徵。**這類模型對轉移的機制能提供有用的資訊，最適合用在有效療法的發展上。**考量轉移在癌症中的重要性，為何癌症領域沒有採用這類絕佳的轉移模型來篩選新的抗轉移療法，這讓人猜想不透。

美國國家癌症研究院（National Cancer Institute，NCI）的網頁上提供不同癌症老鼠模型的相關資訊（http://emice.nci.hih.gov/mouse_models）。**一個好的癌症模型，其腫瘤細胞的轉移性與侵入性行為類似在人類癌症上所看到的樣態。一個好的轉移模型，其癌細胞應該會在短期間內（2 至 4 個星期）從任何種植組織點開始侵入到局部後，並快速的擴散到多重器官系統。**這在 VM 模型中得以看見（圖 3.1 與圖 3.2）。而大腦 VM 細胞的侵入性特質將於第 17 章之中呈現。轉移性 VM 腫瘤對於抗轉移藥物「滅殺除癌錠」（methotrexate）與「順鉑」（cisplatin）的反應，與許多人類轉移性癌症對這些藥物的反應類似。許多轉移性 VM 腫瘤細胞在接受這類藥物治療之後會轉而潛伏，但在治療結束後又會再次生長。**如果轉移是大部分人類癌症死亡的成因，那為何要在無法顯示大量侵入與轉移的模型上研究癌症呢？全身轉移性癌症的 VM 模型可以幫助回答許多國家癌症研究院的挑戰性問題，**包括問題 15、16、17 與 24（provocativequestionsnci.hih.gov）。

## 動物消耗是癌症研究的主要障礙

許多癌症動物模型在反應人類疾病的真實本質上有其缺點，但動物模型對新的癌症療法的開發仍是必需的。儘管細胞培養研究對細胞行為的分子機制能提供資訊，但針對與新療法相關聯的系統生理學，細胞培養研究則無法提供正確的資訊。癌症不僅牽涉到亞細胞層級的分子機制，也牽涉到動物健康與生理的多重改變，**抗癌療法對於生理影響的最佳研究對象是患有這些疾病的動物本身，**動物研究是將潛在的新癌症療法轉換為臨床上實際應用的必需措施。

然而，動物維持費用的高成本對動物癌症研究是一項主要的負面影響，當此類費用開始變得過於昂貴，會讓許多研究人員無法將動物納入他

們的研究設計之中。過去，動物費用是包含在校外補助金間接成本的一部分。但目前，動物費用則是研究補助金中「直接成本」的一項。因為研究機構得以將「間接」成本以直接成本的方式列名收費，動物費用成了研究機構增加收入的一個便宜措施。換句話說，動物費用成了大學行政人員的「金雞母」。儘管大學可以合法在動物費用上做雙重收費，但我認為這樣的作法是不道德的，而且不符合醫學研究的最佳利益。

更甚至動物權益的保護運動導致過度的聯邦法規訂定，進而妨礙相關的動物研究。這類的法規有些幾近荒謬，例如只有五隻體重小於 25 公克

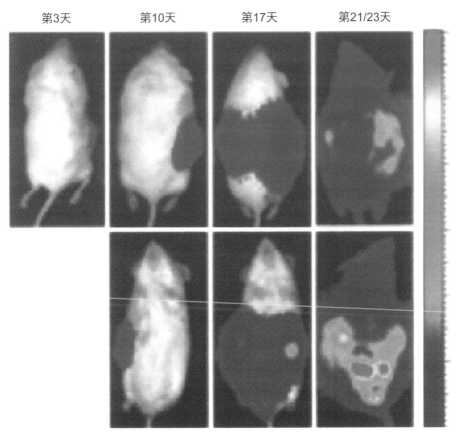

圖 **3.1**：轉移性 VM-M3 腫瘤細胞的生物發光（bioluminescence）全身視圖。含有螢火蟲螢光素酶基因（firefly luciferase gene）的 VM-M3 腫瘤細胞，於第 0 天在同基因 VM 老鼠的腹脇部上皮被植入。來自轉移性細胞的生物發光信號在老鼠肝臟以 IVIS 發光系統（Caliper LS）來測量。在 23 天後生物發光看似佈滿整隻老鼠，顯示轉移性癌細胞的廣泛全身性擴散。來源：參考資料第 24 條授權重印。見彩色插頁。

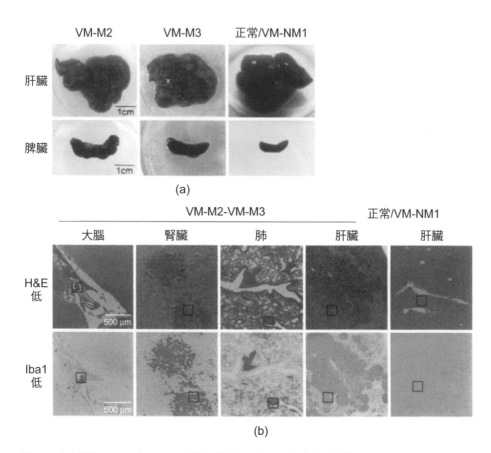

VM-M2    VM-M3    正常/VM-NM1

肝臟

脾臟

(a)

VM-M2-VM-M3                                     正常/VM-NM1

大腦    腎臟    肺    肝臟    肝臟

H&E
低

Iba1
低

(b)

**圖 3.2**：來自帶有 VM-M2 與 VM-M3 腫瘤老鼠的肉眼（gross）（a）轉移性病變與（b）微轉移性病變的外觀。近親 VM 株老鼠自然的發展出自發性大腦腫瘤。顯示在這裡的是 VM-M2 與 VM-M3 腫瘤細胞在植入同基因 VM 老鼠腹脇部上皮後的結果。雖然原發大腦腫瘤通常不會由大腦轉移到顱外組織，神經膠質母細胞瘤會是高度轉移性的，如果其細胞能夠進到顱外部位。轉移性 VM 老鼠（VM-M2 與 VM-M3）表現出許多小神經膠質 / 巨噬細胞的特徵。在以 VM-NM1 腫瘤上皮植入的老鼠組織中沒有發現肉眼或微轉移性病變。VM-NM1 腫瘤表現出幹細胞標記但是沒有表現出巨噬細胞生物標記。在帶有 VM-M2 的老鼠身上，H&E 與 Iba-1 染色顯示出在腎臟、肺、大腦腦脊膜與肝臟的許多轉移性病變。Iba-1 是小神經膠質/ 巨噬細胞的公認標記。微轉移性病變以 100 倍顯示。在 100 倍造影（低）中的黑框原先是以更高倍數（400倍）顯示。帶有 VM-M3 的老鼠中微轉移性病變的分布、形態與染色與帶有 VM-M2 腫瘤的老鼠中所顯示的相同（圖片沒有顯示在此）。除了這些器官之外，來自轉移性 VM 腫瘤的細胞也在骨髓中發現。來源：參考資料第 19 條授權重印。見彩色插頁。

的老鼠能被關在一個標準鼠籠之中。這類的法規怎麼會跟野生老鼠的自然居住環境有所關聯呢？這些由動物照護機構與使用委員會（Institutional Animal Care and Use Committees，IACUC）所施行的過度法規成了征服

癌症的阻礙。

　　同樣有趣的地方是，某些臨床上用來治療人類的癌症藥物被認為對動物來說其毒性過大，因此在一些機構中，獸醫師得 24 小時，全年無休的隨時待命以提供生病齧齒動物的照護需求。不只已達到動物權益保護組織的要求，而且居住在美國大學中的齧齒動物，其生活品質比在這個星球上居住的大部分人類都還要好，但考量到高維持成本以及嚴苛的聯邦與機構法規，許多研究人員選擇不在研究中使用動物。無論動物模型可以提供的優點有多少，在培養皿中研究癌症，較之使用活體動物要簡單與便宜許多，但這是不幸的，因為使用活體動物所牽涉到的過度成本與法規，會讓新的癌症自然與基因動物模型變得利用不足，這是過度的動物牢籠費用與政府法規所產生的結果，代表著更多的人類癌症死亡與痛苦的出現。然而癌症病患以及他們倡導的組織知道這些事情嗎？

## 🫘 腫瘤組織學分類的問題

　　在腫瘤研究中，許多研究人員過於專注在腫瘤細胞的分類上，而非腫瘤細胞的生物行為。雖然採用一個新癌症模型的成功與失敗，有時取決於腫瘤在組織學中的分類上，在大腦癌症領域尤其是這樣，但在這個領域中，神經病理學（neuropathology）對研究的方向有支配性的影響力。1980 年代初期當我還在耶魯大學任教的時，便嚴重質疑大腦腫瘤分類的正確性與重要性。

　　那時，我發起了在不同大腦腫瘤中神經節苷脂（gangliosides）（複合醣神經鞘脂質，complex glycosphingolipids）異常表現的研究。為了執行這些研究，我從哈利・齊默曼博士（Dr. Harry Zimmerman）爭取到兩份活體大腦腫瘤模型。齊默曼博士是蒙特菲奧雷醫院（Montiforie Hospital）神經病理學的主任，該醫院隸屬位於紐約伯朗克斯的亞伯愛因斯坦醫學院（Albert Einstein College of Medicine）。齊默曼博士是一位傑出的神經病理學家，同時也是 1930 年代於美國耶魯大學協助成立第一個神經病

理學部門的推手。他同時以化學致癌物質「20-甲基膽蒽」（20-mythyl-cholanthrene）在老鼠身上發展出數種實驗性大腦腫瘤模型，許多這些老鼠腫瘤擁有類似於人類大腦腫瘤的常見組織學分類特徵。

齊默曼博士與其同儕卡爾·薩頓博士（Dr. Carl Sutton）寄送給我許多根據他們先前分類、罹患有室管膜母細胞瘤（ependymoblastoma，EPEN）大腦腫瘤的活鼠。這個腫瘤最原始是利用甲基膽蒽種植到 C57BL/6 近親株老鼠的腦室（cerebral ventricle）中所獲得，室管膜細胞係沿著大腦腦室生成，被認為是一種大腦腫瘤 EPEN 的起源。我也使用了齊默曼的程序在相同老鼠株上做出一組大腦腫瘤。我的這些腫瘤中的一個，CT-2A（於前段中描述），其生長特徵近似於齊默曼的星狀細胞瘤（astrocytoma），也都有表現出花冠血管化（florid vascularization／angiogenesis）以及快速生長的狀態，這個腫瘤是藉由將甲基膽蒽種植到大腦皮層所獲得。

CT-2A 的外觀與生長特徵明顯不同於 EPEN（圖 3.3）。不同於 CT-2A 腫瘤，EPEN 腫瘤有著較少的血管其生長速度較之 CT-2A 緩慢許多。在細胞培養上，EPEN 細胞會生成凝聚性的島狀（cohesive islands），而 CT-2A 細胞則是生成非凝聚性的單層膜（圖 3.4）。除了在生長與形態學（morphology）上有顯著的差異之外，EPEN 與 CT-2A 腫瘤也明顯的在神經節苷脂的組成上也有所差異。神經節苷脂是細胞表面醣脂（glycolipids）的一種。GM3-NeuAc 神經節苷脂是 ENEP 細胞所合成的主要神經節苷脂，然而 CT-2A 細胞雖然會合成數種複雜的神經節苷脂，卻只會合成極少的 GM3（圖 3.5）。合併二者考量之後，這些發現清楚的顯示 EPEN 與 CT-2A 腫瘤在肉眼外型（gross appearance）與神經節苷脂生化學上有明顯的差異。

為了進一步確認它們在外觀、生長速率與神經節苷脂生化學上的明顯差異，是否與組織學分類在外觀上的差異有所關聯，我從各腫瘤上的組織切片準備了相關的組織學幻燈片。這些腫瘤係生長在 C57BL 宿主老鼠的大腦與脅腹皮下，而組織學幻燈片則是在耶魯大學神經病理學系所製作。考量到 EPEN 與 CT-2A 腫瘤間許多形態學與生化學上的差異，我在當時對耶魯的神經病理學主任金鍾博士（Dr. Jung H. Kim）認為二種腫瘤在組

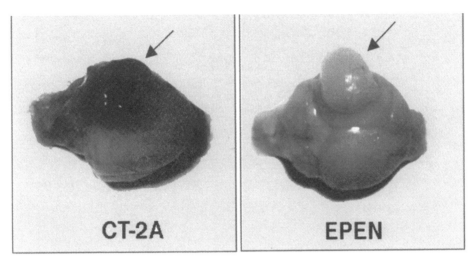

**圖 3.3**：同基因 C57BL/6J 老鼠大腦中生長的 EPEN 與 CT-2A 腫瘤的肉眼形態。EPEN 腫瘤生長成實性、凝聚、非出血性組織。CT-2A 腫瘤生長成柔軟、非凝聚與高度出血性組織。CT-2A 腫瘤的生長速度明顯比 EPEN 腫瘤來得快。儘管有著這些與其他形態學上的生化差異，這些腫瘤在組織學上是相似的，且都被分類為分化不佳的星狀細胞瘤。見彩色插頁。

織學外觀上非常相似感到訝異（圖 3.6）。更甚者，金博士認為這兩個腫瘤可以被歸類為軟組織肉瘤（soft tissue sarcomas）、肌肉或結締組織腫瘤的一種。我對這個分類感到困惑，因為兩個腫瘤都發自中樞神經系統，應該是神經細胞來源的腫瘤。

　　我在取得金博士對這兩種腫瘤的分類之後聯繫了齊默曼博士。我想知道齊默曼博士本身是否確認他的 EPEN 的分類。他對其分類的回答是絕對的肯定，並建議我將金博士所看過的組織學幻燈片送去給他檢視。我隨後將兩個腫瘤的相同組織學幻燈片寄送給蒙蒂菲奧里醫院（Montiforie Hospital）的齊默曼博士。在很仔細檢視這些幻燈片之後，齊默曼博士非常自信的認為其對 EPEN 腫瘤在組織學上的特徵無誤，並確認該腫瘤係 EPEN 的一種，並且將 CT-2A 腫瘤分類為一種星狀細胞瘤，其與他在之前的研究中所看到的快速生長型態的血管生成星狀細胞瘤相似。因此我對兩位傑出的神經病理學家，對相同的腫瘤持有如此不同的觀點感到惱怒。

　　隔年，我把這個故事告訴我的朋友 ——已故的艾倫·葉慈博士（Dr.

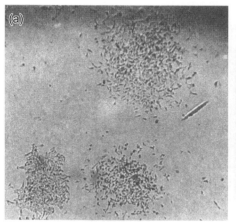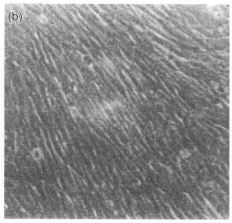

圖 3.4：EPEN 與 CT-2A 大腦腫瘤的試管內生長特徵。（a）EPEN 以叢狀或島狀的方式生長，而（b）CT-2A 以擴散式單層膜的方式生長。

Alan Yates），他當時是俄亥俄州立大學的神經病理學主任。艾倫說在神經病理學家之間，對於大腦腫瘤分類的歧見是很常見的。他問我是否可以看看這兩個腫瘤的幻燈片。我把齊默曼博士與金博士所檢視過的相同幻燈片寄去給他。與金博士的結論相同，艾倫認為這兩個腫瘤在組織學上並沒有真正的差異，不過將它們分類為分化不佳的未分化（anaplastic）星狀細胞瘤。他無法證實齊默曼對 EPEN 腫瘤的室管膜母細胞瘤分類，但相當確認該腫瘤並非肉瘤。艾倫對腫瘤的分類更讓我感到困惑。怎麼可能三位傑出的神經病理學家對於相同的老鼠大腦腫瘤的細胞分類竟有如此不同的意見呢？

我也與阿爾比・梅辛博士（Dr. Albee Messing）討論了我對於這些老鼠大腦腫瘤歧異分類上的困惑。阿爾比是麥迪遜威士康辛大學醫學院的神經病理學家。阿爾比提及他被認為是他們團隊中對於有歧見細胞起源的大腦腫瘤分類上做得最好的人。所以我將之前金、齊默曼與葉慈等博士檢視過的相同腫瘤組織學幻燈片寄去給阿爾比。再仔細的檢視之後，阿爾比也認為兩個腫瘤是相同的，但是將它們分類為 PNET，也就是原始神經外胚層腫瘤（primitive neuroectodermal tumors）。

阿爾比・梅辛的分類更是讓我感到非常困惑。怎麼可能所有這些傑出

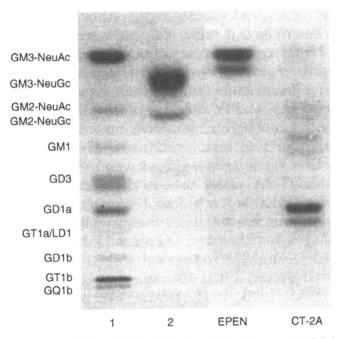

**圖 3.5**：顯示出培養中 EPEN 與 CT-2A 腫瘤細胞中的神經節苷脂合成的高性能薄層板自動放射顯影圖（autoradiogram of a high-performance thin-layer plate）。

的神經病理學家對這些老鼠大腦腫瘤的細胞起源有如此不同的結論呢？對我來說，毫無疑問的這兩個腫瘤在生長特徵與神經節苷脂生化學上有著明顯的差異。任何人都看得出這兩個腫瘤是不相同的（圖 3.3-3.5）。怎麼可能這些腫瘤的組織學特徵會如此相似，而其他生物學與生化學上的特徵又如此不同呢？

幾年之後，我與桑福德・帕雷博士（Dr. Sanford Palay）討論我在這些老鼠大腦腫瘤分類上的經驗。桑福德從哈佛醫學院神經解剖學系主任的位置退休之後，於 1994 年以傑出駐校教授的身分加入波士頓學院生物學系。桑福德是美國國家科學院（National Academy of Science）的成員，並且身為「比較神經學期刊」（Journal of Comparative Neurology）的主編多年。由於桑福德廣泛的被認為是全美神經細胞學（neurocytology）領域中的佼佼者之一，我有自信桑福德對於大腦腫瘤分類的難題能提供一些

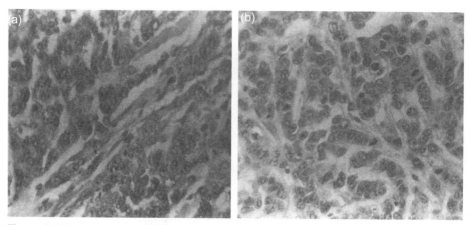

**圖 3.6**：生長在 C57BL/6J 老鼠腹脇部的 20-MC 誘發大腦腫瘤的組織學外觀。所有的實驗性腫瘤在組織學外觀上都相似。顯示在（a）（CBT-1）的腫瘤的血管分布、生長率與神經節苷脂組成，與 EPEN 腫瘤相似。顯示在（b）（CBT-4）的腫瘤的血管分布、生長率與神經節苷脂組成，與 CT-2A 腫瘤相似。無論是生長在腹脇部上皮或是大腦原位，這些腫瘤的組織學外觀也是相似的。這些發現顯示這些腫瘤的組織學外觀對於腫瘤生長特徵或神經節苷脂生化學來說並沒有代表性

建言。

　　桑福德告訴我他曾經嘗試對一些神經病理學家在大腦腫瘤分類上提供協助，但都不成功。他告訴我**大部分大腦腫瘤的細胞起源幾乎是無法確認的，因為生長中的腫瘤會導致細胞結構微環境**（cytoarchitecture of the microenvironment）**的重大異常**。根據桑福德的說法，細胞結構的異常使得腫瘤細胞的辨識變得模糊不清。我問桑福德「如果你對這個狀況的認知是正確的，那怎麼可能這麼多神經病理學家能快速的對大腦腫瘤的分類作出決定呢？」桑福德給我的回答是：「我不知道」。

　　桑福德的答案，再加上我試著取得這兩個老鼠大腦腫瘤組織學分類所遇到的困難，讓我嚴肅的質疑大腦腫瘤分類領域存在的必要性。不過我也不需要太過於訝異，畢竟大部分癌症的診斷仰賴的是病理學家的主觀印象。雖然大腦腫瘤分類的資訊對腫瘤的起源能提供一些觀點，腫瘤細胞的分類會如何影響治療方法的選擇則是未知數。支持我這個論點的是，儘管在大腦腫瘤分類的大量研究投入下，大腦癌症的治療在超過 50 年的時光中幾乎沒有任何的進步。

我認為腫瘤細胞的生物行為本身比它們應該如何被稱呼重要多了。而腫瘤細胞生長行為比腫瘤細胞分類更重要，這也是上個世紀前期德國神經病理學家舍雷爾（H.J. Scherer）的看法。他明確的將惡性腫瘤上所看到的一系列生長行為定義為「二級結構」（secondary structures）。這些結構是患者預後（patient prognosis）的預測，並且是獨立於組織學分類的。這些行為因此而被稱為「舍雷爾結構」（Scherer's Structures），它們能為評估有效療法提供標的。因此，好的癌症模型應該要更重視其體內生長行為的評估，而非它們在組織學上的分類，組織學的分類充其量也是個含糊不清的結果。

## 關於癌症我個人的觀點

許多重要的事件改變了我對癌症本質的看法。第一個事件牽涉到我們對於腫瘤生長與血管生成中能量限制角色的廣泛研究。第二個則是與我們對 VM 老鼠自發性大腦腫瘤（spontaneous brain tumors）的分析有關。第三個牽涉到我們對宿主體內生長與試管內培養腫瘤的粒線體脂質（mitochondrial lipids）廣泛研究。我逐漸清楚的認知到，不論何種細胞或組織起源，大部分的癌症是能量代謝的單一疾病。不論組織學的外觀為何，只要針對其能量來源下手，所有的腫瘤細胞都能夠被殺死。

我的觀點不同於一般認為癌症治療應該根據基因印記（gene signatures）做個人化處理。我的看法與奧圖·瓦爾堡的看法相似，他一開始認為所有癌症都是呼吸作用的一種疾病。甚至，我們發現許多轉移性癌症與骨髓來源的細胞有著多重的相同特徵。這些是免疫系統的細胞，例如巨噬細胞與白血球。巨噬細胞與白血球原本就是基因設置下，用以進出組織並在缺氧環境下能存活的間葉細胞（mesenchymal cells）。這些是大部分轉移性腫瘤細胞的特徵，沒有必要將癌症視為一個複雜的控制論系統（cybernetic system）。我將詳述我對癌症的看法，並顯示如何利用腫瘤中有瑕疵的能量代謝來預防與治療癌症。

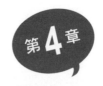

# 正常細胞與癌細胞的能量來源

## Energetics of Normal Cells and Cancer Cells

　　細胞如要維持活性並執行它們基因設置下的功能，就必須製造能量。大部分這個能量儲存在三磷酸腺苷（adenosine triphosphate，ATP）的磷酸 $\alpha$ 與 $\beta$ 端，並且在它們的磷酸酐鍵（phosphoanhydride bonds）水解（hydrolysis）時被釋放（圖 4.1）。這個能量一般稱為「活化自由能」（free energy of activation）或「ATP 水解」（ATP hydrolysis）。**細胞生理狀態下的 ATP 水解所產生的標準能量被稱為「$\Delta G_{ATP}$」，並且在調控在 -53 與 -60 KJ/mol。$G$ 代表吉布斯自由能（Gibbs free energy），$\Delta$ 代表兩個能量狀態間的差，而質式（prime）則代表活化狀態**（activated state）。

　　威拉德・吉布斯（J. Willard Gibbs）是一位十九世紀的數學物理學家，他是第一個定義統計力學（statistical mechanics）原理的人，而這些原理更是熱力學（thermodynamics）法則的基礎。「$\Delta G'_{ATP}$」與「$\Delta G'^{\circ}_{ATP}$」不同，這點在教科書中通常會解釋。「$\Delta G'^{\circ}_{ATP}$」代表在溫度、氣體與溶質全都處於標準化的封閉狀態（closed condition）中的活化自由能。「$\Delta G'_{ATP}$」則與開放系統下的狀態有較多的關聯，也就是在細胞與組織中的狀態。$\Delta G$ 的負值代表能量在反應物到生成物（reactants to products）的轉換間被釋放出來。雖然 ATP 水解的自由能幾乎被用來提供所有細胞活動的能量，但在任何一個細胞中，大部分的這個能量是被用來驅動離子膜泵（ionic membrane pumps）的運作。所以不間斷能量的平凡細胞膜泵才是維持細胞生存能力的關鍵。

# 代謝衡平

衡平（homeostasis）是生物系統在其內部環境中維持相對穩定狀態的趨勢（tendency）。每個細胞與器官都會對生物體（organism）的整體衡平做出貢獻。這在營養素供給上遵循一個**饗宴／斷食**（譯按：意指並非持續不斷處於進食狀態）程序的人類來說特別重要。**細胞內的代謝衡平（metabolic homeostasis）絕大部分取決於對細胞膜泵（membrane pumps）的能量供給。**諸如胰島素（insulin）與升糖素（glucagon）等荷爾蒙會調控全身系統能量的衡平，以維持每個器官細胞中穩定的能量。如果細胞泵的能量供給被阻斷，細胞就會開始膨脹。膨脹導因於鈉（$Na^+$）與鈣（$Ca^+$）濃度的提高以及鉀（$K^+$）濃度的降低。由於細胞內部的電位相較於外部呈負值的狀態，鈉與鈣自然會提高濃度梯度（concentration gradient）由外部向內部移動。另一方面，細胞內濃度較細胞外濃度高的鉀則會降低它的濃度梯度。大部分的細胞功能都直接或間接的與原生質（plasma）膜電位（membrane potential）以及鈉鉀鈣梯度有所關聯。**細胞泵的即時 ATP 供應則維持了這些離子梯度。如果細胞泵的能量供給受損，全面性的細胞功能異常就會出現，最終導致器官與系統的衰竭。**

用於維持膜電位的 ATP 合成有數個途徑。在正常哺乳類細胞中，是由粒線體（mitochondria）來製造大部分的能量。圖 4.2 顯示一個粒線體的大致結構與功能，其他粒線體的圖片請見第五章。粒線體功能正常的細胞，**大部分 ATP 是藉由氧化磷酸化作用**（oxidative phosphorylation，**Ox-Phos**）所產生，這個作用所產生的能量大約占了細胞總產出能量的 89%（葡萄糖完整氧化下會產生大約 36 個總 ATP 分子中的 32 個；圖 4.3）。不同細胞間能量產出值的差異，取決於細胞質還原量（cytoplasmic reducing equivalents）（菸鹼醯胺腺嘌呤二核苷酸還原型 - nicotinamide adenine dinucleotide〔reduced form〕，NADH）從細胞質運送到粒線體的穿梭系統（shuttle systems）（表 4.1）。這些穿梭系統包括蘋果酸 - 天門冬胺酸穿梭系統（malate-aspartate shuttle）、甘油 - 磷酸穿梭系統（glyc-

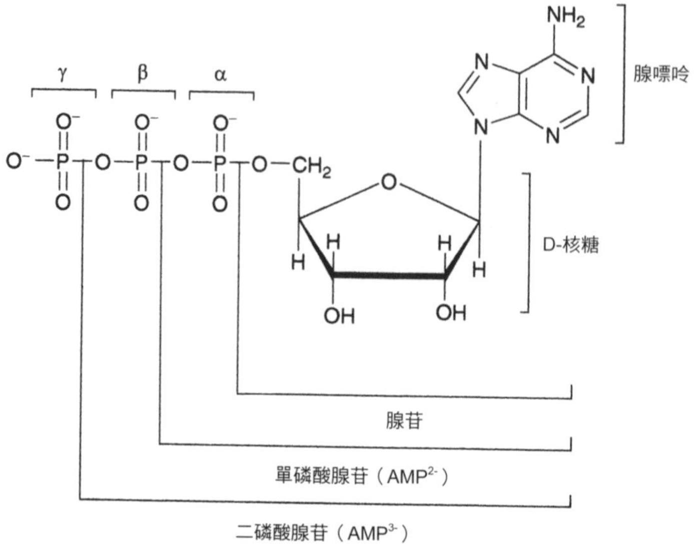

**圖 4.1**：在 pH7.0 下的三磷酸腺苷（ATP）的結構式。三個磷酸鹽組是由希臘字母 α、β 與 γ 來分別代表。γ- 與 β- 磷酸鹽組是由磷酸酐鍵（phosphoanhydride bonds）所連結，其水解會釋放一個大的負 $\triangle G^{o'}_{ATP}$，而由一個磷酸酯鍵（phosphate ester bond）所連結的 α- 磷酸鹽則會釋放較小許多的 $\triangle G^{o'}_{ATP}$。在試管內大部分的 ATP 是與鎂離子（Mg · ATP²⁻）耦合在一起。來源：參考資料第 6 條授權重印。

erol-phosphate shuttle）、蘋果酸 - 檸檬酸穿梭系統（malate-citrate shuttle）。這些穿梭系統在腫瘤細胞中也可以運作，不過它們的活動內容在不同種類的腫瘤細胞中會有所不同。在 OxPhos 作用下，正常細胞的 ATP 合成與穿透內粒線體膜（inner mitochondrial membrane）的電子流（electron flow）耦合在一起，該電子流的穿透則是藉由化學滲透分子機制來運作（圖 4.4）。

F₀F₁-ATP 酶（F₀F₁- 三磷酸腺苷酶），有時候稱為複合體 V（complex V），會藉由二磷酸腺苷（ADP）與無機磷 Pi（inorganic phosphate Pi）的縮合（condensation）來產生 ATP（圖 4.4）。**氧氣成為最後的電子接受者（acceptor），而水則是最終產物。這程序的效率強烈取決於內粒線體膜的脂質成分，而內粒線體膜的主要成分則是心磷脂（cardiolipin）**（見第五章）。以「$\triangle \Psi m$」為標誌的質子動力梯度（proton motive gradient）或內粒線體膜力（force of inner mitochondrial membrane）不只在

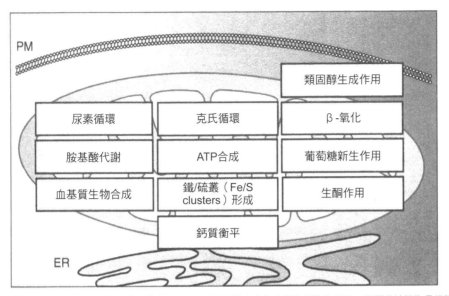

**圖 4.2**：細胞生命中的粒線體。藉由 OxPhos，粒線體會產生大量的細胞內 ATP，而因此被認為是細胞的「發電廠」。此外，粒線體會調控 $Ca^{2+}$ 衡平以及調解許多其他的代謝電路，包括克氏循環、尿素循環、葡萄糖新生作用、生酮作用、血基質生物合成、脂肪酸 β - 氧化、類固醇生成作用、某些胺基酸的代謝與鐵 / 硫叢的形成。ER（endoplasmic reticulum）：內質網。PM（plasma membrane）：細胞膜。來源：參考資料第 2 條授權重印。欲檢視此圖的彩色版本請參訪：ftp://ftp.wiley.com/public/sci_tech_med/cancer_metabolic_disease。

ATP 合成時需要，也是運送功能所需要的物質，這些運送功能包括運送核苷酸（nucleotides）、胺基酸、鈣（$Ca^{2+}$）與其他正常粒線體功能所需的代謝物。這個梯度的維持對正常的粒線體功能，以及最終的細胞功能與生命的維繫是不可或缺的。

賈魯洛西（Galluzzi）、克勒默（Kroemer）等人對粒線體多重功能提供了更完整的說明，並討論為何這些功能會促使腫瘤形成（tumorigenesis）。

除了 OxPhos 作用之外，細胞的總產出能量中有 11%（36 個總 ATP 分子中的 4 個）是經由受質層次磷酸化作用（substrate-level phosphory-lation）所產生（圖 4.3）。受質層次磷酸化作用牽涉到從一個代謝受質（metabolic substrate）移轉一個游離磷酸鹽到一個二磷酸腺苷（ADP）上來形成 ATP。在哺乳類細胞與組織中，有兩個主要的代謝路徑能透過受質層次磷酸化作用製造 ATP。第一個與細胞質內「恩頓 - 梅耶荷夫醣解路徑」（Embden-Myerhoff glycolytic pathway）中的「清償」（pay off）部分有關，

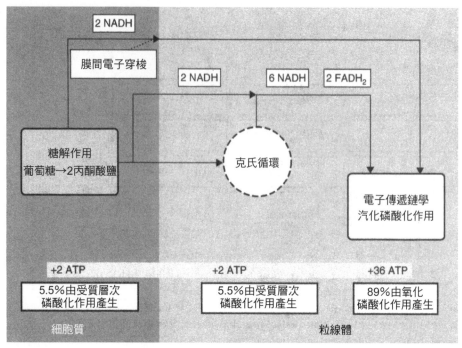

**圖 4.3**：經由醣解作用、TCA 循環、受質層次磷酸化作用與 OxPhos 的細胞能量生成。在正常細胞中大部分的細胞能量是經由 OxPhos 產生（大約 89%）。醣解作用與 TCA 循環、受質層次磷酸化作用只貢獻大約 11% 的細胞能量。腫瘤細胞中的 OxPhos 能量生成比正常細胞少。醣解作用與 TCA 循環、受質層次磷酸化作用的增強能夠補償 OxPhos 的不足。穿梭系統會傳送額外的對價還原（電子）到粒線體給 OxPhos 使用。（圖 4.12）。見彩色插頁。

### 表 4.1　葡萄糖完全氧化的能量生成反應

| 反應 | 每 1 莫耳葡萄糖所生成的 ATP 淨莫耳數 |
|---|---|
| 醣解作用（磷酸甘油酯激酶、丙酮酸鹽激酶；消耗 2 個 ATP） | 2 |
| NADH 穿梭系統 | |
| 蘋果酸 - 天門冬胺酸穿梭系統 | 4(6) |
| 丙酮酸鹽去氫酶 | 6 |
| 琥珀醯輔酶 A 合成酶（ATP 到 GTP） | 2 |
| 琥珀酸鹽去氫酶（琥珀酸鹽 → 丁烯二酸鹽 +FADH$_2$） | 4 |
| 其他 TCA 循環反應（異檸檬酸鹽→ $\alpha$ - 酮戊二酸，$\alpha$ - 酮戊二酸→琥珀醯輔酶 A，蘋果酸鹽→草醯乙酸鹽；共產生 3 個 NADH） | 18 |
| 總數 | 36(38) |

來源：修訂自參考資料第 6 條。

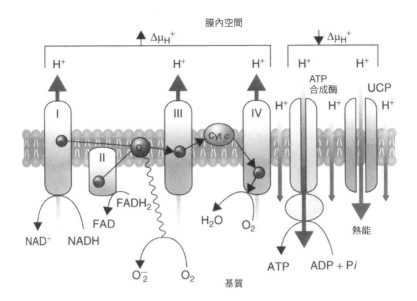

**圖 4.4**：粒線體電子傳遞鏈（ETC）與化學滲透作用的起源。來自 TCA 循環的電子予體（donors）（NADH 與黃素腺嘌呤二核苷酸〔還原型〕）會藉由在複合體 I、III 與 IV 將質子打（pumping）穿過粒線體內層膜來產生一個高粒線體膜電位（△μH⁺）。這個打（pumping）的動作會產生一個質子動力梯度來提供質子注入（proton influx）通過 F₁F₀-ATP 合成酶的動力（ATP 合成）。質子注入會與 ATP 合成酶所催化的磷酸化 ADP 偶合來形成 ATP。在一個標準的代謝率下，被打出通過 ETC 的質子的一小部分會在沒有合成 ATP 下滲漏回粒線體基質。質子滲漏會有效的將呼吸作用與磷酸化作用解偶。質子滲漏或回衰變（back-decay）（小細箭頭）腫瘤細胞的粒線體中比在正常細胞的粒線體中來的大。在缺氧情況下，ATP 合成酶也會以 ATP 酶的方式逆轉運作。這個作用會將 ATP 水解與從基質打進膜間空際的質子偶合。缺氧下的基質質子堆積會源自複合體 I 的逆轉或源自回漏。ATP 合成酶的逆轉運作是為了保護粒線體並維持 △μH⁺。羅伯托·弗洛雷斯（Roberto Flores）與我相信在常氧下的高度醣解化腫瘤細胞中的 ATP 合成酶也會像是在缺氧下那樣的逆轉運作。缺氧下的琥珀酸鹽累積支持了我們認為電子從複合體 I 轉移到複合體 II 的主張。如果質子通過一個解偶蛋白（UCP）或是來自過度回漏，其梯度能量會以熱能的方式消散。在某些癌細胞中解偶蛋白會過度表現。在某些癌症中會產生過度的熱能（第五章）。圖片也顯示了在輔酶 Q 對偶的自由基形成起源。來源：修正自參考資料第 22 條。見彩色插頁。

在這裡磷酸鹽會從有機分子「1,3- 二磷酸甘油酸」（1,3-bisphosphoglycerate）與「磷酸烯醇丙酮酸鹽」（phosphoenolpyruvate，PEP）移轉到 ADP 上而形成 ATP（圖 4.5）。第二個路徑則牽涉到三羧酸（tricarboxylic acid，TCA）循環中的「琥珀醯輔酶 A 合成酶」反應（succinyl-CoA synthetase reaction）（圖 4.6）。**正常細胞中的受質層次磷酸化作用所合成的 ATP 大約能擴充由氧化磷酸化作用所產生的 ATP 的 10%。尤其琥珀醯輔酶 A 合成酶反應能在厭氧狀態下，比在需氧狀態下提供更多的能量。很少**

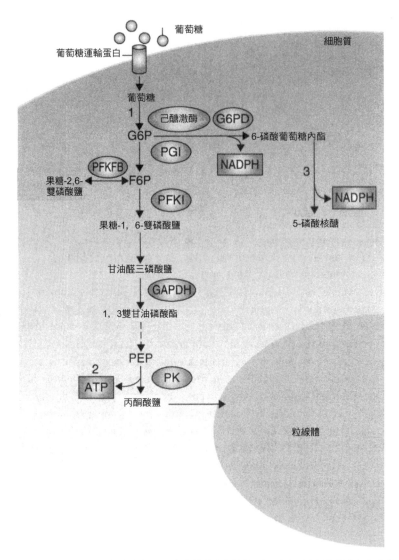

**圖 4.5**：恩頓 · 梅耶荷夫醣解路徑會將葡萄糖轉換為丙酮酸鹽。這個路徑在氧氣存在與否的情況都能提供能量，但是當在缺氧下質子轉換不再發生在不同的 ETC 複合體中時，會變成主要的能量供給來源（圖 4.3）。當氧氣存在下的乳酸鹽持續生成被稱為瓦爾堡效應或需氧醣解作用。使用在核苷酸合成的 5- 磷酸核醣世界有磷酸五碳醣路徑（PPP）來合成的。PPP 是麩胱甘肽與脂質合成所需要的 NADPH 的來源。

G6P：葡萄糖 -6- 磷酸鹽；
G6PD：葡萄糖 -6- 磷酸鹽去氫酶；
PGI：磷酸葡萄糖異構酶
（phosphoglucoisomerase）；
F6P：果糖 -6- 磷酸鹽；
PFKFB：6- 磷酸果糖 -2- 激酶 / 果糖 -2,6- 雙磷酸酶（6-phosphofructo-2-kinase/fructose-2,6-biphosphatase）；

PFK1：磷酸果糖激酶 1（phosphofructokinase 1）；
GAPDH：甘油醛三磷酸鹽去氫酶；
PEP：磷酸烯醇丙酮酸鹽
（phosphoenolpyruvate）；
PK：丙酮酸鹽激酶；
NADPH：菸鹼醯胺腺嘌呤二核苷酸磷酸；
ATP：三磷酸腺苷。

來源：修正自參考資料第 31 條。欲檢視此圖的彩色版，請參訪：ftp://ftp.wiley.com/public/sci_tech_med/cancer_metabolic_disease。

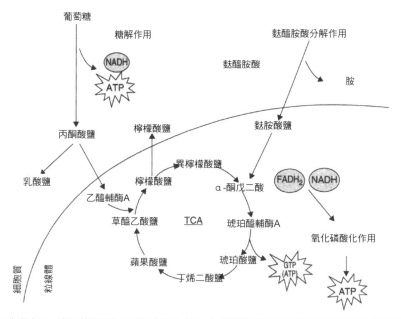

**圖 4.6：代謝路徑**。這裡所描繪的是三羧酸循環（TCA）葡萄糖與麩醯胺酸各自利用醣解作用與麩醯胺酸分解作用代謝路徑。TCA 循環的反應發生在粒線體基質中，而 ETC 的反應則發生在粒線體內層膜（圖 4.4）。ETC：電子傳遞鏈；$FADH_2$：黃素腺嘌呤二核苷酸（還原型）；GTP：鳥苷三磷酸（guanosine triphosphate）；NADH：菸鹼醯胺腺嘌呤二核苷酸（還原型）。來源：修訂自參考資料第 65 條。欲檢視此圖的彩色版，請參訪：ftp://ftp.wiley.com/public/sci_tech_med/cancer_metabolic_disease。

有研究人員在討論腫瘤細胞中非氧化能量製造下琥珀醯輔酶 A 合成酶反應所扮演的角色。我們認為這個路徑會是轉移老鼠細胞（metastatic mouse cells）中的一個主要能量來源（詳見第八章）。

在正常的生理狀態下，有兩個 **ATP** 分子會在細胞質中藉由醣解作用（glycolysis）而產生，另外有兩個 ATP 分子會在粒線體基質（mitochondrial matrix）中經由琥珀醯輔酶 A 合成酶反應而產生（圖 4.3）。**不同於需要使用氧氣與細胞膜所調控的質子梯度來產生能量的氧化磷酸化作用，經由受質層次磷酸化作用所產生的 ATP 並不需要氧氣。**不過，在 $F_0F_1$-ATP 酶的反作用（reverse action）下，質子動力梯度也能持續運作。史泰平（Stepien）等人證明了**附著於粒線體的己醣激酶 II 異構物**（mitochondrial attached hexokinase II isoform）**能提供醣解 ATP 給粒線體，維持質子動**

力梯度。這非常重要，因為**它這部分能解釋儘管粒線體結構與功能受損，腫瘤細胞在缺氧下仍然能產生能量並維持生命。**

如果 OxPhos 不足以產生足夠能量來維持能量衡平，經由 TCA 循環、受質層次磷酸化作用所產生的 ATP 分子數量則勢必要增加。這就跟當 OxPhos 降低時，經由醣解作用所產生的 ATP 分子就會增加一樣。文獻記載發育中哺乳類胚胎、潛水動物（diving animals）以及缺氧下的心臟與腎臟組織，都會藉由胺基酸發酵與受質層次磷酸化作用來產生非氧化能量。讀者可以回顧圖 4.3 顯示經由醣解作用、TCA 循環與 OxPhos 的 ATP 合成過程，也能從一般生化學教科書了解更多這些生化路徑的細節。我在這邊也建議可以觀賞一部將細胞能量代謝的主要作用改編成饒舌音樂的 YouTube 影片（http://www.npr.org/blogs/krulwich/2011/09/14/140428189/loard-save-me-from-the-krebs-cycle?sc=fb&cc=fp）。

## 「$\Delta G'_{ATP}$」穩定性的重要

維區（Veech）等人證明細胞的 $\Delta G_{ATP}$ 在經驗上是能被驗證的，並且能藉由鈉泵（sodium pump）及其相關之運輸蛋白（transporters）下的離子分布（ion distributions）能量來測量。離子分布的能量可用「吉布斯 - 杜南平衡」（Gibbs-Donnan equilibrium）來解釋，該平衡邏輯在產生電氣、濃度與壓力作業上的應用是必需的。吉布斯 - 杜南平衡描述了離子透過半透膜（semipermeable membranes）的流動，並引用**能斯特方程式**（Nernst equation）來做預估。能斯特方程式能將吉布斯自由能與膜穿透的電荷（electric charge）相聯結。

最引人注目的發現是，在靜止膜電位（resting membrane potentials）與能量產生機制差異極大的不同細胞間，$\Delta G'_{ATP}$ 卻都十分相似。例如在心臟、肝臟與紅血球所產生的 $\Delta G'_{ATP}$ 大約都在 -56kJ/mol 左右，儘管它們各自有 -86、-56、-6 mV 不同的電位。甚至，擁有許多粒線體的心臟與肝臟的能量製造，大部分是透過 OxPhos 而沒有細胞核或粒線體的紅血球，其

能量製造則完全透過醣解作用。儘管這些完全不同的細胞種類有極大差異的靜止膜電位與能量製造機制，但它們都顯現一個相似的 ATP 水解自由能。這些觀察暗示著能量消耗與製造的平衡是獨立於能量來源與總 ATP 製造數量。

大約 -56 kJ/mol 的 $\Delta G'_{ATP}$ 穩定性是細胞能量衡平的基礎，而其與癌細胞能量代謝的關係攸關重要。拿詩人 T.S. 艾略特（T.S. Eliot）「焚毀的諾頓」（Buirnt Norton）詩中的一段話作為比喻，維區將這個能量評論為「世界運轉的停駐點」（the still point of the turning world）。為何 ATP 水解的這個特定的自由能對細胞生理學來說如此的重要，到目前為止仍然無解。**$\Delta G'_{ATP}$ 的維持同時是遺傳與代謝過程的終點，任何對於這個能量平衡的干擾都會危及細胞的功能與生存力。**

不過，特別需要提及的是，任何一個腫瘤內 $\Delta G'_{ATP}$ 的精確測量是非常困難且具挑戰性的，因為微環境酸鹼值（pH）以及腫瘤內部細胞的活性都會導致差異的出現。所有這些動態改變都會降低在積極生長實性瘤上所從事的 $\Delta G'_{ATP}$ 測量的精確度，因為這些實性瘤的熵（entropy，詳見 P70）增加了。不過，從小心執行的質子核磁共振研究可以清楚看到，**正常細胞擁有經由受質層次磷酸化作用與呼吸作用的能量製造來平衡能量使用的能力，以達成 ATP 水解的穩定自由能。相較於正常細胞中受到調控的能量衡平，能量的失調（energy dysregulation）則是腫瘤細胞的特徵。**

細胞會因為太少或太多能量而死亡。**太少的能量會啟動壞死（necrotic）或細胞凋亡（apoptotic）的機制而導致細胞死亡。ATP 的過度製造——一種聚陰離子杜南活性物質（polyanionic Donnan active material），會干擾吉布斯 - 杜南平衡，改變細胞膜泵的功能，進而抑制呼吸作用與活性。**為了維持細胞能量平衡，粒線體的 $F_0F_1$ATP 酶有時候會反向運作（將 ATP 水解）（圖 4.4）。此外，某些腫瘤細胞會藉由 p- 醣蛋白（p-glycoprotein）的作用來釋放 ATP 到細胞外環境（extracellular milieu），p- 醣蛋白的作用與醣解作用有所關聯，並且在腫瘤中通常會有過度表現的現象。

如果 OxPhos 受到危及，經由受質層次磷酸化作用所產生的能量就必

須增加，以便維持 ATP 水解的穩定自由能與細胞活性。另一個選擇是降低能量消耗來彌補能量製造的減少。**呼吸功能的急性損傷通常會因為細胞膜泵能量耗盡而導致細胞凋亡或壞死的細胞死亡。**不過，藉由受質層次磷酸化作用所產生的能量會逐漸彌補 OxPhos 長時間的能量輕度損傷。由於腫瘤極少在呼吸作用的急性損傷後發生，非氧化能量代謝要取代 OxPhos 成為細胞主要的能量製造來源，需要非常大量的時間。

特別是在本來能正常呼吸的細胞在長時間仰賴受質層次磷酸化作用製造能量後，會導致基因組不穩定、失常與增生的增加，這也就是癌症的特徵。**「熵」是用來表示系統失常的程度，同時也是熱力學第二法則的基礎。**聖捷爾吉將癌症描述為一個熵增加的狀態，在這個狀態下隨機性（randomness）與失調（disorder）支配了大部分的活動。長時間的 OxPhos 不足，加上持續的補償性發酵作用（compensatory fermentation）會讓熵增加。那些無法提高發酵能量來補償 OxPhos 不足的細胞會單純的死亡而不會變成癌化（neoplastic）。**發酵作用的適應（adaptation）會讓一個細胞躲避粒線體誘發的老化作用（senescence）。而癌症會出現在那些躲避粒線體誘發老化作用的細胞中。**

## 🫐 正常細胞與腫瘤細胞的 ATP 製造

瓦爾堡顯示靜息中（quiescent）的腎臟與肝臟細胞與那些擴散中的腹水性腫瘤細胞（ascites tumor cells）所產生的細胞類似（表 4.2）。腹水性腫瘤細胞長在老鼠的腹腔中。瓦爾堡認為相較於腫瘤組織切片，腹水性癌細胞是更好的樣本，因為腹水性細胞沒有受到腫瘤組織切片中不同程度的非腫瘤性基質細胞（nonneoplastic stromal cells）的污染。基質細胞會有正常的代謝作用，而且可能會因此稀釋腫瘤內腫瘤細胞代謝缺陷的程度。這是會產生問題的，因為我們發現以腫瘤相關巨噬細胞（tumor-associated macrophages, TAMs）型態出現的基質細胞占了某些腫瘤中總細胞數量的多數。

不同於目前大多以培養的腫瘤細胞來研究能量代謝，瓦爾堡所觀察的

表 4.2　某些正常細胞的代謝商與腹水性腫瘤細胞的代謝商比較

| 細胞 | $Q_{O_2}$ | $Q_M^{N_1}$ | $Q_{ATP}^{O_2}$ | $Q_{ATP}^{N_2}$ | $Q_{ATP}^{N_1} + Q_{ATP}^{N_2}$ |
|---|---|---|---|---|---|
| 肝臟 | -15 | 1 | 105 | 1 | 106 |
| 腎臟 | -15 | 1 | 105 | 1 | 106 |
| 胚胎 | -15 | 25 | 105 | 25 | 130 |
| 腹水性腫瘤細胞 | -7 | 60 | 49 | 60 | 109 |

腹水性細胞是維護在只有添加葡萄糖與碳酸氫鈉的介質中。但之後的研究顯示在純血清（pure serum）中的正常細胞呼吸作用會大幅度提高，而癌細胞則只有微幅提升。癌細胞呼吸作用的微幅提升很可能反應了它們呼吸能力的上限。在酸鹼值（pH）與溫度的生理條件控制下，瓦爾堡將他在腹水性細胞能量代謝的資料顯示為「代謝商」（metabolic quotients, Q）。

　　$Q^{O_2}$ 商數反應了在氧飽和攝氏 38 度下 1ml 的組織（乾重）每小時所消耗的氧氣立方毫米數量。$Q_M^{O_2}$ 商數反應了在類似條件下、有氧氣供給時乳酸的生成量，而 $Q_M^{N_2}$ 商數則反應了在類似條件下且缺乏氧氣供給時，乳酸的生成量。根據瓦爾堡的計算，消耗 1 mol 的氧氣能生成大約 7 mol 的 ATP，而 1 mol 的乳酸大約能生成 1 mol 的 ATP。儘管這些 ATP 數值可能不完全正確，但它們顯示經由 OxPhos 來讓葡萄糖完全氧化，相較於藉由發酵來讓葡萄糖部分氧化，能產生更多的能量。

　　在檢視瓦爾堡的資料後，可明顯看出總 ATP 生成（$Q_{ATP}^{O_2} + Q_{ATP}^{N_2}$）的代謝商，在呼吸中腎臟與肝臟細胞（數值 106）以及腹水性腫瘤細胞（數值 109）上是相類似的（表 4.2）。但相較於腎臟與肝臟細胞，在腹水性細胞中，乳酸生成所製造的 ATP 比透過氧氣消耗所生成的 ATP 多（超過 50%）。在大部分能量是透過發酵來生成的狀態下，腹水性細胞中的能量狀態更相似於年輕的胚胎，而與分化正常的細胞有較少的相似度。這些發現顯示腫瘤細胞與正常細胞的不同處在於能量生成的起源，而非能量生成的數量。更新後的數字顯示 1 mol 的氧氣能生成大約 3 到 4 個 ATP。這很重要，因為瓦爾堡的腹水性細胞經由 OxPhos 所生成的能量數，較他

原先假設的數值來的更少。並非原本所認為藉由呼吸能力能生成 50% 的 ATP，呼吸作用只生成約 25% 的能量。*之後我會討論腫瘤細胞所消耗的部分氧氣，因為解偶（uncoupling）的關係而非全部用在 OxPhos 上。*

瓦爾堡的發現與之後唐納利與謝弗勒（Donnelly and Scheffler）的研究發現一致，研究顯示中國倉鼠身上呼吸作用不足與呼吸作用正常的纖維母細胞所產生的總 ATP 量是類似的。這些細胞的呼吸缺陷係源自於 NADH- 輔酶 Q 還原酶（NADH-coenzyme Q reductase）中的一個缺陷。這個缺陷嚴重降低 TCA 循環的功能與氧氣消耗。雖然在二種細胞株上藉由糖解作用的能量生成都很高，但相較於呼吸作用有缺陷的細胞，野生型細胞有較多的能量是藉由麩醯胺酸（glutamine）代謝所獲得。看起來突變細胞似乎無法藉由麩醯胺酸來獲得能量。二種細胞種類的高糖解作用，一部分可以從培養環境的影響來解釋，培養環境改變了內部粒線體膜的脂質組成。受改變的粒線體脂質降低了 OxPhos 的效率，因此需要藉由受質層次磷酸化作用來提高能量生成。

## 🔵 藉由葡萄糖發酵的能量生成

瓦爾堡是最先詳細說明癌細胞在發生不可逆的呼吸作用損傷後需仰賴葡萄糖與醣解作用來維持生存力的人。他認為**呼吸作用與發酵作用是細胞內唯二的能量生成方式，而能量是腫瘤形成（tumorigenesis）唯一的中心課題。**「在這裡我們只需要知道呼吸作用與發酵作用都是能量生成的反應，它們合成富含能量的三磷酸腺苷，並以此來將呼吸作用與發酵作用的能量提供給生命體。」

瓦爾堡認為**發酵作用是在氧氣缺乏下來自葡萄糖的乳酸生成。這類型的能量也會在哺乳類胚胎中，以及我們在劇烈運動下的肌肉中生成。當氧氣濃度變低的時候，丙酮酸鹽（pyruvate）會被還原為乳酸，而非進入 TCA 循環中完全氧化。**乳酸發酵會生成 $NAD^+$（菸鹼醯胺腺嘌呤二核苷酸（氧化態）），作為醣解作用的氧化劑。$NAD^+$ 會被作為二羥丙酮磷酸

鹽（dihydroxyacetone phosphate）氧化為 1,3- 二膦酸甘油酸（1,3-diphos-phoglycerate）的一個電子受體（acceptor），這是**醣解作用中第一個受質層次磷酸化作用發生前的一個反應。無法還原細胞質內的 NAD+ 則會在醣解作用中減低能量生成**，進而在缺乏來自 OxPhos 或 TCA 循環、受質層次磷酸化作用的能量下，讓細胞的生存力受損。

**乳酸基本上是葡萄糖不完全氧化下的代謝廢物，因而必須儘快的從微環境中移除。廢物處理不只是人類社會與生命體的問題，同時也是單一細胞所面對的問題。大部分的乳酸會進入血液循環，然後在肝臟藉由名為「柯氏循環」（Cori cycle）的作用再被合成為葡萄糖，**柯氏循環是以它發現者的名稱——卡爾與格蒂·柯里（Carl and Gerty Cori）來命名。培養在葡萄糖的細胞中，乳酸會單純的被排放到培養皿介質中。這通常會將酸鹼顯示劑（酚紅，phenol red）從紅色變為黃色。一旦氧氣供給正常時，葡萄糖利用率與乳酸生成會因為**巴斯德效應**（Pasteur effect）而降低，此效應是根據第一個描述這個現象的路易·巴斯德（Louis Pasteur）來命名。

**巴斯德效應是例如酵母菌與許多其他細菌等兼性厭氧生物**（facultative anaerobes）**中常見的一種表現型。兼性厭氧生物在缺乏氧氣時會發酵，但也能在氧氣下呼吸。**在氧氣存在下會對生成乳酸的葡萄糖依賴，後來被稱為瓦爾堡效應，本質指的就是在氧氣存在的前提下厭氧葡萄糖發酵或乳酸的持續生成。

**為什麼癌細胞在氧氣存在下還會持續發酵葡萄糖呢？**瓦爾堡將腫瘤細胞這個需氧發酵（aerobic fermentation）歸因於呼吸作用受損（respiratory damage）或呼吸作用不足（respiratory insufficiency）。腫瘤細胞在氧氣存在下的生長行為像異常兼性厭氧生物在氧氣供給下持續發酵一般。某些腫瘤細胞如果在氧氣存在下會死亡，則被認為是專性厭氧生物（obligate anaerobes）。我對這個現象的看法基本上與瓦爾堡的看法一樣，**呼吸作用受損或不足決定了腫瘤細胞在氧氣中的能量代謝行為。**癌細胞在氧氣存在下會持續的發酵葡萄糖（需氧醣解作用或瓦爾堡效應）是因為它們無法透過 OxPhos 產生足夠 ATP 來維持細胞衡平。因此瓦爾堡效應發生的原因

來自受損或不完全的呼吸作用。*我將會在第七章與第八章中提供更多的證據來證明這個事實，並在第九章與第十章中描述為何需要有致癌基因表現（oncogene expression）才能在氧化磷酸化作用（OxPhos）不足之下來產生發酵作用。*

如果癌細胞能有效的呼吸，就不需要藉由非氧化模式來增加能量生成。關於致癌基因會調整正常呼吸癌細胞中的發酵作用的這個觀點，有幾個令人憂慮的地方。我會在之後的章節裡討論這些地方。瓦爾堡似乎也沒有注意到**腫瘤細胞中可能發生的粒線體胺基酸發酵作用**。雖然暴露在氧氣下的腫瘤細胞某種程度會降低乳酸的生成，腫瘤細胞中來自葡萄糖的乳酸生成數量一般來說較正常細胞高。粒線體胺基酸發酵作用為瓦爾堡理論中缺少的代謝連結，提供了一個可能的解釋。**粒線體胺基酸發酵作用模糊了正常呼吸作用與發酵作用的界線**，並且解釋了許多圍繞瓦爾堡理論的爭議。*我將會在第八章針對這個概念提供更多的解釋。*

**乳酸是以葡萄糖發酵最終產品的方式在累積。**如果癌細胞中的 OxPhos 是正常的，那乳酸生成在氧氣存在下則會減少，因為丙酮酸鹽將會有效的在 TCA 循環中被氧化，而無法參與乳酸去氫酶反應（dehydrogenase（LDH）reaction）（圖 4.7）。**與正常細胞不同的地方是，腫瘤細胞會在氧氣存在下持續的發酵葡萄糖。仰賴較多麩醯胺酸而非葡萄糖作為能量來源的癌細胞，能藉由粒線體中的非氧化過程來產生 ATP**（第八章）。認知到麩醯胺酸的代謝會在細胞外環境（extracellular environment）產生氨（ammonia）也是很重要的。**氨會中和因為醣解乳酸生成所一併造成的細胞外酸度。**因此在使用酸鹼值作為乳酸生成的指標時得格外小心，尤其是針對使用麩醯胺酸作為主要能量的癌細胞時更是如此。我們偏向於直接測量乳酸生成的數量，而非使用諸如酸鹼值改變等間接的方法來測量。

正常細胞在平衡能量需求與能量供給的適應力是非常精細的。而腫瘤細胞因為粒線體損傷或呼吸作用不足而失去這個能力。**需氧發酵（醣解作用）被認為是癌細胞的代謝特徵。**這個顯型源自於不完全的呼吸作用。就我所知高度惡性癌症中，沒有任何一個能藉由正常有氧呼吸來產生維持細

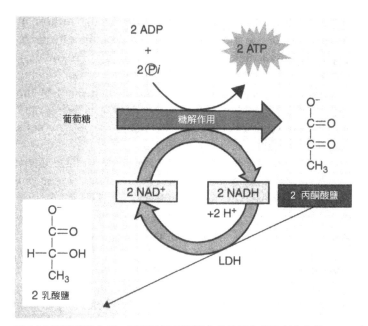

圖 4.7：乳酸發酵作用。丙酮酸鹽是醣解作用的最終產品並作為將 NADH 氧化回 NAD⁺ 的電子受體
（acceptor）。酵素乳酸去氫酶（LDH）將丙酮酸鹽還原為乳酸鹽。然後所形成的 NAD⁺ 再被重新使用
來在醣解作用中氧化葡萄糖，以藉由發酵作用中的受質層次磷酸化作用來產生二個淨 ATP 分子。乳酸鹽
是哺乳類細胞中發酵作用所形成的常見廢棄物。來源：修正自坎貝爾第 91 頁。欲檢視此圖的彩色版，請
參訪：ftp://ftp.wiley.com/public/sci_tech_med/cancer_metabolic_disease。

胞衡平所需的 ATP 能量。儘管有些低度惡性癌細胞的呼吸作用並未完全
消失，它們在氧氣存在下仍然會產生一些乳酸，顯示它們的呼吸作用能力
是不足的。

　　雖然許多腫瘤細胞有積極的 TCA 循環，且看似能呼吸，在粒線體中消
耗氧氣並產生二氧化碳與 ATP，不過我將會提供資料顯示在某種程度上這
是一種**偽呼吸作用**（pseudo respiration）。換句話說，**偽呼吸作用有著所
有呼吸作用的特徵，但是並沒有藉由 OxPhos 來合成 ATP**。我認為這明顯
的呼吸作用能量是來自胺基酸發酵作用。就像腫瘤細胞在氧氣存在下會發
酵葡萄糖，有些腫瘤細胞也能在葡萄糖與氧氣濃度提高下發酵麩醯胺酸，
也可能發酵其他的胺基酸。**腫瘤細胞的發酵作用是葡萄糖與麩醯胺酸協同
互動下所達成的。發酵作用是腫瘤細胞的生物能特徵**（bioenergetics signa-

ture）。*我會在第八章針對這個論點提供更多的解釋。*

在呼吸作用受損之後，腫瘤細胞的生存力必需依靠提高葡萄糖利用率並產生乳酸來維持。瓦爾堡清楚的在他的實驗中證明了這點，唐納利與謝弗勒的實驗也如此顯示。不同於能平衡能量生成與能量輸出的正常哺乳類細胞，能量平衡在癌細胞中因為無法在缺氧下抑制 ATP 週轉而失去平衡。事實上，腫瘤細胞似乎在缺氧下會加強 ATP 的週轉。

在癌症領域中，沒有幾個主題比腫瘤細胞能量代謝中呼吸作用的角色與瓦爾堡效應能引起更多的討論與爭議。一些研究人員認為腫瘤細胞儘管有上調的醣解作用，但呼吸作用是正常的。我認為這個可能性極低，*我會在第五章到第八章中更完整的解釋我的論點。***腫瘤細胞的呼吸能力也取決於細胞所能獲取的葡萄糖與麩醯胺酸數量。**在某些腫瘤細胞中，呼吸作用可能在較低而非較高的葡萄糖情況下產生較大的作用，特別是當麩醯胺酸也同時存在的時候。

一些研究人員認為乳酸也能直接當作燃料在腫瘤細胞或大腦正常星細胞中使用。不過這個說法有點爭議，因為艾倫與艾特威爾（Allen and Attwell）表示在常氧（normoxia）或缺氧狀態下乳酸鹽（lactate）並無法取代葡萄糖成為大腦細胞的代謝燃料。然而，乳酸鹽是可以透過柯氏循環代謝成為葡萄糖，進而變成腫瘤細胞生長所需的燃料。乳酸鹽的代謝需要逆轉乳酸鹽去氫酶複合物（lacate dehydrogenase complex）來將乳酸鹽氧化為丙酮酸鹽。雖然丙酮酸鹽可能會進到粒線體中，但它也不太可能會被完全氧化，尤其是當 OxPhos 不足時。不過，**丙酮酸鹽能在粒線體中經由草醯乙酸鹽**（oxaloacetate，OAA）**被轉換成 PEP**，但 ATP 是否夠藉由這個路徑來產生則尚未明朗。甚至，這個反應會消耗醣解作用所需要的 NAD+。而支援醣解作用的甘油醛三磷酸（3-phospho-glyceraldehyde）反應所需的 NAD+，則需透過將丙酮酸鹽還原為乳酸鹽來獲得（圖 4.7）。

尚未清楚的是，對於顯示出呼吸作用變弱的腫瘤細胞，乳酸鹽如何能被當作主要的能量受質？我們發現培養在沒有血清、葡萄糖和麩醯胺酸，而只有乳酸鹽的培養皿中達 24 小時，具高度轉移性的 VM-M3 老鼠腫瘤

細胞就無法維持生存力。但，只有葡萄糖或麩醯胺酸存在，就能維持生存力。我們不排除乳酸鹽可能會在一些腫瘤細胞中與麩醯胺酸一起被當作燃料，不過需要進一步在我們的轉移性癌細胞中研究來確認這點。

　　單純的在培養皿中培養分裂中的細胞就可看到粒線體膜脂質的改變以及 OxPhos 能量生成的弱化（第五章）。不幸的是，許多研究人員忽略了粒線體中藉由胺基酸發酵作用與受質層次磷酸化作用所產生的粒線體 ATP 生成，尤其在高葡萄糖濃度下。不可避免的是，以監視細胞外的酸鹼值作為乳酸生成的指標，就會因此產生誤導作用，尤其當細胞同時代謝麩醯胺酸並產生氨的時候。並非所有的研究人員在評估腫瘤細胞酸鹼值的改變與能量代謝時，都會考量到這可能性。因此，對於呼吸作用在維持腫瘤細胞生存力上的角色就會出現混淆，這個混淆起因於 OxPhos 解偶下氧氣消耗的測量，以及疏於將細胞外酸鹼值與直接乳酸鹽含量相互連結。研究中納入未轉化對照細胞，以及考量到所有能量受質與代謝物並小心監視的實驗設計是有所幫助的。

## 🫀 麩醯胺酸的分解作用

　　屬於中性的胺基酸麩醯胺酸會藉由簡單的單向運輸機制（uniport mechanisms）隨時被細胞吸收。當 OxPhos 不足時，麩醯胺酸能藉由 TCA 循環與受質層次磷酸化作用來產生 ATP，而成為一個主要的代謝燃料來源。麩醯胺酸也是具有回補性（anapleurotic），會回補 TCA 循環的代謝物。最近我們也做了一個描述癌細胞如何將麩醯胺酸當作一個受質，藉由粒線體發酵作用與 TCA 循環中的受質層次磷酸化作用來產生能量。而麩醯胺酸同時也是免疫系統細胞的一個主要能量來源，由於在融合雜交（fusion hybridizations）之後骨髓細胞會成為許多轉移性癌症的起源，麩醯胺酸會成為促成轉移的一個重要能量來源（第十三章）。事實上，如同我們所證明的，針對麩醯胺酸的治療方式能大幅度限制全身性轉移（第十七章）。

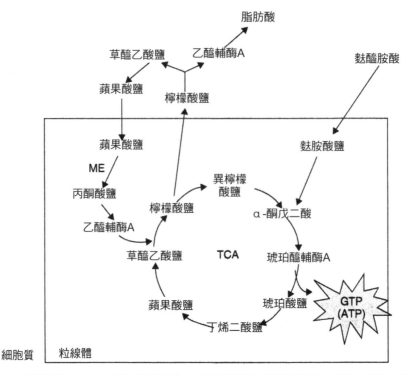

圖 4.8：麩醯胺酸在 VM-M3 細胞系中維持生存力的建議機制。麩醯胺酸以 α- 酮戊二酸的方式進入 TCA 循環，在受質層次磷酸化作用中從琥珀醯輔酶 A 轉換為琥珀酸鹽來產生能量。TCA 循環中的檸檬酸鹽從粒線體中被擠出到細胞質去，在那裡它再被轉換為草醯乙酸鹽（OAA）與乙醯輔酶 A。乙醯輔酶 A 會在脂肪酸合成中再被進一步的使用。OAA 被轉換為蘋果酸鹽，其再進入粒線體。一旦進入粒線體，其蘋果酸酶（ME）會將蘋果酸鹽轉換為丙酮酸鹽，丙酮酸鹽再被轉換為乙醯輔酶 A。這個時候乙醯輔酶 A 就能再進入 TCA 以維持持續的 TCA 循環。來源：參考資料第 65 條授權重印。欲檢視此圖的彩色版，請參訪：ftp://ftp.wiley.com/public/sci_tech_med/cancer_metabolic_disease。

　　麥奇翰（McKeehan）是第一個描述麩醯胺酸分解作用（glutamino-lysis）的人，在該程序中麩醯胺酸的代謝過程會藉由氧化路徑來產生二氧化碳、丙酮酸鹽以及乳酸鹽。在這個系統下，蘋果酸鹽（malate）會離開粒線體，之後被代謝成丙酮酸鹽，然後再進一步被代謝為乳酸鹽，但麥奇翰沒有解釋蘋果酸鹽是如何離開粒線體的。有一說法是蘋果酸鹽通常是藉由蘋果酸 - 天門冬胺酸穿梭系統來進入粒線體，而這個穿梭系統在癌細胞中是相當活躍的。但莫里迪斯（Moreadith）與列寧格在他們的 5 種腫瘤類型分析中並無法支持麥奇翰的代謝系統理論，因為他們的資料顯示蘋果酸鹽並沒有離開粒線體，而是被代謝成為 OAA（草醯乙酸鹽），而 OAA 則藉由轉胺作用被當作天門冬胺酸鹽合成的一個受質（圖 4.9）。在某些

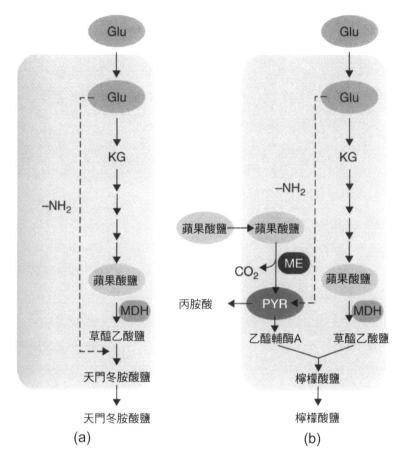

圖 **4.9**：艾利希（Ehrlich）腫瘤粒線體中的蘋果酸鹽與麩胺酸鹽氧化的建議路徑。（a）在未添加蘋果酸鹽培養基中的麩胺酸鹽路徑。麩胺酸鹽（Glu）經過與草醯乙酸鹽（OAA）的轉胺化來產生天門冬胺酸鹽（虛線）。在這情況下，蘋果酸的氧化完全經由蘋果酸鹽去氫酶（MDH）來發生。（b）當培養基中也有蘋果酸鹽時麩胺酸鹽與蘋果酸鹽的共用。在這個情況下，來自培養基的蘋果酸鹽經由蘋果酸酶（ME）被氧化成丙酮酸鹽，而衍生自麩胺酸鹽的蘋果酸鹽則經由蘋果酸鹽去氫酶來氧化，在這樣的一個方式下，乙醯輔酶 A 與草醯乙酸鹽會以相同的速率形成檸檬酸鹽（CIT）。在這個組合下，麩胺酸鹽的胺基部分會被轉胺成丙酮酸鹽以形成丙胺酸。很可能二種路徑在腫瘤細胞中都有某種程度上的被使用。在這二種路徑中蘋果酸鹽都沒有離開粒線體。KG：α-酮戊二酸。來源：來自參考資料第 16 條的修正重印。見彩色插頁。

代謝條件之下，蘋果酸鹽會進入粒線體中，成為合成檸檬酸鹽（citrate）所需的粒線體蘋果酸酶（malic enzyme，ME）的受質（圖 4.8）。在這二個例子中，蘋果酸鹽都沒有離開粒線體來成為丙酮酸鹽合成的受質。

　　然而，蘋果酸鹽是可以藉由較不為人知的丙酮酸-蘋果酸穿梭系統（pyruvate malate shuttle）來離開粒線體，這個穿梭系統在某些細胞中是有在運作的。在這個系統下，丙酮酸鹽會進入粒線體中，藉由丙酮酸羥酶

反應（pyruvate carboxylase reaction）來轉換成 OAA。而 OAA 再被轉換為蘋果酸鹽而離開粒線體，之後再藉由細胞質蘋果酸酶的作用被轉換回丙酮酸鹽。在這個反應中會產生相當數量的菸鹼醯胺腺嘌呤二核苷酸磷酸（nicotinamide adenine dinucleotide phosphate，NADPH），來提供給那些五碳糖磷酸路徑（pentose-phosphate pathway）活性降低的細胞於合成反應中使用。而藉由細胞質蘋果酸酶反應所形成的丙酮酸鹽則會再次進入粒線體，作為另一輪穿梭系統所用，或是經由去羥基作用（decarboxylation）成為乙醯輔酶 A（acetyl-CoA）與氧化。蘋果酸鹽是否會利用這個穿梭系統離開腫瘤細胞的粒線體則尚未清楚，因為五碳糖磷酸路徑在大部分的癌細胞中通常十分的活躍。

許多研究人員在腫瘤細胞中幾乎找不到來自麩醯胺酸的乳酸鹽生成。我們在只用麩醯胺酸培養的轉移性 VM-M3 老鼠腫瘤細胞中發現極少的乳酸鹽生成（圖 4.10）。不過，相較於只用葡萄糖培養的狀態，同時用葡萄糖與麩醯胺酸培養的細胞中，乳酸鹽生成會大幅度的增加。這顯示葡萄糖與麩醯胺酸在促進 VM-M3 腫瘤細胞發酵作用能量代謝的協同反應。

迪貝拉第尼斯（DeBerardinis）與其同事在只使用麩醯胺酸作為代謝受質時，也幾乎找不到標記的乳酸鹽。不過，當標記葡萄糖與麩醯胺酸同時被使用為神經膠質瘤細胞（glioma cells）的代謝受質時，這些研究人員發現有相當數量標記的乳酸鹽。瑪祖雷克（Mazurek）與其同儕認為在某些腫瘤細胞所產生的乳酸鹽中可以發現麩醯胺酸碳原子。可是，我們在以未標記葡萄糖與 C 標記麩醯胺酸所培養的海拉細胞（HeLa cells）中，以乳酸鹽直接生化測量下，只發現少量標記的乳酸鹽（<10%）（塔（Ta）與西佛里德，未發表的發現）。我們的發現顯示乳酸鹽並非海拉細胞中麩醯胺酸代謝的主要最終產品。

這些以及其他研究清楚的顯示，腫瘤細胞中來自麩醯胺酸乳酸鹽生成的爭議仍未有結論。因此，我對最近幾個研究採納麥奇翰的假設感到訝異，這些研究指出蘋果酸鹽離開粒線體最終成為乳酸鹽，卻完全不提已發表的資料並不支持這個假設，尤其是蘭克斯（Lanks）、莫里迪斯與列寧

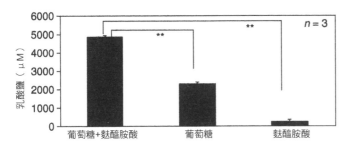

**圖 4.10**：在葡萄糖（Gluc）與麩醯胺酸（Gln）同時存在下的 VM-M3 乳酸鹽生成。VM-M3 是培養在同時含有 25 mM 葡萄糖與 4 mM 麩醯胺酸 24 小時的基礎（杜爾貝科改良式 Eagle 培養基，Dulbecco＇s Modified Eagle Medium）培養基中。每一組的培養基等分量（aliquots）在 24 小時後取得。乳酸鹽累積是以酵素分析（enzymatic assay）來確認。相對於培養在各自單一代謝物中，培養在葡萄糖與麩醯胺酸的結果是乳酸鹽生成的明顯增加。數值代表每一組三個獨立樣本的 +-95%CI 平均數。星號顯示 gluc+gln 數值明顯的與 gluc 或 gln 數值有 p<0.01 的不同。來源參考資料第 65 條授權重印。

格等人的報告。

　　究竟了解麩醯胺酸分解作用是否出現在癌症能量代謝，以及麩醯胺酸碳原子是否在乳酸鹽中出現，有何重要性呢？這裡我就用提供能量與生長的腫瘤能量代謝物的何去何從來解釋，這些資訊能提供深入的了解與理解腫瘤細胞的代謝改變是腫瘤細胞中所發生的基因改變的成因或結果。因此，了解腫瘤細胞中乳酸鹽生成的代謝起源是十分重要的。

## 🐭 轉胺作用的反應過程

　　大量文件證明麩醯胺酸進入粒線體後會快速由粒線體麩醯胺酸酶（glutaminase）代謝為麩胺酸鹽（glutamate）。麩胺酸鹽再經由與天門冬胺酸鹽或丙胺酸（alanine）的轉胺反應或透過麩胺酸鹽去氫酶（glutamate dehydrogenase）的作用，被代謝成 α - 酮戊二酸（α -ketoglutarate）。在麩胺酸鹽去氫酶反應中，NH3 變成一個有毒性的副產品而必須被移除。另一方面，在轉胺反應中 OAA 接受了 NH3 群組來形成天門冬胺酸鹽或丙胺酸（圖 4.11）。天門冬胺酸鹽或丙胺酸是否會變成轉胺反應的主要產出物，取決於氧氣與蘋果酸鹽是否存在，以及呼吸作用是否充足或不足。

腫瘤細胞粒線體中，轉胺反應會大幅度的超過麩胺酸鹽去氫酶反應，因為鳥苷三磷酸（guanosine triphosphate，GTP）以及經由 TCA 循環、受質層次磷酸化作用而形成的 ATP，會抑制麩胺酸鹽去氫酶反應，進而降低它的活性。這是源自莫里迪斯與列寧格之前的發現，他們證明了腫瘤細胞粒線體中麩胺酸鹽氧化作用的進行幾乎完全透過與 OAA 或丙酮酸鹽的轉胺作用，而非透過藉由麩胺酸鹽去氫酶的直接去氫作用（dehydrogenation）。這個觀察在五個不同種類的腫瘤細胞中都有看到，使其成為一個與許多癌細胞種類都有所關聯的現象。

　　會抑制麩胺酸鹽去氫酶的綠茶多酚中的表沒食子兒茶素沒食子酸酯（Epigallocatechin gallate，EGCG）能被用來協助判斷 $\alpha$-酮戊二酸是來

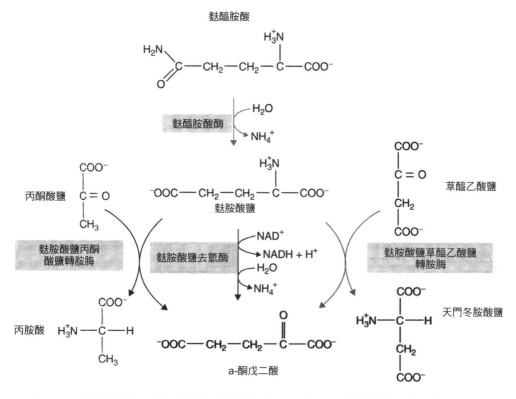

**圖 4.11**：轉胺作用反應。來源：塞比爾‧瑪祖雷克（Cybille Mazurek）授權重印。（http://en.wikipedia.org/wiki/File:Glutaminolysisengl1.png）。見彩色插頁。

自麩胺酸鹽去氫酶作用或轉胺反應。經由轉胺作用形成的天門冬胺酸鹽也可以被用在細胞質中製造蘋果酸鹽。這絕大部分取決於蘋果酸 - 天門冬胺酸穿梭系統的活性（圖 4.11）。這個穿梭系統的活性與醣解作用活性有相關聯性，也就是醣解作用愈大，穿梭系統的活性就愈大。不過，我在預測中保留一些警戒，因為生化反應會受到生長環境中多重變因的影響，也與所牽涉的腫瘤細胞種類有關。

## 🫘 TCA 循環、受質層次磷酸化作用下的 ATP

由麩醯胺酸所形成的 $\alpha$ - 酮戊二酸會進入到 TCA 循環中，在那裡它會經過去羥化後與輔酶 A 耦合形成琥珀醯輔酶 A（succinyl-CoA）（圖 4.6）。$\alpha$ - 酮戊二酸去氫酶催化這個反應以形成 NADH 與 $CO_2$。所形成的琥珀醯輔酶 A 再被氧化為琥珀酸鹽（succinate）。酶中的一個組胺酸殘留物（histidine residue）被磷酸化，就是在這個反應中，組胺酸磷酸鹽由酶本身（琥珀醯輔酶 A 合成酶）被轉換為 GDP 或 ADP，來形成 GTP 或 ATP。磷酸鹽到 ADP 或 GDP 的轉換取決於組織與代謝狀況。而琥珀醯輔酶 A 合成酶在缺乏氧氣時具有經由受質層次磷酸化作用來生成 ATP 的能力（第八章）。我們的看法是，這反應在缺氧或高血糖狀態下的細胞中能提供大量的非氧化 ATP 合成。我們最近所提出的看法是，粒線體麩醯胺酸發酵作用，以及 TCA 循環、受質層次磷酸化作用可以維持一個自然轉移性癌細胞系的生存力。

基於不透性（impermeability）與缺乏粒線體膜轉運蛋白，細胞質中的 NADH 無法直接進入粒線體，蘋果酸 - 天門冬胺酸穿梭系統以及甘油 3 磷酸穿梭系統（glycerol 3-phosphate shuttle）則被用來間接的將細胞質中來自 NADH 的對價還原（reducing equivalents）運送進入粒線體（圖 4.12）。蘋果酸 - 天門冬胺酸穿梭系統通常都是將細胞質中來自 NADH 的對價還原運送至電子傳遞鏈（ETC）的複合體 I（complex I）。因此，NADH 被用來在細胞質中將 OAA 還原成蘋果酸鹽。細胞質中的蘋果酸鹽

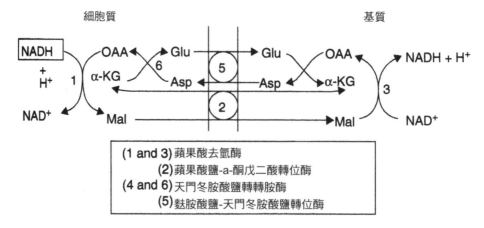

細胞質          基質

**(1 and 3)** 蘋果酸去氫酶
**(2)** 蘋果酸鹽-a-酮戊二酸轉位酶
**(4 and 6)** 天門冬胺酸鹽轉轉胺酶
**(5)** 麩胺酸鹽-天門冬胺酸轉位酶

圖 **4.12**：細胞質對價還原通過粒線體內層膜的蘋果酸 - 天門冬胺酸穿梭系統。蘋果酸攜帶對價還原，並被氧化成草醯乙酸鹽，同時在基質中產生 NADH。為了完成這個單向循環，草醯乙酸鹽會從基質中被運送出去成為天門冬胺酸鹽。Mal：蘋果酸鹽；OAA：草醯乙酸鹽；α-KG：α - 酮戊二酸；Glu：麩醯胺酸；Asp：天門冬胺酸鹽。

經由蘋果酸 - 天門冬胺酸穿梭系統進入粒線體後被氧化成 OAA，並產生 NAD⁺。有大量證據顯示琥珀酸鹽是厭氧胺基酸異化作用（catabolism）的主要最終產品，而丙胺酸則是次要最終產品。那在缺氧情況下，琥珀酸鹽從何而來呢？

　　在缺氧的情況下，琥珀酸鹽至少有兩種可能的來源。**第一，琥珀酸鹽能藉由 TCA 循環中的粒線體琥珀醯輔酶 A 合成酶反應而由麩醯胺酸生成**（圖 4.6）。這個反應會牽涉到下面的路徑：麩醯胺酸→麩胺酸鹽→ α - 酮戊二酸→琥珀醯輔酶 A →琥珀酸鹽。這個路徑所產生的 ATP 是來自受質層次磷酸化作用。來自受質層次磷酸化作用的 ATP 合成主要是提供缺氧下潛水動物的腎臟、心臟與組織的粒線體能量。如前所述，這個路徑最後會以檸檬酸鹽或天門冬胺酸鹽結束（圖 4.10）。**第二，在缺氧下的琥珀酸鹽也會藉由丁烯二酸鹽（fumarate）還原酶反應來累積**，其牽涉到蘋果酸鹽 →丁烯二酸鹽→琥珀酸鹽路徑。而富冢（Tomitsuka）等人研究中也提供了證據顯示腫瘤細胞表現出積極的丁烯二酸鹽還原酶反應。*我會在第八章顯示這個反應如何支援 α - 酮戊二酸去氫酶反應來促進粒線體麩醯胺酸發酵作用以及經由受質層次磷酸化作用的 ATP 合成。*

## 🫐 膽固醇合成與組織缺氧時

　　膽固醇是癌細胞生長所必要合成的一種主要的細胞膜脂質。而膽固醇的合成需要氧氣。膽固醇合成中的鯊烯單氧化酶反應（squalene mono-oxygenase reaction）需要氧氣參與。但我們發現培養中的 VM-M3 腫瘤細胞在無血清常氧下以葡萄糖與麩醯胺酸作為唯一能量來源時會生長的很好。不過在未添加血清缺氧下，該細胞死亡的非常快速。看來要在缺氧下生長，血清是必要的，但在常氧時卻不需要。除其他物質之外，血清含有高濃度的膽固醇。因此，我們發現 VM-M3 細胞在缺氧下會直接從血清取得膽固醇。如果可以從生長環境中無條件取得，則細胞並不需要自行合成膽固醇。因此，只要有足夠發酵的燃料以及能從外在環境獲得膽固醇，則VM-M3 細胞就能在缺氧下生長。

## 🫐 總結

　　包括癌細胞在內的所有細胞需要相對穩定可用的 ATP 合成來維持生存力。無論細胞起源或功能，這是一個生物不變的常態。癌細胞的能量代謝與正常細胞的能量代謝明顯不同。不同於藉由 OxPhos 來獲得的大部分可用能量的正常細胞，癌細胞更大幅度的仰賴非氧化、受質層次磷酸化作用的發酵反應來達到 ATP 合成。這些受質層次磷酸化作用藉由細胞質中的醣解作用，以及粒線體中的琥珀醯輔酶 A 合成酶來發生。葡萄糖與麩醯胺酸都能經由受質層次磷酸化作用來為癌細胞提供能量。儘管腫瘤細胞粒線體可能看似能夠呼吸，因為 OxPhos 受損或完全喪失，我們將這個現象稱為偽呼吸作用。**腫瘤細胞在缺氧下能夠生長，只要他們有可發酵的燃料以及能取得細胞外的膽固醇。呼吸作用是正常細胞的生物能特徵；而發酵作用是癌細胞的生物能特徵。無論有無氧氣存在，發酵作用都能讓癌細胞生長。而惡性癌細胞則發酵多於呼吸！**

# 癌細胞的呼吸功能障礙

## Respiratory Dysfunction in Cancer Cells

「隨著更深入的研究癌症生物能學，我們漸漸的理解瓦爾堡效應的真
正意涵，這代表著一連串持續發生的謎團即將被破解，而這些謎團分
布在多種科學研究領域之中，並占據數以千計研究人員與學生的心
智。」

——李奧納多・費雷拉（Leonardo M.R. Ferreira）

　　如果瓦爾堡的理論是正確的，那某種程度的呼吸作用不足，應該會
發生在所有腫瘤的細胞中。雖然本書會提供相當的證據來支持瓦爾堡的理
論，但要辨認癌細胞中粒線體功能失常或呼吸作用不足並非一件簡單的
事。**粒線體是負責細胞呼吸的複雜細胞器。究竟是腫瘤細胞中哪個部分的
粒線體功能失常呢？**
　　**瓦爾堡認為有氧磷酸化作用（OxPhos）受損或不足是癌症的起源。**
OxPhos 是牽涉到多重偶合氧化還原反應的細胞呼吸作用中的最後一個階
段，這個反應使蘊藏在食物分子碳氫鍵中的能量被捕捉，並保存在 ATP
的最終磷酸酐鍵（phosphoanhydride bond）裡。這個過程具體牽涉到下列
的步驟：首先經由一連串膜連型載體（membrane-bound carriers）的電子
流，緊接著穿過一個質子不可滲透膜（proton-impermeable membrane）的
上向（uphill）電子流與下向（downhill）質子運輸的偶合（coupling），
燃料氧化作用下的自由能，因此得以跨膜電化電位（transmembrane elec-
trochemical potential）的方式保存下來，最後在藉由連結到降低濃度梯度
跨膜質子流的膜連型酶複合物（membrane-bound enzymatic complex）來
達到將 ADP 與 Pi 結合為 ATP 的合成過程。（詳見圖 4.4）

在粒線體結構上任何數量的異常，都可能會破壞用來提供足夠能量以維持代謝衡平的 OxPhos 能力。正常細胞與癌細胞的差異在於結構化與否。正常細胞會形成結構，而大部分的腫瘤細胞相較之下則是變形的（dysmorphic）。由於粒線體的結構完整性提供用來維持細胞分化的所需能量，我們就必須將腫瘤細胞中會降低 OxPhos 損害的種類納入考慮。

## 正常粒線體

在評估癌細胞中粒線體功能異常的種類之前，需先認識正常粒線體的組成是有好處的。如同許多生物學與生化學教科書所定義的，**粒線體是一種絲狀或粒狀細胞器，其作用為需氧呼吸，並以不同的數量出現在除了成熟紅血球之外的所有真核細胞中**。粒線體是由二組膜所連結而成，一個平滑的外層膜，以及一個延伸到細胞器內部基質區域，呈折疊狀或皺摺

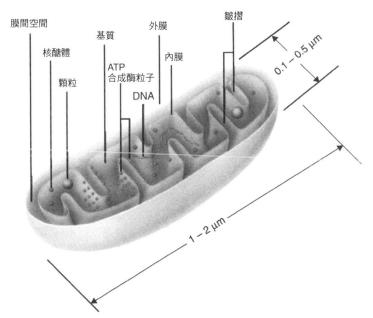

**圖 5.1**：粒線體結構的困惑或正統模型。這個模型顯示有著朝向內層膜空間大開口的皺摺在粒線體的一邊，並通過基質向另一邊延伸幾乎到底。來源：參考資料第 6 條授權重印。見彩色插頁。

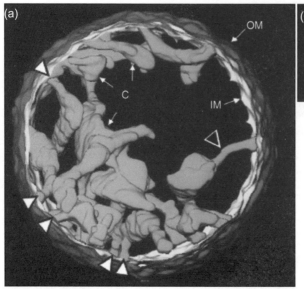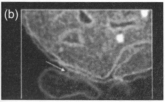

圖 5.2：老鼠肝臟粒線體的斷層掃描照片顯示一個介於濃縮模型與正統模型中間的形態。（a）分離老鼠粒線體的表面呈現（surface-rendered）3D 造影。C：皺摺；IM：內界膜；OM：外層膜；箭頭指向皺摺的管狀區域，其會相互連結並連結到 IM。（b）同一張照片的 5-nm 片段顯示在 OM 與 IM 之間有許多接觸點。箭頭指向 OM 與推定內質網囊泡的粒子橋接之處。Bar：0.4 μm。來源：參考資料第 6 與 7 條授權重印。見彩色插頁。

（cristae，或稱「嵴」）的內層膜（圖 5.1）。藉由 OxPhos 提供能量的電子傳遞鏈（ETC）複合體就位在粒線體皺摺之中。這些皺摺是浮腫的容器（cisterns）或囊（sacs），有著多重的細小管路，連結到內層膜的周邊表面（稱為內界膜，inner boundary membrane）以及相互通連（圖 5.2）。

　　OxPhos 需藉由嵌入在皺摺的蛋白質來運送電子。**粒線體在其基質中含有許多牽涉到不同活動的酶，這些活動包含檸檬酸與脂肪酸循環，以及鈣運轉**（calcium flux）（圖 4.2）。粒線體同時也負責調控細胞內的鈣質，對於細胞的生理有無數種的總體效應（圖 4.2）。粒線體能自我複製，並擁有自己的 DNA、RNA 聚合酶、轉送 RNA（transfer RNA）與核糖體。**粒線體也是一種動態的細胞器，能反應細胞的代謝狀態而進行放大、收縮、以及進行分裂與融合**（fission and fusions）。圖 5.3 描繪了粒線體的分裂與融合特質。

## 🐾 腫瘤細胞粒線體的形態缺陷

　　許多針對病患與動物癌症的研究顯示腫瘤的粒線體在數量、大小與形狀上不同於正常粒線體。佩德森從超過二十個研究中總結得出的資料顯示，腫瘤細胞擁有的粒線體數量較正常細胞要大幅度地減少許多。他也提到腫瘤粒線體的整體呼吸能力，相對於正常細胞粒線體的呼吸能力要來得低。卡魯與黃（Carew and Huang）也檢視了證據，顯示粒線體 DNA 的異常會破壞腫瘤細胞中的粒線體功能。

　　粒線體大小與形狀上的異常與粒線體功能異常有所關聯。在一項針對這個主題的早期研究中，波特與華德（Potter and Ward）證明了自發性或可移植性白血病細胞中的粒線體，在數量與大小上不同於 C58 老鼠身上正常淋巴球的粒線體。在一項針對人類癌（human carcinomas）與非惡性組織所取得的上皮細胞系比較分析中，施普林格（Springer）發現在所有惡性細胞系中的粒線體都出現縱向皺摺（longitudinal cristae）的排列。而任何來自正常組織或腫瘤周邊組織的細胞系都沒有出現這些形態異常。佩德森在他針對這個主題的廣泛研究中也記錄了許多腫瘤粒線體的形態異常。基本上，沒有任何高度惡性腫瘤被發現有正常數量與形態的粒線體。在檢視過這類文獻的基礎上，施普林格提出在惡性癌症中此類與其他粒線體形態異常的發現與這個疾病的起源有所關聯的可能性。

　　金（Kim）等人也在人類胃癌中發現粒線體在數量、大小與形態上的多重改變。在正常胃細胞中粒線體的大小與數量（$3.5\pm0.3$miu m，$23.5\pm4$ 粒線體）相當程度的比人類胃癌（AGS）細胞來的大（$1.3\pm0.5$miu m，$16.3\pm3$ 粒線體）。甚至，粒線體大小與數量上的異常也與粒線體功能上的異常有關。除了在這些腫瘤細胞中所發現的粒線體形態異常之外，粒線體形態異常也出現在海拉細胞中，**海拉細胞是癌症領域中最被廣泛研究的腫瘤細胞種類之一。**以穿透電子顯微術（transmission electron microscopy）來檢驗，被分離的海拉細胞粒線體看起來絕大部分是圓形的，並缺乏正常粒線體的皺摺圖案。這些粒線體異常在某些地方與佩德森從莫里斯肝腫瘤

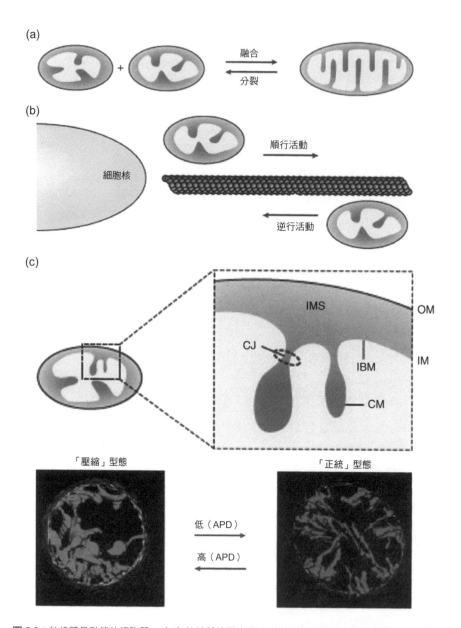

**圖 5.3**：粒線體是動態的細胞器。（a）粒線體的融合與分裂會控制粒線體的數量與大小。在融合下，二個粒線體會變成單一的大型粒線體並有著連續的內外層膜。相對的，單一的粒線體可以藉由分裂變成二個不同的粒線體。在哺乳類系統中，粒線體分布在整個細胞質中，並沿著微管與肌動蛋白絲積極的運送。不同的分子馬達（molecular motors）會以順行或逆行的方向來運送粒線體。（c）內層膜動態。圖解顯示內層膜的不同區域。CJ：皺摺連結（cristae junction）；CM：皺摺膜；IBM：內界膜；IM：內層膜；IMS：膜間空間；OM：外層膜。來源：參考資料第 14 條授權重印。間彩色插頁。

（Morris hepatoma）分離出的粒線體的狀況類似。當培養在含有半乳糖與麩醯胺酸的介質中時，海拉細胞粒線體的反應也與非致癌性纖維母細胞（fibroblasts）不同，在海拉細胞粒線體形態上所觀察到的異常讓人聯想到OxPhos功能上的異常。**粒線體形態異常的程度愈大，惡性的程度就愈大。**

　　阿里斯門迪-莫里羅（Arismendi-Morillo）與卡斯德亞諾-拉米瑞茲（Castellano-Ramirez）針對大腦癌症的粒線體形態異常提供更具說服力的電子顯微術證據。他們從患有不同種類惡性大腦腫瘤的病人身上所取得新鮮解剖樣本，來檢視粒線體形態。所觀察到的主要粒線體改變牽涉到腫脹皺摺的紊亂排列，以及部分或全體的皺摺溶解（嵴溶解，cristolysis）（粒線體內層膜的分解或嚴重減少）。這些異常都被描繪在他們對神經膠質母細胞瘤研究中的圖5.4，並提供大腦腫瘤粒線體異常的其他圖像。

　　這些學者的結論是，表現出這些類型粒線體形態異常的任何腫瘤，都無法藉由OxPhos產生足夠程度的ATP合成。他們的結論也與先前認為OxPhos能力與粒線體皺摺結構完整性有著緊密關聯的看法一致。普龐（Poupon）、伍德（Oudard）等人也證明神經膠質瘤（gliomas）中極少量正常運作粒線體的現象，是造成能量代謝從OxPhos轉變為高濃度醣解

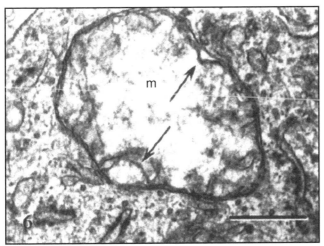

**圖 5.4**：多形性神經膠質母細胞瘤中的粒線體異常。變大的梨狀粒線體（m）顯示總體的有嵴溶解（cristolysis）與電子-透明基質（electron-lucent matrix）。請注意內層膜折起（箭頭）。Bar：0.33 μm。染色方法：醋酸鈾醯/檸檬酸鉛（uranyl acetate/lead citrate）。來源：參考資料第13條授權重印。

作用的原因。這個從 OxPhos 到醣解作用的能量代謝轉變被認為是為了產生足夠的細胞 ATP 來維持生存力所必須做的改變。

從這些研究以及其他無數的研究中，可以清楚看到不同種類的腫瘤細胞粒線體表現出異常，並且不太可能有能力透過 OxPhos 提供足夠的能量來維持代謝衡平。**怎麼可能有任何細胞在粒線體數量、大小與形狀上有著多重異常的情況下還能表現出正常的 OxPhos 活動呢？**根據瓦爾堡的說法，需氧葡萄糖發酵是 OxPhos 在不可逆損傷後所產生的次要結果。貝利（Bayley）與德佛利（Devilee）證明了需氧醣解作用（瓦爾堡效應）可能與琥珀酸鹽去氫酶與丁烯二酸鹽水合酶（hydratase）的基因遺傳突變所造成的腫瘤之中粒線體呼吸作用損傷有直接關聯。除了這些缺陷之外，任何在粒線體數量、超微結構（ultrastructure）與形態上，以及對生長環境反應的變異，都能用來預測某種程度的呼吸作用異常。

很難想像擁有合理思考能力的癌症研究人員會認為這些發現與癌症的起源無關。而認為這些種類的粒線體結構與功能上的變異是源自致癌基因或抑瘤基因（tumor suppressor genes）的次要結果的看法，對我來說也是無法想像的事。*我將在之後證明致癌基因與抑瘤基因在表現上的缺陷是呼吸作用不足的直接結果。我也會證明長期呼吸作用不足（protracted respiratory insufficiency）為何是癌症與基因組不穩定的起源。*

## 🫧 腫瘤細胞的蛋白質體異常

在一項早期的生化研究中，羅斯凱力（Roskelley）等人證明在所檢視過的高度惡性癌症中，幾乎所有種類的癌症細胞色素 - 氧化酶（cytochrome-oxidase）活性都有缺陷。這些惡性腫瘤包括直腸、結腸、腎臟、乳房、大腦、前列腺、胃、皮膚與睪丸等。而相同的生化缺陷也在鼠類與兔子身上成熟可移植性與誘發性腫瘤上發現。甚至，無論是以化學藥劑或病毒誘發的致癌作用（carcinogenesis），在動物模型上都會出現相同的能量缺陷。他們從許多不同的人類與動物癌症上所獲得的資料清楚的顯示，

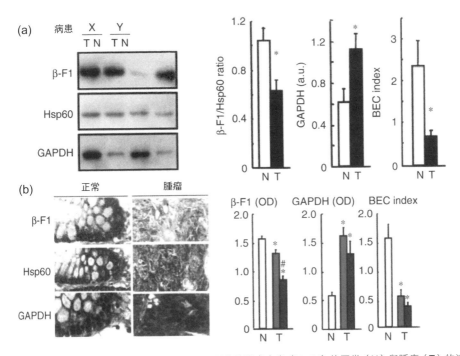

圖 5.5：結腸癌的生物能特性。（a）二位不同的結腸癌病患（X、Y）的正常（N）與腫瘤（T）的活體組織切片中的 β-F1-ATP 酶、熱休克蛋白（heat shock protein 60，Hsp60）與 GAPDH 的表現。右邊的直方圖描繪出結腸癌中 β-F1-ATP 酶 /Hsp60（熱休克蛋白 60）比例的降低以及醣解 GAPDH（甘油醛三磷酸鹽去氫酶）表現的同時增加。與這些改變一致是，腫瘤的生物能細胞指數（bioenergetics cellular index，BEC）在與配對的正常結腸相比較時快速減少。星號（*）顯示當與正常比較時的明顯差異。（b）以結腸組織微陣列所做的結腸癌中 β-F1-ATP 酶、Hsp60 與 GAPDH 的表現的免疫組織化學分析。右邊的直方圖顯示 β-F1-ATP 酶與 GAPDH（OD）表現的絕對數量（a.u.）以及在中位數 60 個月的臨床追蹤後的進行性疾病病患（黑條狀）與無疾病證據病患（灰條狀）所取得的正常（N）與腫瘤（T）樣本中的 BEC 指數的絕對數量（a.u.）。（*）與（#）代表當與正常或無疾病證據分別比較時的明顯差異。來源：參考資料第 31 條授權重印。間彩色插頁。

所有正常成熟組織都會出現高氧化反應，而所有確實的惡性癌症則都會出現低氧化反應。佩德森隨後提供了一份全面的評論，記錄了腫瘤細胞粒線體的多種蛋白質缺陷。這些發現都顯示出人類與動物腫瘤中粒線體呼吸活動是異常的。

庫耶茲法（Cuezva）等人在稍近的研究中也提供了癌症呼吸作用失常的蛋白質體證據。這些研究人員評估了包括乳房、結腸、肺與食道等範圍廣泛腫瘤中，甘油醛三磷酸鹽去氫酶（glyceraldehyde-3-phosphate dehydrogenase，GAPDH）與 $\beta$-F1ATP 酶（$\beta$-F1 ATPase）的關係。GAPDH 與 $\beta$-F1ATP 酶分別是驅動醣解作用與 OxPhos 所需要的主要酵素。GAPDH 會消耗 NAD+ 與無機磷酸鹽 Pi 來合成，富含能量的中間體——1,3 雙甘油磷酸脂（1,3-bisglycerophosphate），並產生 $NADH+H^+$ 作為副產品（圖 4.5）。GAPDH 作用的提高代表增強的醣解作用能量生成。藉由 OxPhos 的 ATP 合成則需要有 F1ATP 酶的 $\beta$ - 次單位（$\beta$-subunit）。

所有被研究過的癌症，不論他們的起源或組織學分級，都有明顯提高的 GAPDH 以及 $\beta$-F1ATP 酶的減少。這裡以結腸癌為例子來佐證這個事實（圖 5.5）。很清楚，來自罹患包括乳房、結腸、肺與食道癌病患身上的腫瘤組織與正常組織，前者的 GAPDH／$\beta$-F1ATP 酶比例比後者要明顯高出許多。證據甚至顯示要啟動細胞凋亡，必須要保持 $\beta$-F1ATP 酶的活性才行。這也將細胞凋亡抗性（apoptosis resistance）與升高的醣解作用、降低的 $\beta$-F1ATP 水解酶活性連結在一起。

**庫耶茲法等人的結論是，無論起源為何，所有癌症都因為呼吸作用功能失常而有相同的生物能特徵。**庫耶茲法團隊的發現，也得到格拉瑪提格（Grammatico）團隊全面性研究結果的支持，該團隊證明在侵入性乳房癌中粒線體結構與 OxPhos 功能都有所改變。把這些發現與佩德森對腫瘤粒線體蛋白質異常的廣泛評論放在一起看，則提供實質的證據證明在腫瘤細胞的 OxPhos 並不足以維持能量衡平。

庫耶茲法團隊與格拉瑪提格團隊針對大範圍癌症研究的發現也受到其他腎臟癌蛋白質體研究的支持。腎細胞惡性腫瘤（renal cell kidney carcinoma）是第十大最常見癌症，而它的發生率看似在增加中。西蒙內特（Simonnet）等人證明了在患有透明細胞（clear cell）癌或高度腎臟腫瘤患者身上，其腫瘤呼吸作用受損的程度遠高於帶有低度或良性腎臟腫瘤的患者。而且這些腎臟腫瘤的呼吸作用損傷與 ETC 複合體 II、III 與 IV 的大幅度減少，以及複合體 V（F1F0ATP 酶）的異常組成，有相關聯性。

這些研究人員將他們的代謝發現連結到逢希伯 - 林道（von Hippel-Lindau，VHL）抑瘤基因與肝臟生長因子 MET 原瘤基因（proto-oncogene）。然而，**這些基因的改變本身並無法完全解釋腫瘤侵略上的差異。**在某些良性腎臟腫瘤中也能發現這些基因的缺陷，可是在某些最具侵略性與惡性腎臟腫瘤中，卻沒有發現這些基因有任何缺陷。這讓我感到驚訝，這些研究人員竟然嘗試硬將他們的資料套入腎臟腫瘤的基因缺陷模型，卻沒有將他們的觀察連結到瓦爾堡的理論。很明顯的，他們的資料更強烈的支持癌症是源起於呼吸異常，而非源自基因異常。

英國的昂溫（Unwin）等人使用一種蛋白質體方法，以二維凝膠電泳（two-dimensional gel electrophoresis）與質譜法（mass spectrometry）來比較腎臟惡性腫瘤組織的蛋白質譜（protein profile）與病患匹配（patient-matched）正常腎臟皮質的組織。他們的研究中最引人注目的發現是與 OxPhos 相關的許多粒線體酵素的表現降低，以及參與醣解作用酵素的表現提高。**醣解作用酵素的增量表現也與三個催化葡萄糖新生作用（gluconeogenesis）逆反應酵素的同時減少有所關聯。**除了證明 OxPhos 相關的粒線體酵素下調之外，這些研究也發現使用在其他路徑的酵素也有所減少，這些路徑包括脂肪酸、胺基酸代謝以及尿素循環，這表示腫瘤形成中的粒線

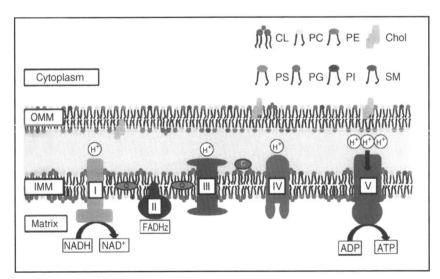

**圖 5.6**：粒線體膜中的脂質分布拓撲結構（topology）。顯示含有有四個醯基的心磷脂在粒線體內層膜中主要是充實的，並且扮演一個維持電子傳遞鏈質子動力梯度與效率的重要角色。來源：參考資料第 45 條授權重印。見彩色插頁。

體功能失常，事實上扮演著一個更大的角色。潘（Pan）等人也針對卵巢癌中粒線體異常提供了蛋白質體證據，而羅曼・艾勒西夫（Roman Eliseev）等人則就骨肉瘤（osteosarcoma）的粒線體功能失常提供了可靠的證據。

## 🫧 腫瘤細胞的脂質體異常

除了蛋白質體證據支持瓦爾堡的癌症理論之外，我們最近也證明了腫瘤粒線體中的脂質體有所異常。儘管基因組與蛋白質體長久以來是腫瘤形成的絕大部分焦點所在，但並沒有任何注意力被放在脂質體是否為腫瘤形成表型的潛在來源。**脂質體是指一個細胞或細胞器中所有脂質的總內容與組成。脂質維繫了生物膜的完整性，而脂質的異常會損害粒線體的功能。**ETC 蛋白質的功能在程度上非常仰賴粒線體內層膜的脂質組成。如果粒線體內層膜的脂質異常會因此改變 OxPhos 的能力。

佩德森在早先評閱了一些研究，顯示所有被檢視的腫瘤中普遍粒線體脂質異常。粒線體主要脂質示意圖 5.6，是根據我們對老鼠大腦粒線體脂質體的廣泛分析而製成。我們也是**第一個使用多維、質譜性烏槍脂質體**（multidimensional, mass-spectrometry-based shotgun lipidomic，MDMS-SL）**方法來研究腫瘤細胞粒線體脂質體的研究團隊。**

從圖 5.6 可以看到的重點是，膽固醇在正常細胞的粒線體內層膜中是相對少的脂質。費歐（Feo）等人在之前顯示肝腫瘤（hepatomas）粒線體的膽固醇與磷脂比例明顯的高於正常的肝細胞。由於膽固醇會降低膜流動性，因此可預見膽固醇的濃度提高，會降低粒線體膜的流動特質。**不同於含有大量長鏈多元不飽和脂肪酸的正常組織粒線體磷脂，腫瘤粒線體的磷脂則富含短鏈飽和脂肪酸與單元不飽和脂肪酸。**我們在老鼠大腦腫瘤中確認了這些發現。重要的是，我們在心磷脂（cardiolipin，CL）的結構上發現許多異常，而心磷脂是粒線體內層膜的主要脂質（圖 5.6）。

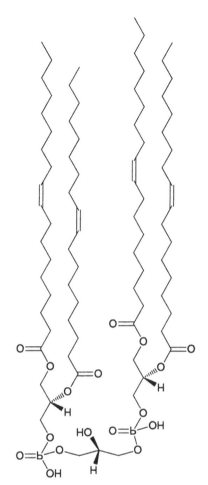

圖 5.7：心磷脂的結構（1,1',2,2'-tetraoleyl cardiolipin）。心磷脂（CL）是一種複雜的粒線體特定磷脂，其調控許多酵素活性，尤其是那些與氧化磷酸化作用以及對偶呼吸作用有關的（詳見本文）。來源：參考資料第 44 條授權重印。

## 🐾 心磷脂：粒線體專屬的脂質

　　心磷脂（**CL**，1,3- 二磷脂 -sn- 甘油，1,3-diphosphatidyl-sn-glycerol）**是一個複雜的粒線體專屬磷脂，負責調控許多酵素的活性，尤其那些與 OxPhos 以及偶合呼吸作用（coupled respiration）相關的活動。**許多研究顯示，CL 對有效率的氧化能量生成及粒線體功能是必需的。CL 對維持偶合粒線體（coupled mitochondria）是必要的，而 CL 的缺陷會產生蛋白質獨立解偶（protein independent uncoupling）。因此，CL 的內容或組成的改變也會改變細胞的呼吸作用。

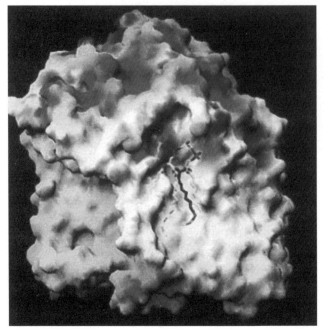

圖 **5.8**：粒線體蛋白質胺基酸序列與心磷脂醯基鏈組成的共進化。電子傳遞鏈的高度保留蛋白質的胺基酸序列，演化成會產生疏水性區域，並有選擇性的與心磷脂分子種類的結構多樣性型塑在一起。這個蛋白質與脂質相互作用的共生關係會產生酵素效率的功能性調控以及強調粒線體膜脂質體組織的重要性，因此將心磷脂分子種類的重要性與酵素功能性連結在一起。來源：參考資料第 70 條授權重印。見彩色插頁。

　　在描述連結 CL 異常到大腦腫瘤粒線體功能失常的證據之前，最好先簡單審視一下這個粒線體專屬脂質的獨特特質。**心磷脂含有二個磷酸鹽基組**（head groups）、**三個甘油部分**（moieties）**與四個脂肪醯鏈**（fatty acyl chains），**且大量分布在粒線體內層膜**（圖 5.6 與 5.7）。**大量分布在粒線體內層膜讓 CL 成為調控皺摺結構與 OxPhos 的樞紐分子**。CL 會結合複合體 I、III、IV 與 V，並穩定超級複合體（super complexes，I/III/IV、I/III、III/IV），表示在這些呼吸作用酶複合體的催化活性上 CL 有著絕對的必要性。CL 在它的基組範圍內限制被抽出的質子（pumped protons），因此為粒線體膜電位提供了一個結構基礎，以及提供質子給 ATP 合成酶。

　　CL 互動的呼吸複合蛋白（respiratory complex proteins）會在它們的表面形成**疏水性胺基酸溝槽**（grooves）。這些溝槽能收納 CL 的脂肪酸鏈（圖 5.8）。這是讓人十分驚艷的表現。哪一個生物結構先演化完成呢？脂質還是溝槽？因為長鏈碳分子比膜蛋白較早在演化上出現，很可能是溝

槽隨後演化出來適應已經存在的脂質脂肪酸。儘管電子傳遞蛋白質的胺基酸序列在各種類（species）間受到高度保存，CL 的脂肪酸序列則會有相當大的變化性。雖然呼吸蛋白結構大部分是不變的，CL 的脂肪酸組成則能透過營養與生理環境的改變而被調控。事實上，我們發現缺氧狀態會大幅度的改變 VM 老鼠大腦 CL 脂肪酸的組成（西佛里德與塔，未發表觀察）。**CL 能在不改變胺基酸的主要序列下調控 ETC 活性。因此，CL 內容與組成的改變會影響電子傳遞，最後影響 OxPhos 的效率。**

複合體 I 與複合體 III 中呼吸酵素的活性以及它們的關聯活性，都與 CL 的內容有直接關聯。呼吸酵素複合體的活性也仰賴著 CL 分子種類（molecular species）的組成。重要的是，CL 的不飽和程度與呼吸作用的狀態 1-3（states 1-3）有所關聯。且呼吸作用的效率取決於 CL 重塑（remodeling）的程度。重塑是一個複雜的程序，其中未成熟 CL 經過重塑後形成成熟 CL。這個程序牽涉到將未成熟 CL 中較短鏈與較飽和脂肪酸，以成熟 CL 中較長鏈與更複雜（多元不飽和）的脂肪酸來取代。一般來說，重塑會在成熟分化細胞中產生 CL 較長鏈不飽和種類的特徵。組織中呼吸能量效率因此大多取決於成熟 CL 的表現。

最近發現有將近 100 個 CL 的分子種類在哺乳類大腦的粒線體。而且，這些分子種類形成一個美麗的對稱圖形，在以脂肪酸鏈長度與不飽和程度來排列時，一共有七個主要族群（圖 5.9）。這個獨特的脂肪酸圖形是從成熟老鼠大腦的突觸粒線體（充斥於神經元）與非突觸粒線體（大部分充斥於神經元與神經膠的細胞體）的分析得來的 CL 表現。從非神經元細胞所分析而得的 CL 中大部分是四 18:2（tetra 18:2），也就是四個 18 碳鏈，每一個鏈有二個雙鍵。

我認為 **CL 分布的對稱圖案是大腦呼吸能量效率的生化特徵。**老鼠大腦中所看到的圖案也出現在人類大腦中。**任何對 CL 內容與組成的改變都會影響呼吸能量效率。**

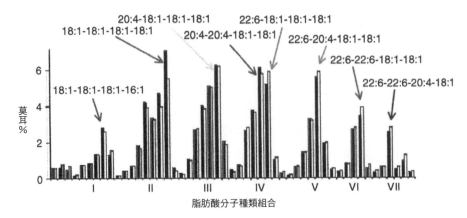

**圖 5.9**：老鼠大腦的非突觸（黑條狀）與突觸（白條狀）粒線體中的 CL 分子種類分布。CL 分子種類是根據百分比分布的質荷比（mass-to-charge ratio）來安排。CL 分子種類再分成七組，其含有主要為油酸、花生油酸與 / 或二十二碳六烯酸等脂肪酸的不同濃度。我們描述了非突觸（NS）與突觸（Syn）粒線體中分子種類的對應質量。所有的數值是三個獨立樣本的平均數，其中六個老鼠大腦皮質共用在每個樣本中。來源：這張圖是修訂自參考資料第 43 條中的原稿。欲檢視此圖的彩色版，請參訪：ftp://ftp.wiley.com/public/sci_tech_med/cancer_metabolic_disease。

## 🧠 心磷脂與腫瘤細胞的能量代謝異常

　　我們最近顯示了老鼠大腦腫瘤粒線體的脂質組成與內容，明顯的與正常同基因宿主大腦組織中的粒線體不同。這些大腦腫瘤涵蓋了大部分人類惡性大腦癌症中所能看到的各種不同的生長行為。所評估的腫瘤有二種，室管膜母細胞瘤（EPEN）與星狀細胞瘤（CT-2A），是藉由將 20- 甲基膽蒽植入 C57BL/6J 近親老鼠的大腦所獲得。EPEN 腫瘤是哈利・齊默曼的同事威廉・薩頓博士（Dr' William Sutton）送給我的。我以齊默曼的程序來製造 CT-2A 腫瘤。三個所評估的腫瘤，VM-M2、VM-M3 與 VM-NM1，都是從 VM 近親老鼠大腦中自發生長出來的。我在第三章已提供過關於這些腫瘤的其他資訊。

　　VM 近親株的特點在其相對高的大腦腫瘤發生率。VM-M2 與 VM-M3 腫瘤表現出骨髓 / 間葉細胞（myeloid/mesenchymal cells）的多重特徵，並展現出人類多形性神經膠質母細胞瘤的侵入性生長行為。VM-NM1 會

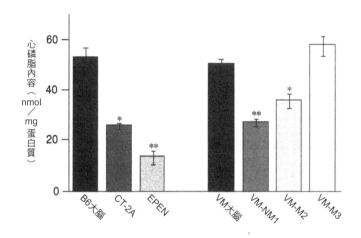

圖 5.10：從正常的老鼠大腦與老鼠的大腦腫瘤所分離出來的粒線體中的心磷脂內容。我們描述了粒線體的分離方式。數值代表從大腦或腫瘤組織所準備的三個獨立粒線體樣本的平均值 +- 標準差（SD）。星號代表腫瘤數值與 B6 或 VM 正常大腦明顯有差異，為雙尾 t 檢定（two-tailed t-test）所決定的 *p<0.01 或 **P<0.001。CL 內容的減少顯示較少的粒線體，或有著減量內層膜的粒線體。來源：參考資料第 44 條授權重印。

快速生長，但當培育在大腦外時，並不具有高度侵入性或轉移性。我們從五個大腦腫瘤個別製造了無性細胞系（clonal cell line）。然後在同基因老鼠宿主皮下培養每一個腫瘤。

　　我們同時使用聚蔗糖（Ficoll）與蔗糖梯度，從正常老鼠的大腦組織與老鼠的大腦腫瘤組織取得高純化粒線體。這個分離程序讓我們可以維持純化粒線體的結構與功能。除了在主要的磷脂、卵磷脂（phosphatidylcholine）與磷脂醯乙醇胺（phosphatidylethanolamine）上表現出多重異常之外，我們發現 CL 的內容與組成在正常大腦組織與腫瘤組織間有著明顯的差異。（圖 5.10、5.11a 與 5.11b）。

　　CT-2A 與 EPEN 腫瘤中粒線體的 CL 內容明顯低於控制組正常 B6 老鼠大腦的粒線體。相對於 $B_6$ 老鼠大腦的 CL 含有大約 100 個脂肪酸分子種類，並以對稱形態分布在七個主要族群（圖 5.11-a），VM 老鼠大腦的特點在於只有大約 45 個主要 CL 分子種類，並且缺乏群組 IV、V 與 VII 的分子種類（圖 5.11-b）。我們提出了 VM 老鼠大腦腫瘤的遺傳與 CL 改

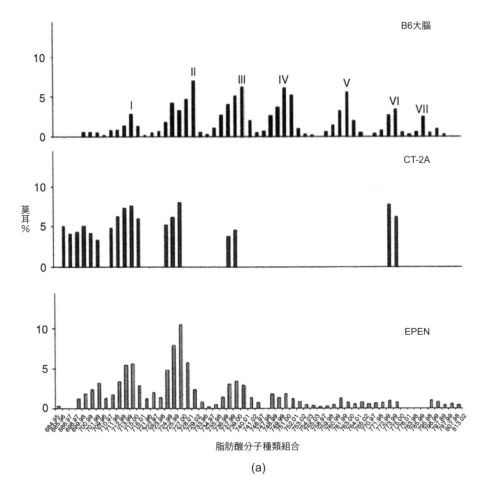

(a)

**圖 5.11**：從正常的老鼠大腦與大腦腫瘤粒線體所分離、純化的粒線體中的心磷脂分子種類分布。（a）同基因 C57BL/6J（B6）老鼠大腦與 CT-2A 與 EPEN 腫瘤中的分布。（b）同基因 VM 老鼠大腦與 VM-NM1、VM-M2 與 VM-M3 腫瘤的分布。心磷脂脂肪酸分子種類描繪在橫軸上，並根據百分比分布的質荷比來排列。如圖 5.9 所述，分子種類再細分為七大組（I-VII）。正常大腦與腫瘤粒線體的分子種類相對應質量可以在我們之前研究中的表 1 找到。很清楚的是，在腫瘤之間以及腫瘤與他們同基因老鼠宿主大腦組織之間的脂肪酸分子種類組成有明顯的差異。由於 CL 組成會影響 ETC 活性與粒線體能量生成，這些發現顯示粒線體能量效率在正常大腦組織與大腦腫瘤組織之間是不同的。所有的數值是三個獨立樣本的平均數，其中六個老鼠大腦皮質共用在每個樣本中。來源：J. Lipid Res. 所授權。

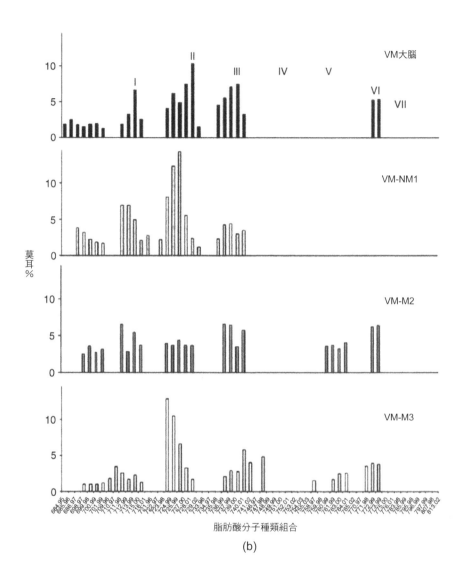

(b)

變關係上的重要性。來自 VM-NM1 與 VM-M2 腫瘤粒線體中的 CL 內容明顯的低於來自控制組 VM 老鼠大腦粒線體的 CL 內容。我們發現這些腫瘤的 CL 異常與 ETC 活性的顯著減少有關,而這個發現與 CL 在維持粒線體內層膜結構完整性的樞紐角色上是一致的。

腫瘤中的 ETC 複合體 I/III、II/III 與 I 的活性明顯低於正常的同基因大腦組織。由於粒線體 ETC 活性取決於 CL 的內容與組成，我們使用一種生物資訊學（bioinformatics）的方法，將這五種老鼠大腦腫瘤的 ETC 活性做成一個 CL 內容與組成功能的模型。其中兩個主要的變數包括：一、總 CL 內容與二、粒線體內 CL 分子種類的分布。有關分子種類分布的資訊被簡化成一個數字，用來描述腫瘤粒線體 CL 組成與宿主老鼠株大腦粒線體 CL 組成的相關程度。這個數字是以**皮爾森積差相關**（Pearson product-moment correlation）的方式呈現。我們利用相關係數來評估宿主老鼠大腦粒線體與腫瘤線體的 CL「組成相似性」（compositional similarity）的程度。

我們如何解釋這些資訊呢？一個低的係數代表 CL 脂肪酸分子種類組成，在宿主大腦粒線體與腫瘤粒線體間是不相似的。而一個高的係數，代表 CL 分子種類組成在宿主大腦粒線體與腫瘤粒線體間是相似的。然後再以標準酵素程序（standard enzymatic procedures）來衡量每一個腫瘤的 ETC 活性，其中以 MDMS-SL 來衡量 CL 的內容與組成。一個二維線性迴歸則用來將取得的 ETC 活性值與 CL 組成做合適匹配。每一個複合體與 CL 內容與組成的最佳合適關係（best-fit relationship）則以二次曲面（quadratic surface）的方式表現（圖 5.12）。我們的目的是要比較 CT-2A、EPEN 腫瘤與它們的 B6 宿主株的資料，以及比較 VM-NM1、VM-M2 與 VM-M3 與它們的 VM 宿主株的資料。這些資料分析證明了 CL 內容、分子腫瘤分布與 ETC 活性間有著直接的關係。

從我們的研究可以很清楚的知道，CL 內容與組成的異常會造成這些互異大腦腫瘤的異常能量代謝。懷豪斯認為要建立瓦爾堡理論的可信度所必須要有的連結就是這類型的連結。因此，根據懷豪斯的論點，老鼠大腦腫瘤脂質體的研究為瓦爾堡的原始理論提供了可信度。

我們的發現也與早期對老鼠肝腫瘤的研究結果一致，那些早期的研究顯示未成熟 CL 有著較短鏈飽和脂肪酸內容（棕櫚酸與硬脂酸）。我們的研究也與近期關於一種名為橫紋肌肉瘤（rhabdomyosarcoma）的肌肉腫瘤的發現一致，這些發現顯示複合體 I 活性的降低與 CL 異常有關聯性。未

成熟 CL 的持續表現會降低有效的呼吸能量生成。基於我們目前對 CL 結構與呼吸功能的了解，很難想像在表現出 CL 異常的腫瘤中，粒線體 Ox-Phos 如何能正常運作。

CL 內容與組成的異常是如何發生的呢？ CL 異常會與腫瘤形成的原因或效果有關嗎？我們認為 **CL 異常可能源自像 VM 老鼠身上所看到的**

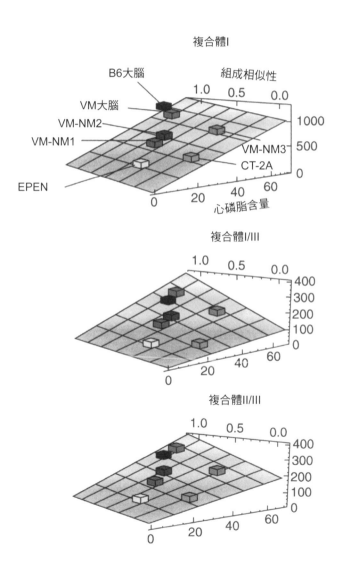

圖 **5.12**：B6 與 VM 老鼠大腦腫瘤中心磷脂異常與電子傳遞鏈活性的關係。根據我們最近所描述的每一個電子傳遞鏈複合體，其數據是表現在最適三維二次曲面上。為了要在相同的圖形上描繪所有的腫瘤相對於它們的宿主株的位置，如所述的 VM 株與腫瘤的數據被植入到適合 B6 的二次曲面中。數據顯示腫瘤 ETC 活性中的改變與 CL 內容與脂肪酸分子種類組成的改變有直接的相關聯性。數據顯示在腫瘤與它們的同基因 B6 與 VM 宿主之間其 ETC 複合體活性有明顯的差異，以及這些差異與 CL 內容與組成的變異有關連。這些結果顯示 CL 變異與呼吸作用效率降低有關。來源：參考資料第 44 條授權重印。見彩色插頁。

遺傳癌症風險因子，或源自包括發炎、病毒、缺氧、放射線等許多後天（epigenetic）與環境癌症風險因子（圖 5.13）。事實上，$\gamma$ 放射線已知會誘發自由基 CL 碎裂（free radical CL fragmentation），而這會破壞呼吸功能。在這些以及其他觀察的基礎之上，我們認為大部分的腫瘤，無論細胞起源為何，都會出現 CL 組成與內容上的異常。**無論 CL 異常是否與腫瘤的成因有關或源自腫瘤進程，CL 異常會大幅度的降低粒線體 Ox-Phos 的效率。**

關於腫瘤粒線體未成熟 CL 分子種類的發現，合併相關聯的呼吸功能上的異常，與最近艾勒西夫等人的發現一致，相較於正常成骨細胞（osteoblasts），他們證明了惡性骨肉瘤細胞中出現未成熟粒線體的強化複製。粒線體的未成熟性意味著藉由 OxPhos 的能量生成不足。基於 CL 在 ETC 活性中的局部化（localization）與角色，我們可以預見 CL 異常與受損呼吸功能的關聯性。

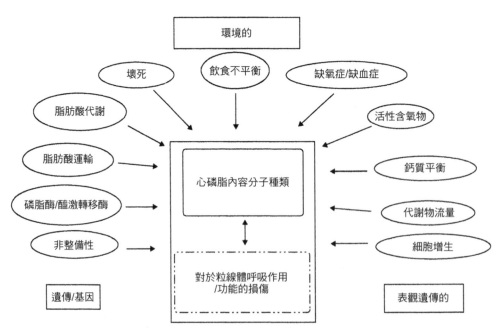

**圖 5.13**：基因、表觀遺傳與環境因子以及與心磷脂內容與組成相關的呼吸作用功能失常之間的關係。ROS：活性含氧物。來源：參考資料第 44 條授權重印。

## 🫘 試管內的環境對心磷脂組成與能量代謝有複雜的影響

許多腫瘤細胞中的能量代謝研究，都是在組織培養的細胞上執行，而我們最近證明了試管內的生長環境，會同時讓非致癌細胞與腫瘤細胞中的粒線體產生脂質體與電子傳遞的異常，這是第一次有如此證明被提出。這個觀察所代表的意義非常重大。如果用來讓細胞生長的環境本身會影響能量代謝，那我們如何能完整的描述癌細胞的代謝異常呢？

在 MDMS-SL 的分析下，我們發現生長在組織培養中的 CT-2A 與 EPEN 大腦腫瘤細胞的非突觸（non-synaptic，NS）粒線體脂質體與生長在自然 CS7BL/6（B6）宿主的相同大腦腫瘤細胞的 NS 粒線體脂質體，有明顯的不同（表 5.1）。這個差異是從比較活體內生長的 CT-2A 與 EPEN 腫瘤的 CL 分子種類分布（圖 5.11a），以及試管內生長的相同腫瘤的 CL 分子種類分布（圖 5.14）而得知。而且非致癌星狀細胞的 CL 分子種類分布比較類似培養的 CT-2A 與 EPEN 腫瘤細胞，而不像正常大腦（圖 5.11a 與 5.14）。很清楚的，培養環境會改變 CL 脂肪酸的組成。

培養細胞的 CL 組成大部分含有較短鏈飽和或單元不飽和種類的未成熟 CL，這代表失敗的重塑（failed remodeling）。這些發現顯示試管內生長環境會造成 CL 重塑的異常。CL 無法重塑會降低 OxPhos 能量生成的效率。我們在老鼠大腦腫瘤的發現與許多研究報告一致，顯示 CL 的內容與組成對於正常的呼吸功能是必要的。因此，有著 CL 異常的大腦腫瘤需要一個能夠替代 OxPhos 的能量來源以維持生存力。

**無法將未成熟 CL 重塑為成熟 CL 會改變呼吸酵素活動的活性**。圖 5.15 清楚的描繪在培養細胞中會發生這些改變。這些發現將未成熟 CL 與 ETC 酵素活性的降低連結起來。複合體 I 的活性在培養細胞中更明顯的降低。複合體 I 的活性對啟動電子傳遞是必要的。相連結的複合體 I/III 活性在培養細胞中也明顯的減少。這些發現顯示，在試管內環境的生長會減少電子傳遞與 OxPhos 的能量生成。**如果藉由 OxPhos 的能量生成在培養的腫瘤細胞中受損，那這些細胞如何維持它們的生存力呢？**

表 5.1 從大腦、大腦腫瘤與細胞所分離出來粒線體的脂質組成

| 脂質 | 活體內大腦 | CT-2A | EPEN | 試管內星狀細胞 | CT-2A | EPEN |
|---|---|---|---|---|---|---|
| EtnGpl | 187.4 ± 12.1 | 245.9 ± 13.7** | 368.4 ± 46.4* | 171.4 ± 18.6 | 163.0 ± 6.5 | 211.0 ± 16.7 |
| PtdEtn | 164.9 ± 10.0 | 137.3 ± 6.0* | 259.4 ± 45.7 | 85.9 ± 3.4 | 69.7 ± 3.0** | 98.9 ± 2.3* |
| PlsEtn | 22.5 ± 2.2 | 99.3 ± 7.1** | 147.8 ± 21.4* | 80.5 ± 15.0 | 87.5 ± 9.4 | 106.9 ± 14.4 |
| PakEtn | N.D. | 9.3 ± 0.7** | 12.4 ± 3.0* | 5.0 ± 0.3 | 5.7 ± 0.1* | 5.1 ± 1.1 |
| ChoGpl | 129.9 ± 7.7 | 121.2 ± 3.6 | 160.0 ± 29.5 | 168.5 ± 14.2 | 127.4 ± 13.2* | 194.4 ± 15.7 |
| PtdCho | 119.6 ± 5.3 | 81.4 ± 3.4** | 127.4 ± 25.4 | 124.6 ± 10.5 | 98.1 ± 12.4* | 174.3 ± 13.9** |
| PlsCho | 1.2 ± 0.1 | 19.4 ± 2.1*** | 11.6 ± 4.8 | 22.4 ± 4.0 | 15.8 ± 0.8 | 9.3 ± 0.8* |
| PakCho | 9.1 ± 3.2 | 20.4 ± 2.6** | 17.0 ± 6.2 | 21.5 ± 2.1 | 13.5 ± 0.4* | 10.8 ± 1.1** |
| Cardiolipin | 52.7 ± 4.5 | 26.1 ± 1.0** | 13.5 ± 2.7*** | 28.3 ± 4.3 | 24.6 ± 3.7 | 31.1 ± 4.2 |
| PtdIns | 9.4 ± 0.8 | 9.5 ± 2.6 | 19.4 ± 2.5* | 18.5 ± 2.4 | 18.4 ± 1.6 | 20.5 ± 3.3 |
| PtdGro | 7.1 ± 0.5 | 9.8 ± 0.5** | 16.4 ± 3.6* | 7.7 ± 2.6 | 7.6 ± 1.5 | 4.7 ± 0.3 |
| CerPCho | 5.3 ± 1.2 | 4.6 ± 0.2 | 5.8 ± 1.8 | 9.7 ± 1.4 | 15.9 ± 3.4 | 22.1 ± 1.3** |
| PtdSer | 4.6 ± 1.5 | 9.1 ± 0.6* | 10.4 ± 2.0* | 17.8 ± 0.4 | 28.7 ± 5.7 | 24.1 ± 3.6 |
| LysoPtdCho | 2.7 ± 0.6 | 6.3 ± 0.6** | 2.8 ± 0.4 | 1.5 ± 0.1 | 2.2 ± 0.4 | 2.4 ± 0.6 |
| Cer | 0.7 ± 0.2 | 2.3 ± 0.2*** | 1.7 ± 0.2** | 0.9 ± 0.1 | 1.0 ± 0.5 | 2.0 ± 0.2** |

CerPCho

PtedSer

LysoPtdCho

Cer

數值以蛋白質的 nmol/mg 平均數 +-S.D.（n=3）。*p<0.05；**p<0.01 以及 ***p<0.001，來自 B6 NS 或星狀細胞粒線體的數值明顯的有差異。

N.D. 為偵測到。B6 NS 大腦粒線體或星狀細胞（C8-D1A）粒線體被作為控制組。

來源：授權重印自 ASN Neuron 2009 年 5 月 27 日；1（3）。

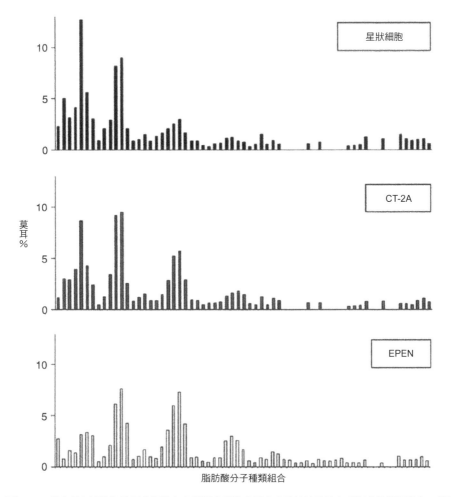

**圖 5.14**：從生長在試管內的星狀細胞與大腦腫瘤細胞分離出來的粒線體的心磷脂分子種類分布。相對於生長在活體內的正常大腦與 CT-2A 與 EPEN 大腦腫瘤之間的 CL 組成中所看到的獨特異常（圖 5.12a 與 5.12b），當以培養細胞的方式生長時，在非致瘤性星狀細胞與 CT-2A 與 EPEN 腫瘤之間沒有看到任何重大差異。看起來在細胞培養環境的生長會改變 CL 組成。來源參考資料第 86 條授權重印。

　　在培養基中，高濃度的葡萄糖與其他代謝物會提高醣解作用並且抑制 OxPhos。這個效應是由赫伯特・克拉布特里（Herbert Crabtree）在 1920 年代後期首先提出，因而被稱為克拉布特里效應（Crabtree effect）。我們沒有排除克拉布特里效應會造成部分所觀察到的培養，非致癌星狀細胞與大腦腫瘤細胞中脂質體與 ETC 異常的可能性。有趣的是，活體環境中大腦

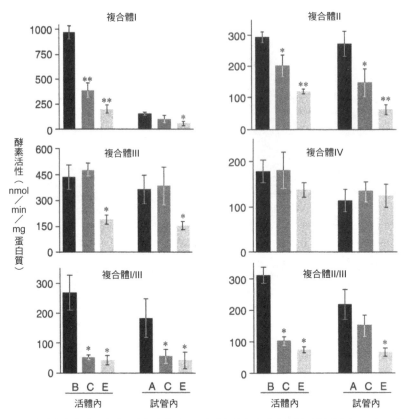

圖 5.15：來自老鼠大腦、大腦腫瘤與培養腫瘤細胞的純化粒線體中的電子傳遞鏈（ETC）活性。如所述，酵素活性以 nmol/min/mg 蛋白質的方式表達。B、C、E 與 A 分別代表從正常大腦、CT-2A、EPEN 與星狀細胞（非致瘤性）所分離出來粒線體中的酵素活性。其他的條件如同所述。星號代表大腦腫瘤樣本中的活性與控制樣本（老鼠大腦或星狀細胞）中不同，為雙尾 t 檢定所決定的 *p<0.03 或 **p<0.005。來源：參考資料第 86 條授權重印。

腫瘤粒線體與正常粒線體間的許多脂質體差異，並未在試管內生長的大腦腫瘤細胞與非致癌星狀細胞間看到。這些發現顯示，試管內的生長環境會模糊與腫瘤形成相關的脂質體差異。如無法認知這些事實則會混淆與能量代謝相關資料的判讀。

　　培養細胞的呼吸作用能量不足，進一步的支持我們對乳酸生成的發現，當在相同的活體生長情況下，CT-2A 與非致癌星狀細胞會有高乳酸生成，這表示需氧葡萄糖發酵在這些細胞中加強了。最近有關橫紋肌肉瘤的

研究支持了我們在大腦腫瘤的發現。弗雷瑟內（Freyssenet）等人證明了橫紋肌肉瘤中 CL 內容的減少與粒線體能量功能失常有關，因此需要藉由醣解作用來提供補充能量。而這些發現也支持了瓦爾堡的理論。

我們認為活體細胞擴散與卡拉布特里效應會因為腫瘤形成的原因而模糊或遮蔽正常細胞與腫瘤細胞間的脂質體異常。相較於無不可逆受損呼吸作用的非致癌細胞，腫瘤細胞的呼吸作用看起來是受損的。這可藉由在模擬活體環境的呼吸介質（respiratory media）中生長的腫瘤細胞與正常細胞間的比較而得知。**呼吸作用損傷會需要加強發酵作用來避免細胞凋亡。增強的發酵作用避免了分化，並且與肆無忌憚的細胞擴散有所關聯。**

除了增強需氧發酵作用之外，我們最近所發表的研究顯示，**受損的粒線體脂質體也會影響 TCA 循環中受質層次磷酸化作用的能量生成。**許多證據顯示麩醯胺酸是許多培養細胞的必需能量代謝物。TCA 循環受質層次磷酸化作用，再加上醣解作用，能一起補充 OxPhos 的能量流失，而保持細胞的生存力。這就可以解釋為何擴散中的培養細胞，無論是致癌或非致癌，都需仰賴麩醯胺酸分解作用與醣解作用來維持生存力。*我會在第八章更詳細的討論這點。*

由於大部分的後生動物細胞（metazoan cells）並未演化成微生物（microorganisms）的生長方式，因此在高葡萄糖培養基中的生長會產生不同於完整組織環境的生理狀態。綜觀之下，我們發現顯示試管內生長環境會讓非致癌星狀細胞與大腦腫瘤細胞產生脂質體與 ETC 異常，而這會破壞 OxPhos 的能量生成，如此一來則混淆了能量代謝改變與腫瘤形成的關係。讓人驚訝的是，許多在癌症領域的研究似乎並沒有注意到這點。

總結來說，我提供了相關資訊證明 CL 在 OxPhos 的角色。CL 異常會減少 OxPhos 的 ATP 生成。CL 異常源自腫瘤形成的過程或試管內環境生長的哺乳類細胞。從這些研究所能獲得的主要訊息是，生長在無法複製體內生長條件的組織培養環境中的非致癌細胞與致癌細胞，其能量代謝的比較必須要小心謹慎的執行。基於我們的發現，驚訝的是許多研究人員仍然認為培養中癌細胞的 OxPhos 是正常的。*這個主題會在下一章中進一步的討*

論。由於癌症主要是一種代謝性疾病，腫瘤細胞中 CL 的進一步研究將能為大腦癌症與其他癌症的生物能異常（bioenergetic abnormalities）提供更進一步的資訊。根據我的假設，CL 結構的改變會破壞 OxPhos 的效率，並且會在大部分癌細胞上所見到的基因不穩定之前就先發生。

## 🐚 粒線體解偶與癌症的產生

正常細胞的粒線體中會發生 $O_2$ 的消耗與 $CO_2$ 的產生，氧氣攝取與 $CO_2$ 生成也會發現在解偶（uncoupled）與功能失常的粒線體中。解偶牽涉到粒線體質子動力梯度的逸散（dissipation）。解偶會產生熱，而非 ATP。粒線體解偶發生在哺乳類冷馴化（cold acclimation）的過程中，並且有少部分受到解偶蛋白質的調解。然而，腫瘤細胞的粒線體解偶則可能來自粒線體內層膜結構的損傷。這個損傷會有一大部分造成粒線體必須依賴受質層次磷酸化作用來維持生存力，如同我們在第三章所述一般。藉由牽涉到受質層次磷酸化作用的粒線體發酵所達成的 ATP 合成，會造成一個錯誤的印象，讓人誤以為腫瘤粒線體是藉由偶合呼吸作用來製造 ATP。無法判別腫瘤粒線體藉由非氧化程序的 ATP 生成，是造成環繞著瓦爾堡癌症理論混淆狀況的一部分原因。

雖然氧氣攝取的減少可代表 OxPhos 的減少，氧氣攝取的增加則或許能與不能代表 OxPhos 與 ATP 生成的增加。拉瑪納坦（Ramanathan）等人證明了**致癌潛力**（tumorigenic potential）較高的細胞，比致癌潛力減低的細胞，有較大的氧氣消耗，但是**氧依賴**（oxygen-dependent）（需氧）的 **ATP 合成則較少**。換句話說，**在這些惡性腫瘤細胞中，氧氣消耗與呼吸能量生成是沒有關聯性的**。因此，腫瘤細胞中的氧氣消耗可能會提供細胞呼吸能力的錯誤資訊。

這些發現與腫瘤細胞中粒線體解偶是一致的。維拉羅伯（Villalobo）與列寧格在之前證明了腫瘤細胞中被正常射出的氫質子洩漏回基質的程度比正常細胞來的大。實際上，H+ 的回衰減（back-decay）在腫瘤粒線體

中較正常粒線體達八倍之多。根據我們的假設，回衰減與解偶源自 CL 內容或分子種類組成上的缺陷，因為 CL 內容與組成是主要負責維護粒線體內層膜質子不透性的物質。不過，我沒有排除在某些案例中解偶蛋白質的表現提高也可能牽涉在其中，在整體思維下，這些發現與瓦爾堡認為癌症的起源與呼吸作用受損或不足相關聯的觀點一致。

## 癌細胞熱生成與解偶粒線體

褐色脂肪的粒線體會自然解偶，如此才能讓這些細胞中的受質氧化來產生熱，而非為了 ATP 合成而產生一個質子動力梯度。由於**熱生成是解偶粒線體的特徵，了解致癌能力較高的致癌細胞是否比致癌能力較低的致癌細胞會有更大的熱生成，是一件重要的事**。這樣子的證據將會支持腫瘤細胞中表現出粒線體解偶的假設。雖然關於這個主題的研究很少，但我找到了證據支持分化程度較少的腫瘤細胞，相較於分化程度較高的腫瘤細胞，其熱生成更高的假設。

舉例來說，維克（Wijk）等人證明，相對於分化程度較高的肝腫瘤細胞（H35），分化程度較低的肝腫瘤細胞（HTC）的葡萄糖消耗與熱生成較高。雖然在 HTC 與 H35 細胞中 $CO_2$ 的生成量是類似的，但 HTC 細胞的葡萄糖消耗量是 H35 細胞的四倍。他們的資料也顯示 HTC 細胞的熱生成是 H35 細胞的三倍（圖 5.16）。分化程度較小的細胞有著較高的熱生成，這支持了高惡性癌細胞中粒線體解偶程度較低、惡性癌細胞為多的假設。

老鼠肝腫瘤細胞中的發現，也受到非何傑金氏淋巴瘤（non-Hodgkin lymphoma）病患的微量熱（microcalorimetric）研究支持。蒙提（Monti）等人證明在高度惡性非何傑金氏淋巴瘤病患身上，每個腫瘤細胞的熱生成率，相較之下，較低度惡性患者來說明顯的高了許多。甚至淋巴瘤細胞熱生成在診斷後兩年內過世的患者身上，比診斷後兩年以上還存活的病患，明顯高出許多。類似的結果也出現在乳癌預後的熱分析上，有較溫暖腫瘤的病患，與較低溫腫瘤的病患，其預後狀況會更糟。趙（Zhao）等人也使

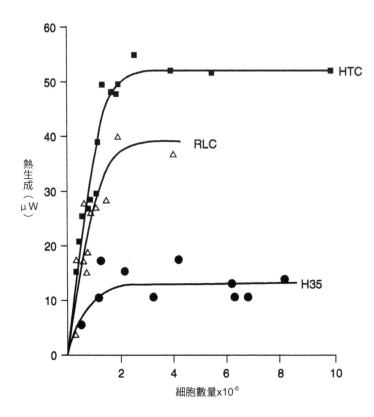

**圖 5.16**：在已分化 H35 細胞中（黑圈）、分化不佳 RLC 中（三角形）與 HTC 中（黑方塊）的熱生成。所有的培養細胞都是在次匯合（subconfluency：細胞接近長滿基底的狀態）下收取並如所述準備。熱生成是在不同的細胞密度與不同的實驗次數下，以熱恆溫反應熱量計（diathermic isoperibol reaction calorimeter）所測量。熱生成以 1 小時間隔記錄；每一個點代表初始熱生成的單獨測量。結果顯示在分化不佳的肝臟細胞中比分化更多的 H35 細胞中的熱生成還要大。來源：修正自參考資料第 103 條的表 1。

用熱電偶（thermocouple）來顯示腫瘤的惡性與腫瘤溫度有正向的關聯性。雖然這些研究中的腫瘤熱生成與病患預後不佳有關，但沒有任何一個研究將熱生成的提高與粒線體解偶做連結。

由於解偶會導致熱生成，更具侵略性的腫瘤有較高的熱生成，可能是因為粒線體解偶所造成。值得關注的還有熱生成與人類白血病細胞中增加的葡萄糖消耗與乳酸生成有關聯性。這支持了瓦爾堡認為需氧發酵會補償呼吸不足的理論。我認為在這些腫瘤所觀察到的現象，是因為較大的粒線體解偶程度而出現。解偶的程度愈大，藉由受質層次磷酸化作用來產生能量的需求就會愈大。在這個情況下，看起來就是需氧葡萄糖的發酵作用了。

在通盤考量下，這些發現顯示，作為熱生成證據的粒線體解偶，在惡性較高的腫瘤細胞上比惡性較低的腫瘤細胞發生程度來的大。腫瘤細胞的

粒線體解偶與瓦爾堡認為 OxPhos 不足與癌症起源的理論一致。然而，一些研究人員可能會認為粒線體解偶只是腫瘤細胞基因缺陷的單純結果。我會在之後的章節解釋這個因果關係的爭議。

## 🍂 我個人的觀點

我不認為本章的內容對任何從事癌症研究人員而言有理解上的困難。然而，大部分這些資訊在目前癌症能量代謝評論中卻被忽略。事實上，在他們最近針對這個主題的評論中，唐（Dang）等人如此述說：「今日，我們了解癌細胞在有氧情況下所出現的醣解作用相對提高被錯誤解釋成呼吸作用損傷的證據，而非醣解作用調控的損傷。」我很難相信呈現在這章節中癌細胞呼吸作用不足的證據，會被錯誤理解為醣解作用的程序改寫（re-programming）。大部分承受呼吸作用損傷的癌細胞必須上調其醣解作用，不然細胞就會死亡。這牽涉到所需驅動醣解作用的那些致癌基因（myc、Hif、akt 等）的活化。我不認為癌細胞醣解作用表現的提高，是因為醣解作用調控上的損傷。但如果在面臨呼吸作用不足下癌細胞無法上調那些所需的致癌基因來驅動醣解作用，那醣解作用在調控上的損傷就會很明顯。我們將從呈現在第十一章的證據中了解正常粒線體能改寫癌細胞核的程序，但正常細胞核無法改寫腫瘤粒線體的程序。

## 🍂 總結

來自病患與動物資料以及廣泛實驗方法的大量證據顯示，癌細胞的粒線體結構與功能是異常的。我認為腫瘤細胞 OxPhos 不足的證據，在認知上會出現困難其所造成的許多原因。**第一，許多癌症研究人員與腫瘤科醫師從未聽過瓦爾堡或他的癌症理論。**這點最讓人感到不安。我是從與許多癌症研究人員以及臨床腫瘤科醫師親身對談中得知這個事實。如果在處理癌症的研究人員與醫生大多對這個疾病的起源並不熟悉，那怎麼可能在癌

症治療與預防上會有真正的進步呢？**第二，許多癌症研究人員與腫瘤科醫師，僅單純的不知道瓦爾堡在他的實驗中確切的發現為何。**你會更驚訝地發現有多少人並不閱讀原始的論文，而是仰賴第三人獲得資訊。**第三，許多癌症研究人員與腫瘤科醫師他們的實驗資料本身就支持瓦爾堡的理論，但這些資訊並沒有被認知為支持這個理論。**最後，許多癌症研究人員與腫瘤科醫師認為西尼・懷豪斯等人有效的描述瓦爾堡的理論，以及認為大部分癌細胞的呼吸功能是正常的。我會在第七章闡述更多這個看法。

　　基於這個章節所看到的證據，我深信正常細胞與癌細胞的呼吸作用是不同的。在下一章中我會討論那些認為癌細胞有正常呼吸作用與 OxPhos 相關研究上的缺點。只有藉由全面的評估呼吸作用不足的證據，我們才有可能解決這個問題來讓癌症領域向前推進。

# 「瓦爾堡」爭論

## The Warburg Dispute

　　在癌症領域，沒有幾個主題像癌症起源與進程中粒線體的角色功能，引起那麼多的爭議與激辯。我將這個爭議放在哈爾・赫爾曼（Hall Hellman）的醫學或科學「巨大恩仇錄」（Great Feuds）清單的第一名。我認為這個爭議絕大部分源自瓦爾堡對癌症起源是因為呼吸作用損傷的聲明而來。**粒線體是負責細胞呼吸作用的主要細胞器，氧氣在有機燃料的完整分解作用（catabolism）下被消耗。**瓦爾堡強調癌症因為腫瘤細胞呼吸作用從未回到正常，導致呼吸作用損傷變得不可逆。他進一步認為呼吸作用的損傷並沒有那麼完整，不然細胞就會死亡，不會有任何癌細胞能從死亡細胞中分裂出來。

　　呼吸作用損傷的證據在表現出與氧氣消耗減少有關的粒線體三磷酸腺苷（ATP）生成的減少上是很明顯的，因為 $O_2$ 是 OxPhos 合成 ATP 所需。不過，在某些癌細胞中氧氣消耗並沒有減少。事實上，在某些腫瘤細胞中，$O_2$ 消耗會隨著惡性的增加而提高。這代表在這些細胞中呼吸作用是正常或提高？並不盡然。瓦爾堡認為這個現象是因為呼吸作用與 ATP 生成的偶合上的缺陷所造成。換句話說，一些癌細胞會製造 $CO_2$ 並消耗 $O_2$，但並無法藉由呼吸作用產生足夠的能量。

　　腫瘤細胞粒線體內層膜的缺陷會使質子動力梯度散逸，進而導致在 OxPhos 中會將電子傳遞與 ATP 生成間的連結解偶。**解偶是褐色脂肪組織的一個正常程序，是由特定的解偶蛋白（uncoupling proteins）來調控。**解偶蛋白會將質子動力梯度從 ATP 生成轉移到熱生成上。如同我在上一章顯示，熱生成也能從測量那些腫瘤細胞與組織的熱能被觀察到。實際

上，**熱能與不好的預後**（poor prognosis）**是有關聯性的。腫瘤的熱度愈高，其生長速度就愈快。**我相信腫瘤組織中的熱生成是來自解偶蛋白的上調（upregulation）或來自粒線體內層膜在沒有解偶蛋白下的解偶（protein-independent uncoupling）。我認為熱生成是褐色脂肪中一個受到調控的程序，但在癌細胞中卻大部分是屬於調控失常的程序。

伴隨 ATP 生成效率降低而來的質子動力梯度的破壞，自然會需要一個能量生成的補償性機制來避免細胞死亡。瓦爾堡強調牽涉到葡萄糖分解成乳酸的發酵作用，是癌細胞中負責能量生成的補償性機制。很明顯的，腫瘤細胞中的這個程序必須有大幅度的提高才能補償 OxPhos 失去的 ATP 生成。**如果呼吸能量生成受到破壞，則「必須」要有某種能量生成的補償性機制來維持細胞生存力，沒有這個補償細胞就會因缺乏能量而死亡。**為什麼這個關於癌症起源的假說有如此的爭議呢？雖然大部分的研究人員已接受醣解作用的提高幾乎是所有癌症代謝的特徵，但還是有許多研究人員，尤其是西尼・懷豪斯，卻很難接受呼吸作用受損是醣解作用提高的原因並且是癌症起源的這個想法。

## 🍇 西尼・懷豪斯對於瓦爾堡理論的批判

西尼・懷豪斯是二十世紀一位傑出的癌症研究人員，他是「癌症研究」（Cancer Research）期刊的編輯，也是美國癌症研究協會（American Association of Cancer Research）董事會的成員。在瓦爾堡的 1956 年，其論文刊登在「科學」（Science）不久後，懷豪斯發表了「致編輯函」（Letter to the Editor）挑戰瓦爾堡認為癌細胞呼吸作用受損的基本前提。這個辯論在瓦爾堡的反駁以及來自迪恩・博克與亞瑟・薛德（Arthur Schade）的進一步討論下變得更加火熱。迪恩・博克出現在圖 2.5 與瓦爾堡的照片中。

瓦爾堡於 1976 年過世六年後，懷豪斯在一篇客座專論中甚至更激烈的批判瓦爾堡的假說。他希望這個專論最終能為癌症呼吸作用損傷的辯論劃下句點，讓這個領域得以繼續去探索更緊迫的問題，尤其是那些與癌細胞

分子基因變化相關的問題。雖然呼吸作用受損的重要性在二十世紀後期可能有所退卻，但這個爭議將在二十一世紀重新成為癌症研究的焦點。

如果懷豪斯博士客座專論所提供的證據讓相關的主要爭議在 1976 年就解決了，那為什麼瓦爾堡的癌症理論仍為這個疾病的一個可行的解釋呢？一項持續的辯論代表著這個爭議尚未被解決。如果瓦爾堡對癌症起源的看法是正確的，那目前用來治療這個疾病的方法就變得不合理了。因此，小心謹慎的來檢視不可逆呼吸作用損傷是癌症起源的相關證據就變得很重要了。

在審視當時有關癌症呼吸作用損傷的文獻後，懷豪斯做出結論：「關於腫瘤中有氧代謝是受損的看法，並沒有任何完整有效的實驗基礎。」懷豪斯特別對許多發現顯示出癌組織與細胞中高氧氣消耗與高 $CO_2$ 生成感到苦惱。如果呼吸作用受到不可逆的損傷，那癌細胞如何能消耗氧氣並產生 $CO_2$ 呢？他認為許多腫瘤細胞會代謝脂肪酸來獲得能量，因此而產生 $CO_2$。

**巴斯德效應**（the Pasteur effect）在許多腫瘤中也看似正常，因為氧氣會抑制乳酸生成，就如同如果呼吸作用是正常時可以被期待的。他也引用代謝示蹤劑（metabolic tracer）的研究顯示腫瘤細胞中檸檬酸循環是有所運作的。他的結論是：「有用的證據顯示，儘管在數量與質量上碳與電子傳遞有著正常的發生現象，高醣解作用是有發生的。這個只能代表腫瘤中葡萄糖分解是如此的快速，而讓處理丙酮酸的管道超載。」然而，這個論點無法解釋當 ATP 能累積時，會讓離子梯度不穩定的一種杜南活性物質（Donnan active material）的事實。但是這項論點也無法解釋 F0F1-ATP 酶的活性是一種去氫酶，而非合成酶。

懷豪斯對於瓦爾堡看法的論點在其 1976 年客座專論中甚至更強烈的表達出來，他寫到：「儘管在半世紀的時間中做出巨大努力，遵循瓦爾堡的建議在粒線體功能或結構中發現一些改變，應該能找到一些對於瓦爾堡假說的佐證，但事實上卻沒有任何實質的證據被發現，不論是在電子傳遞的運作、呼吸作用與 ATP 形成的偶合、牽涉到電子傳遞的粒線體酶或是輔因子的特別存在與不存在等情況下，都沒有顯示出呼吸作用的缺陷。」

這個說法顯示懷豪斯對彼得・佩德森所提出的大量證據並不熟悉，佩德森證明了腫瘤細胞的粒線體表現出許多異常。甚至，懷豪斯與其同儕實際上收集了支持瓦爾堡理論的資料。在他們 1968 年的研究「老鼠移植肝腫瘤中呼吸作用與醣解作用的研究」（Studies on Respiration and Glycolysis in Transplanted Hepatic Tumors of the Rat）中，他們提出的證據顯示肝腫瘤的粒線體在數量上與質量上有所異常。在他們的研究資料中，有一段敘述：「粒線體內容的研究，在與 $\beta$-羥丁酸鹽去氫酶（$\beta$-hydroxybutyrate dehydrogenase）的粒線體酶試驗一起完成下顯示，雖然肝臟組織含有大約 50 mg/gm 的粒線體蛋白質內容，在完整分化腫瘤中這個數字的範圍是 18 到 33 mg，而在分化不佳的腫瘤中這個數字的範圍是 9 到 14 mg/gm。這些資料顯示，在一系列惡性肝腫瘤中，高呼吸作用是完整分化腫瘤的特徵，而較低的呼吸作用，加上粒線體的流失，則會讓腫瘤失去分化作用。」這個結論實質上與瓦爾堡的中心假設一致。貝克與薛德也指出懷豪斯在其稍早的一些聲明中對於其研究資料的誤解。我不清楚當時的癌症領域是如何能如此接受，有關瓦爾堡理論上懷豪斯對其研究資料的誤解使用。

懷豪斯在他 1976 年的評論中繼續建議，認為在比較從腫瘤與正常組織分離出來粒線體的生化與生理特質需要謹慎小心，因為腫瘤粒線體是脆弱的，在分離過程中容易受到損傷，進而混淆資料的解釋。雖然這在 1976 年可能是個問題，但我們已清楚證明毫髮無損、具功能性的粒線體可以從老鼠大腦腫瘤分離出來。我們證明了在正常大腦組織與大腦腫瘤組織間粒線體脂質體是不同的，這是腫瘤中粒線體功能異常的有力實質證據。在此之後也有許多其他證據證明癌症的粒線體是異常的，這些證據會在下一章有更多的討論。

最後，懷豪斯說：「整個癌症起源與存活是「有缺陷」呼吸作用與高醣解作用所引起的這個概念看起來太過於簡化，應該更審慎思考。」像癌症這種如此複雜的疾病怎麼可能會因為一個簡單的發酵作用能量取代呼吸作用能量而造成的呢？瓦爾堡在 1956 年對懷豪斯的反駁以極度簡潔又風趣的文字來回應這個批判，瓦爾堡說：「癌症的問題並不在於解釋生命，

而是發現癌細胞與正常生長細胞間的差異。幸運的是，這可以不需要知道生命到底是什麼就能被達成。就好比有二組內燃機，一組是藉由完全燃燒而驅動，另一組是由煤炭的不完全燃燒所驅動。讓一個完全不懂內燃機與內燃機結構和使用目的人也能發現它們之間的差異。比方說他可以聞到差異。」換句話說，當煤炭的燃燒不完全的時候，硫會被釋放到空氣中而被察覺。當葡萄糖燃燒不完全的時候，乳酸就會在微環境中被察覺。因此瓦爾堡知道癌細胞中的呼吸作用受到損傷或是不足。

我的看法是，許多癌症研究人員在他們想要專注基因突變與作用機制（mechanisms of action）的偏好下，選擇讓癌症治療的探索變得比事實上還要複雜許多。**我們已經把癌症問題變成一種控制論（cybernetics）的演練，卻沒有任何清楚的解答。**真的必須要在完全闡明所有癌症機制的小細節（minutia）之後，才肯採用以瓦爾堡理論為基礎的療法，來做癌症治療嗎？答案是「否」，而且這會在之後的章節中變得明顯。

懷豪斯認為那只是人們、甚至科學家的天性想要把握住瓦爾堡的文字，就像他是個答應給我們救贖的「先知」一般，並對這個人類所面臨最大的天譴之一的問題提出解答。懷豪斯在他的個人回憶中提到，醣解作用與呼吸作用等引起爭論的火熱問題只發出灰暗的閃爍，就不再被認為是癌症研究的主流議題了。但這到今日議題仍持續閃亮的燃燒，意味著瓦爾堡可能自始自終就是對的。

## 🫘 艾倫‧艾森伯格對於瓦爾堡理論的批判

除了懷豪斯反對瓦爾堡理論的論述之外，其他傑出的研究人員也對其理論有所保留。哈佛醫學院的艾倫‧艾森伯格以一整本專論來討論腫瘤醣解作用與呼吸作用的爭議。儘管在審閱與記錄許多支持瓦爾堡理論的研究後，艾森伯格的結論是支持瓦爾堡看法的證據並不存在，而呼吸作用損傷作為癌症起源的整個概念仍然只是個假說。我在仔細閱讀了艾森伯格的專論，並發現大部分所呈現的資料事實上是支持瓦爾堡的理論。這點也在西

尼・寇勒維克（Sidney Colowick）對於艾森伯格專著的評價中有提到。

　　基本上，那些不支持瓦爾堡理論的資料大部分都來自對活體中發生的狀況不具有代表性的實驗性系統（experimental systems）。瓦爾堡對所有腫瘤都顯示出高度厭氧醣解作用的歸納，是受到所呈現資料強烈支持的。瓦爾堡的進一步歸納，認為腫瘤細胞的特點在有氧狀況下展現出實質的醣解作用，則除了少許的例外，幾乎完全受到艾森伯格專論中所呈現資料的支持。**瓦爾堡提及某些正常組織也會出現需氧醣解作用，包括視網膜、白血球、腎髓質（kidney medulla）與空腸黏膜。**瓦爾堡持續認為需氧醣解作用在已分化組織中通常不會發生，但可能會因為在非生理環境中的切除或評估（removal or evaluation in nonphysiological environments）而發生。瓦爾堡顯示白血球原本不會出現需氧醣解作用，直到它們從正常血清環境中被移開後才會，就像他顯示胚胎組織有相同的情況一樣；而艾森伯格並沒有提及瓦爾堡的這項發現。我們不清楚為何艾森伯格只「精選」（cherry picked）那些不支持瓦爾堡看法的資料。

　　雖然艾森伯格提出了資料顯示，與原始組織相比較時，在自發性癌症與化學誘發癌症中需氧與厭氧醣解作用都同時提高，卻沒有特別著墨在指出負責代謝轉換（metabolic shift）的細胞為何。根據迪恩・博克，只有當某種正常細胞的純粹無性繁殖系（pure clone）引起一個腫瘤的產生時，伴隨著惡性誘發的確切代謝改變，才能被評估。這是為什麼迪恩・博克的工作如此重要，他顯示從培養的心臟纖維母細胞的純粹無性繁殖系所取得的惡性細胞系，較之相同無性繁殖系所取得的非惡性細胞系，顯現出較高的醣解作用活動。而艾森伯格與懷豪斯都沒有放太多的重點在博克的研究上，因為博克的研究強烈的支持了瓦爾堡理論。物種、組織或細胞種類的不匹配（mismatched），癌細胞與正常細胞能量代謝的比較，某種程度造成了與癌症呼吸能量充足完整性相關問題的混淆。雖然博克與佩德森都提到在評估瓦爾堡理論時，適當的細胞比較的重要性，極少癌症能量代謝研究人員在他們的實驗設計中做出正確的比較。

　　**大量的困惑來自嘗試著整合厭氧醣解作用、需氧醣解作用與巴斯德效**

**應等現象**。氧氣的存在能協助區別醣解作用的二種型態。氧氣在大部分正常組織中會完全抑制厭氧醣解作用。不過，氧氣在腫瘤細胞中並不會完全抑制需氧醣解作用，反而造成氧氣存在下醣解作用的持續表現，也就是瓦爾堡效應。根據瓦爾堡的說法，需氧醣解作用是呼吸作用受損的結果。然而，懷豪斯與艾森伯格都提出資料顯示腫瘤組織中的巴斯德效應是在運作中的。由於巴斯德效應的發生被認為代表有著正常的呼吸作用，如果呼吸作用受損，那為何腫瘤組織會顯示出巴斯德效應呢？

　　問題是大部分所呈現的資料都來自包含有正常細胞的腫瘤，而這些正常細胞會顯示出巴斯德效應。腫瘤組織中正常細胞的存在會遮掩腫瘤細胞中某些代謝異常。這是為什麼最佳的比較是在：一、腫瘤組織與腫瘤來源的正常組織之間；二、來自相同細胞無性繁殖系的正常細胞與腫瘤細胞之間。氧氣存在下持續的乳酸生成代表著一個低效率的巴斯德效應存留在腫瘤細胞中。相較於 O2 在正常細胞與組織中的效果，在腫瘤細胞中 O2 無法完全抑制醣解作用的發生。腫瘤細胞中 O2 對於醣解作用的不完全抑制代表著這些細胞有著受損的呼吸作用。另一方面，有些人會主張腫瘤細胞中持續的需氧醣解作用來自醣解作用調控受損，而非呼吸作用受損。

　　在我看來，多數有關癌細胞受損呼吸作用角色的困惑大部分是因為用來評估呼吸作用與發酵作用的實驗設計或細胞系統有瑕疵。藉由檢視艾森伯格與懷豪斯用來反駁瓦爾堡假說的資料，就能清楚的顯示出這個問題。大部分用來反駁瓦爾堡關於癌細胞呼吸作用缺陷假設的資料，並沒有包含適當的控制細胞或組織。對於培養基生長的細胞，在評估其呼吸作用時也需小心謹慎，因為培養環境本身就會改變最終促成呼吸作用的粒線體內層膜結構的完整性。正常細胞時常被拿來與培養在有利於腫瘤細胞代謝（高葡萄糖）介質中的腫瘤細胞相比較，而這類的生長介質並不利於正常呼吸作用的細胞。

　　除了漠視腫瘤細胞受損呼吸作用的證據之外，艾森伯格採納了布里頓・強斯（Britton Chance）的看法，認為腫瘤粒線體在細胞色素（cytochrome）內容與氧化能力上是正常的，因為缺少了一個磷酸鹽受體（phosphate acceptor）才顯示出有限的呼吸作用。強斯與赫斯（Hess）反對癌症中受損呼吸作用的理由是，基於他們在分光光度（spectrophotometric）研究中顯示在腹水性腫瘤細胞中有大部分正常的電子傳遞。他們以腹水性細胞的呼吸作用來與酵母細胞與青蛙肌肉細胞的呼吸作用相比較。這些研究也沒有評估正常電子傳遞下的 ATP 生成濃度，也沒有排除經由 TCA 循環、受質層次磷酸化作用產生的 ATP 生成升高的可能性。艾森伯格也強調了莫尼爾（Monier）等人的發現，亦即在腹水性腫瘤細胞中相對於細胞色素系統的其他細胞色素，並沒有缺乏 C 細胞色素（cytochrome c），但是他們卻忽視了其他細胞色素事實上是非常低或缺乏的發現。

我認為彼得・佩德森正確的在他的文字中為當時的爭議做了總結：「需要重點強調的是在 1959 年前，許多研究人員普遍認為粒線體的內容在快速生長與高醣解作用的腫瘤中是明顯減少的。事實上，這一點的酶數據（enzymatic data）早在 1950 年就由波特等人提出。不過，強斯與赫斯在 1959 年以光譜測量的基礎顯示艾利希（Ehrlich）腹水性細胞的細胞色素內容，與肌肉以及酵母菌的細胞色素內容也在一樣的範圍內。不幸的是，這些研究被某些人[艾森伯格，1961]拿來建議，認為在快速生長與高醣解作用腫瘤細胞中的粒線體內容可能是正常的，而這樣的建議可能會轉移某些研究人員的注意（鑒於當時的反瓦爾堡情緒）而不再繼續以更完整的探究在快速生長腫瘤中明顯粒線體減少所代表的代謝重要性。但重要的是，在準備這篇評論時，作者能找到超過 20 篇參考文獻顯示快速生長、高醣解作用腫瘤的粒線體內容，相對於他們原始組織（tissue of origin）的粒線體內容是明顯較少的，但卻無法找到任何一篇參考文獻顯示在與原始組織相比較時，這類型的腫瘤有正常的粒線體內容。因此，雖然「高醣解作用」腫瘤的內源性（endogenous）或受到葡萄糖支持的氧氣消耗率很可能與一些不同正常組織的氧氣消耗率在同一個範圍內（懷豪斯，1956、1976）。但讀者需要記住的是，在已知的原始組織相比較之下，這類型腫瘤的呼吸作用能力（就粒線體的內容而論，也就是這些粒線體可能表現出的總 DNP 刺激（total DNP-stimulated）或狀態 III（state III）的效率）很

可能是明顯的降低。這一點看來在很多討論高醣解作用腫瘤細胞呼吸作用特質的文章中被『掩蓋』了。」就佩德森論點中的主要觀點來說，**如同我在第五章所討論的，腫瘤細胞的粒線體數量與結構是異常的，腫瘤細胞如何能夠有著正常的呼吸作用。**

我的看法是，今日許多研究人員也「掩蓋」了顯示癌細胞有著受損呼吸作用或粒線體損傷的證據。這怎麼可能會發生呢？佩德森所提到「反瓦爾堡情緒」這是個有趣的觀點。但有可能這個情緒到現在還存在嗎？

## 西尼・寇勒維克對於艾森伯格專著的評價

西尼・寇勒維克審評了艾森伯格在「生物學評論季刊」（the Quarterly Review of Biology）中的專論，並針對艾森伯格的結論提出了替代觀點。寇勒維克強調，除了否認腫瘤中受損的呼吸作用之外，艾森伯格也嘗試用數種論點來反駁瓦爾堡的理論。

第一，許多致癌物質並非呼吸作用抑制因子（inhibitors）。然而，艾森伯格同時也引用了其他研究顯示在某系列的胺基芴染劑（aminofluorene dyes）的致癌活性與它們抑制粒線體麩醯胺酸氧化的能力間有相關聯性。之後的研究清楚的顯示致癌物質會損害細胞呼吸作用。

第二，艾森伯格提到最高濃度的蛋白結合致癌物質（protein-bound carcinogen）是出現在細胞質中，但是承認粒線體可能會吸收致癌性染劑。事實上，艾森伯格引用了波特的觀點，認為腫瘤中特定的病變可能是因為粒線體的缺乏而不是可溶性酶的改變。

第三，艾森伯格質疑 X 光誘發的腫瘤是導因於粒線體呼吸作用損傷，因為 X 光會破壞細胞核形態。然而，不解是，為何 X 光無法像瓦爾堡的人所說的一樣會同時也傷害到粒線體。**X 光會破壞粒線體。**

第四，艾森伯格質疑了葛布拉特與卡梅倫（Goldblatt and Cameron）的解釋，他們顯示間歇缺氧會將正常纖維母細胞轉換成惡性細胞。單純因為惡性可以在不是厭氧生活（anaerobiosis）的培養環境中產生，並非自動

排除厭氧生活本身也會造成惡性的這個可能性。整體來說，寇勒維克對於艾森伯格在大量資料支持癌細胞受損呼吸作用的理論下還能如此輕易的拒絕這個假說而感到氣憤。在此之後佩德森的大量研究所提出的癌細胞呼吸作用受損證據就更具有說服力。我認為寇勒維克對於艾森伯格專論所討論的資訊提供了一個客觀的評價。

## 🍎 蘋果與柳橙

有關瓦爾堡理論的大部分爭論是來自以下現象的觀察：「許多腫瘤細胞中有明顯的正常呼吸功能現象，而且在某些癌細胞中呼吸功能可以被恢復。」這些與其他觀察的見解挑戰了癌症是大部分粒線體功能失常的一種不可逆疾病。如果許多腫瘤細胞看似表現出正常的呼吸作用，那怎麼可能如同瓦爾堡所說的呼吸作用缺陷是癌症的成因呢？必須先說明很重要的一點，要知道沒有幾個研究人員在評估腫瘤細胞呼吸作用與發酵作用時，會同時在類似的生長條件下比較組織匹配（tissue-matched）正常細胞的呼吸作用與發酵作用。

有大量的證據顯示實驗設計或所使用生物系統有所瑕疵，所以造成圍繞著瓦爾堡理論的這些爭議。例如，許多實驗以一個腫瘤細胞的呼吸作用與不同來源的另一個腫瘤細胞的呼吸作用相比較，卻沒有納入非致癌（nontumorigenic）和細胞專屬的控制。也有的實驗以培養的腫瘤細胞呼吸作用來與腫瘤組織或組織切片的呼吸作用相比較。而能真正提供資訊的實驗，是那些以相同活體或試管內條件所生長的腫瘤細胞與非致癌細胞之間的比較。重要的是，要在有利於呼吸作用而非有利於醣解作用的介質中來比較腫瘤細胞與正常細胞的呼吸作用。在缺乏呼吸所需營養素（維生素）的高葡萄糖介質中的細胞生長會抑制正常呼吸作用，因而潛在的遮掩了癌細胞與正常細胞間呼吸作用的差異。博克與薛德等人清楚顯示正確的比較如何能促進數據的解釋，並讓致癌細胞與非致癌細胞呼吸作用能力上的差異變得顯著。這些研究人員也證明了不正確的比較，尤其那些由懷

豪斯所執行的正常人類組織與老鼠腫瘤的比較，會混淆數據的解釋。懷豪斯在實驗設計上犯了許多錯誤，且混淆了正常細胞與癌細胞呼吸作用的差異。我建議所有對於這個主題有興趣的人仔細閱讀懷豪斯用來推翻瓦爾堡數據的論點，然後再思考博克與薛德對於這些論點的抗辯。

其中我不清楚的是，為何懷豪斯與艾森伯格將重心在那些不支持瓦爾堡看法的實驗數據，而不是許多支持這個理論的實驗數據。寇勒維克認為那些支持瓦爾堡發現的實驗，相較於那些不支持瓦爾堡發現的實驗，有著較佳的控制設計。艾森伯格仍然沒有被說服，不認同致癌物質可以簡單的以破壞細胞呼吸的方式達到致癌的效果或不認同醣解作用能量在形態上（morphologically）比氧化能量次等。我會在第九章描述致癌物質與病毒如何以粒線體作為目標來破壞能量代謝。

聖捷爾吉清楚的描述來自醣解作用的能量如何比來自呼吸作用的能量次等。呼吸作用的能量與粒線體膜的結構完整性以及分化狀態有所關聯，而醣解作用則與減少的結構（大部分是細胞質中的可溶性酶）以及反分化狀態（dedifferentiated state）有關。次級性（inferiority）因此與混亂的細胞器結構有關。大量的證據證明，如果不是全部，那麼癌細胞的粒線體在結構上與正常細胞的粒線體不同（第五章）。

我認為瓦爾堡的文字選擇可能也造成某些關於這個理論的困擾。雖然我認為博克、薛德與寇勒維克等人有說服力的驅散了對於瓦爾堡理論的主要批判，但在這個主題的討論中還是會看到關於癌細胞有著正常呼吸作用的舊論點引用。持續引用懷豪斯的論點來反駁瓦爾堡理論，在我看來，許多研究人員並沒有仔細閱讀論點或評估數據。雖然鄧博士（Dr. Deng）等人在他們的評論中提到瓦爾堡對於癌細胞呼吸作用要不有缺陷、要不就是不足等描述是胡扯，但是瓦爾堡從來沒有認為癌細胞的呼吸作用是正常的。讓大家了解到這個事實本身是重要的。

對於支持與反對瓦爾堡理論論點的強弱，是由每一位讀者自己去判斷的。以活體與試管內腫瘤系統從事超過十年以上的研究之後，我的結論是源自任何損傷的呼吸作用不只是癌症最重要的特徵。我挑戰在癌症領域中

的任何一個人，無法提供最終證據證明在有利於呼吸作用而非發酵作用的生長環境下，比較癌細胞的呼吸作用與其物種匹配（species-matched）正常細胞的呼吸作用是沒有差異的。**儘管我們能讓非致癌星狀細胞從高葡萄糖介質中過渡到以酮體作為主要能量燃料的低葡萄糖介質後，還能生存，**所有我們的老鼠腫瘤細胞在嘗試過渡到這個呼吸介質中都會死亡。約翰內斯・麗格（Johannes Rieger）等人也發表了在一系列人類大腦腫瘤系中類似的發現。有著正常呼吸能力的大部分細胞都能進行這個過渡移轉，但幾乎沒有任何癌細胞能進行這個過渡移轉。如果腫瘤細胞的呼吸作用是正常的，那利用酮體作為能量在癌細胞與正常細胞中應該是類似的。

我認為是癌症的解答只有在腫瘤細胞呼吸作用損傷或不足的證據廣為人知與接受之後，才有可能出現。當那一天到來，新的治療策略就會被開發出來，且能大幅增加大部分的惡性癌症患者的無惡化存活期（progression-free survival）。

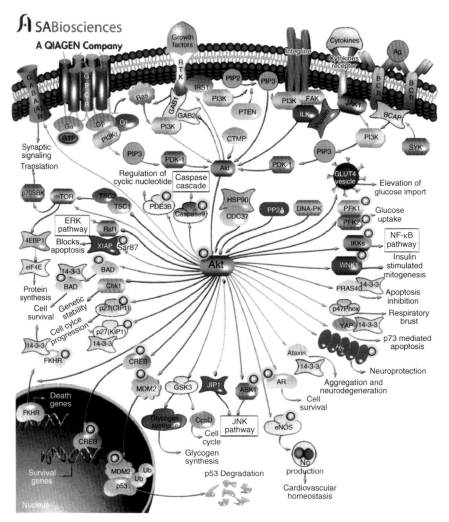

圖 1.2：Akt 傳訊。來源：SABiosciences 授權重印。（說明見黑白第 19 頁）

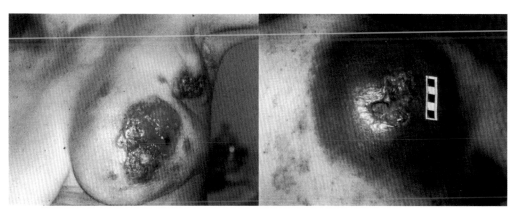

圖 1.5：（a）乳癌（說明見黑白第 22 頁）　　圖 1.5：（d）黑色素瘤（說明見黑白第 22 頁）

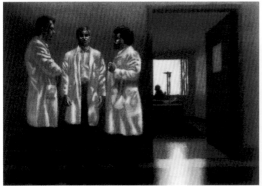

圖 **1.6**：會議。來源：波普授權重印。（見黑白第 22 頁）

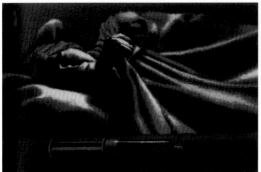

圖 **1.8**：化療。來源：波普授權重印。（見黑白第 23 頁）

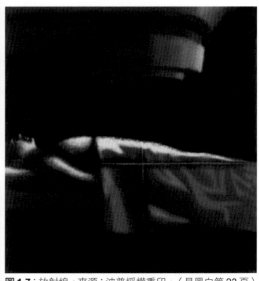

圖 **1.7**：放射線。來源：波普授權重印。（見黑白第 23 頁）

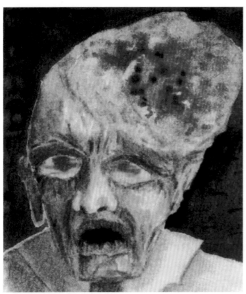

圖 **1.13**：消失。來源：古普塔（Gupta）與沙林（Sarin）
授權重印。（見黑白第 27 頁）

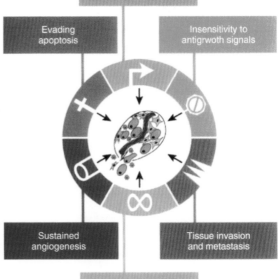

圖 **2.2**：哈納翰與懷伯格的癌症的六大特徵。
（說明見黑白第 34 頁）

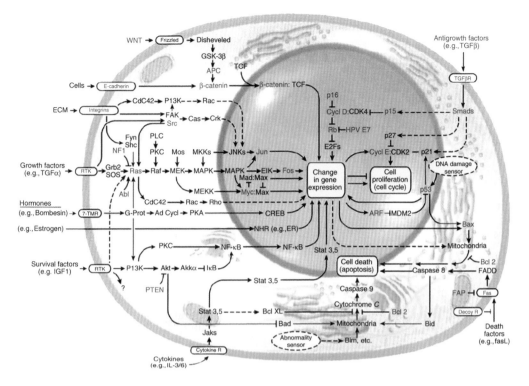

**圖 2.3**：細胞的緊急積體電路。（説明見黑白第 35 頁）

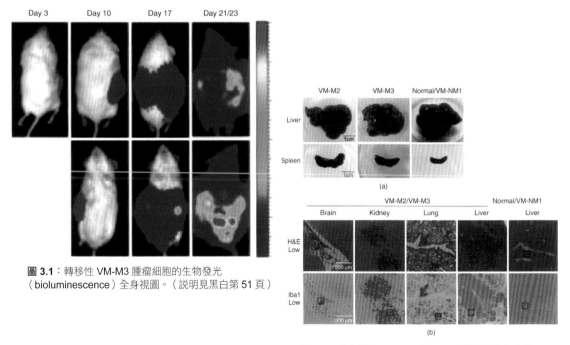

**圖 3.1**：轉移性 VM-M3 腫瘤細胞的生物發光
（bioluminescence）全身視圖。（説明見黑白第 51 頁）

**圖 3.2**：來自帶有 VM-M2 與 VM-M3 腫瘤老鼠的肉眼
（gross）（説明見黑白第 52 頁）

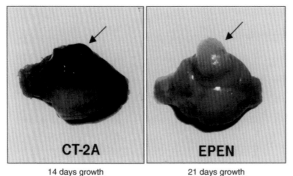

CT-2A
14 days growth

EPEN
21 days growth

圖 3.3：同基因 C57BL/6J 老鼠大腦中生長的 EPEN 與 CT-2A 腫瘤的肉眼形態。（説明見黑白第 55 頁）

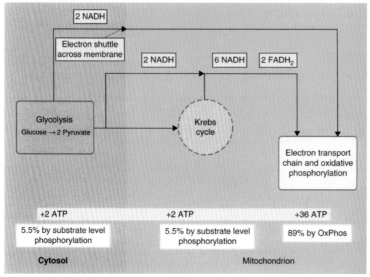

圖 4.3：經由醣解作用、TCA 循環、受質層次磷酸化作用與 OxPhos 的細胞能量生成。（説明見黑白第 64 頁）

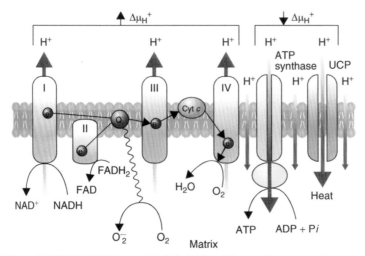

圖 4.4：粒線體電子傳遞鏈（ETC）與化學滲透作用的起源。（説明見黑白第 65 頁）

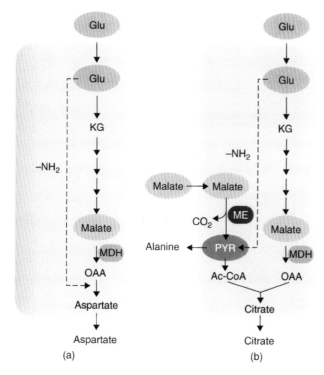

**圖 4.9**：艾利希（Ehrlich）腫瘤粒線體中的蘋果酸鹽與麩胺酸鹽氧化的建議路徑。（説明見黑白第 79 頁）

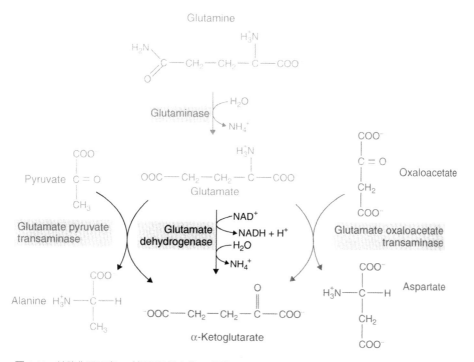

**圖 4.11**：轉胺作用反應。（説明見黑白第 82 頁）

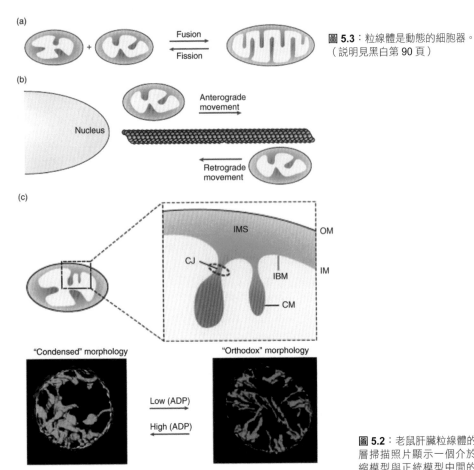

(a)

Fusion ⇌ Fission

(b)

Nucleus

Anterograde movement

Retrograde movement

(c)

IMS — OM

CJ

IBM

IM

CM

"Condensed" morphology — "Orthodox" morphology

Low (ADP) / High (ADP)

圖 5.3：粒線體是動態的細胞器。
（説明見黑白第 90 頁）

圖 5.2：老鼠肝臟粒線體的斷層掃描照片顯示一個介於濃縮模型與正統模型中間的形態。（説明見黑白第 88 頁）

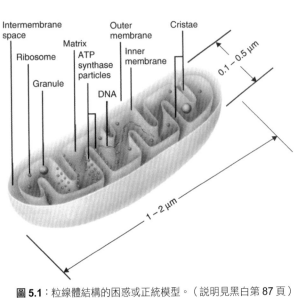

Intermembrane space
Ribosome
Granule
Matrix
ATP synthase particles
DNA
Outer membrane
Inner membrane
Cristae

0.1 – 0.5 μm

1 – 2 μm

圖 5.1：粒線體結構的困惑或正統模型。（説明見黑白第 87 頁）

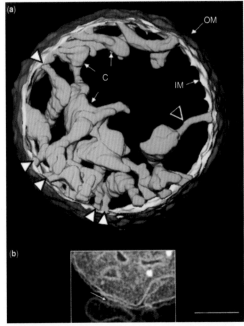

(a)

OM

C

IM

(b)

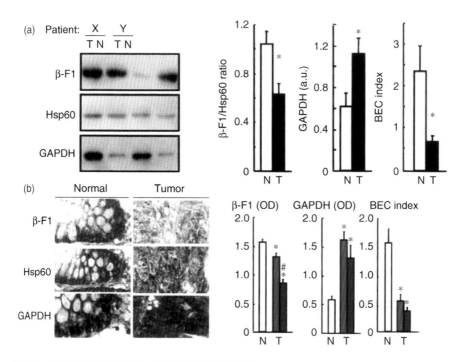

**圖 5.5**：結腸癌的生物能特性。（說明見黑白第 93 頁）

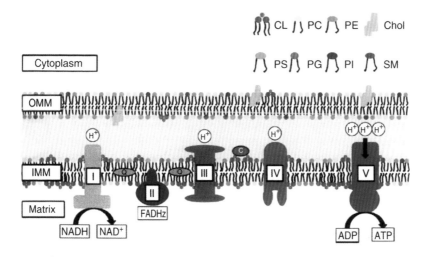

**圖 5.6**：粒線體膜中的脂質分布拓撲結構（topology）。（說明見黑白第 95 頁）

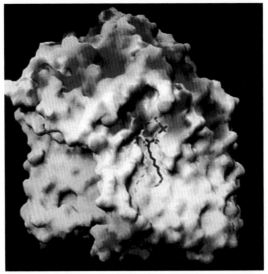

圖 **5.8**：粒線體蛋白質胺基酸序列與心磷脂醯基鏈組成的共進化。（說明見黑白第 98 頁）

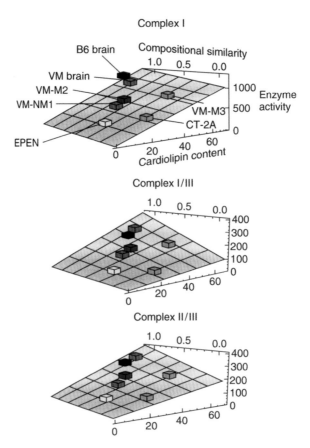

圖 **5.12**：B6 與 VM 老鼠大腦腫瘤中心磷脂異常與電子傳遞鏈活性的關係。（說明見黑白第 105 頁）

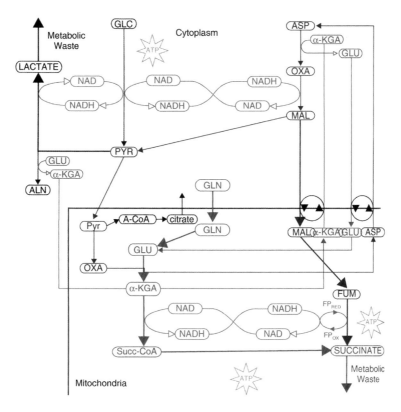

圖8.6：VM-M3神經膠質母細胞瘤細胞中發酵作用能量代謝的建議路徑。（説明見黑白第150頁）

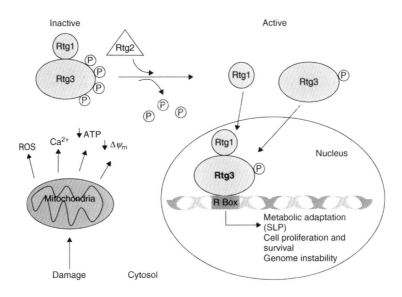

圖10.1：酵母細胞中逆行反應（RTG）的活化。（説明見黑白第185頁）

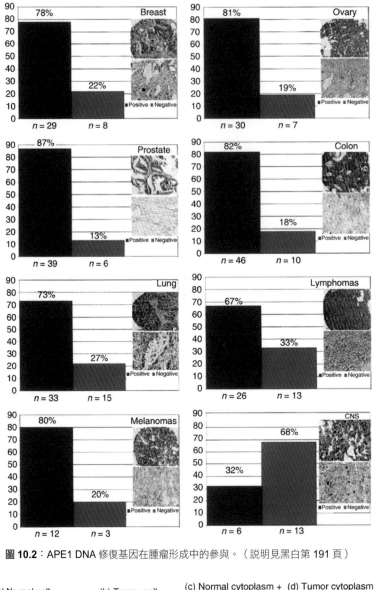

**圖 10.2**：APE1 DNA 修復基因在腫瘤形成中的參與。（說明見黑白第 191 頁）

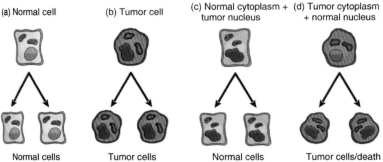

**圖 11.3**：細胞核與細胞質轉換實驗與腫瘤起源總結。（說明見黑白第 205 頁）

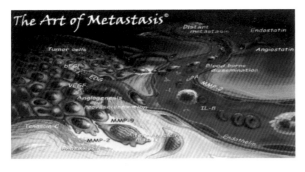

圖 13.1：描繪出轉移性皮膚癌（黑色素瘤）的轉移美術作品。（説明見黑白第 213 頁）

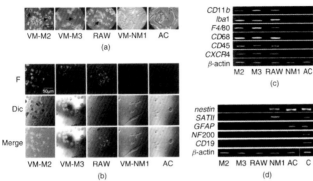

圖 13.4：老鼠轉移性癌細胞的特徵。（説明見黑白第 226 頁）

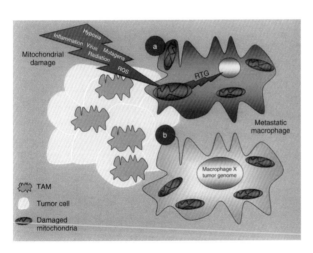

圖 13.5：巨噬細胞轉換與轉移的建議機制。（説明見黑白第 233 頁）

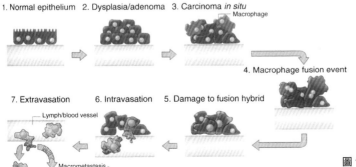

圖 13.6：癌細胞轉移的融合雜種假説。（説明見黑白第 239 頁）

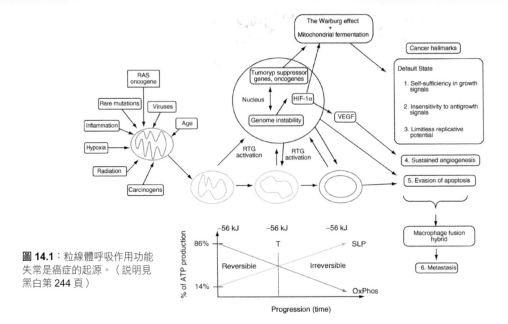

**圖 14.1**：粒線體呼吸作用功能失常是癌症的起源。（說明見黑白第 244 頁）

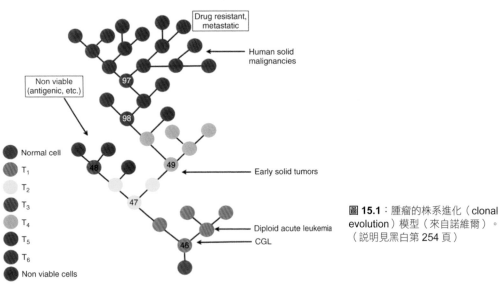

**圖 15.1**：腫瘤的株系進化（clonal evolution）模型（來自諾維爾）。（說明見黑白第 254 頁）

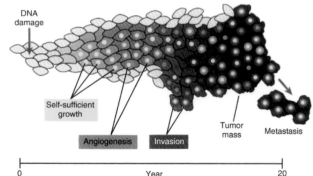

**圖 15.2**：顯示癌症如何重現進化的模型。（說明見黑白第 257 頁）

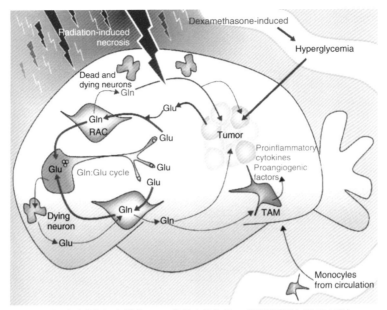

圖 16.1：標準治療如何會刺激 GBM 的侵略性生長。（說明見黑白第 271 頁）

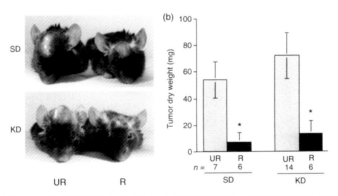

圖 17.1：飲食對於顱內生長 CT-2A 大腦腫瘤的影響。（說明見黑白第 277 頁）

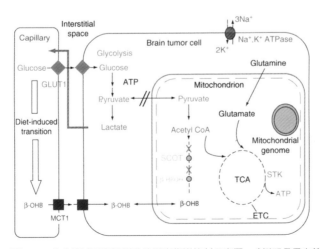

圖 17.4：飲食縮減與酮體提升的腦癌代謝控制示意圖。（說明見黑白第 284 頁）

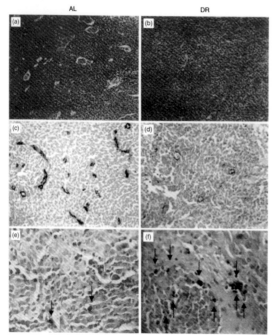

**圖 17.9**：（a）飲食能量限制對於 CT-2A 大腦腫瘤中微血管密度與細胞凋亡的影響。（説明見黑白第 291 頁）

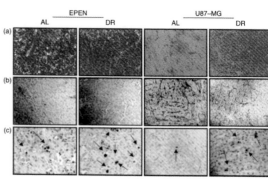

**圖 17.10**：帶有顱內老鼠 EPEN 與人類 U87-MG 大腦腫瘤的「任意採食」餵食與 DR 餵食老鼠中的腫瘤形態、血管分布與細胞凋亡。（説明見黑白第 292 頁）

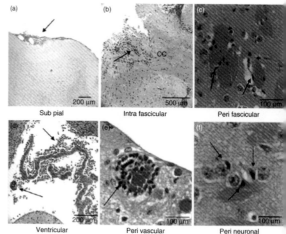

**圖 17.17**：以舍雷爾結構 VM-M3 神經膠質母細胞瘤細胞會在大腦中遷移。（説明見黑白第 308 頁）

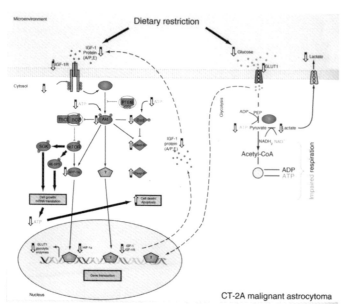

**圖 17.11**：遲發性 DER 減少葡萄糖與 IGF-1 代謝的建議機制。（説明見黑白第 297 頁）

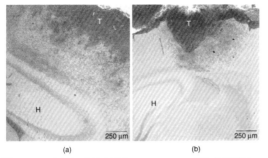

(a)　　　　　　　　　　　(b)

圖 **17.18**：卡路里限制會減少 VM-M3 GBM 細胞的瀰漫性侵入。（説明見黑白第 309 頁）

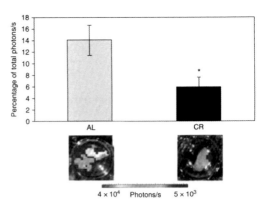

圖 **17.19**：CR 會減少 VM-M3 與 GBM 細胞從大腦半球一側侵入到另一側。（説明見黑白第 310 頁）

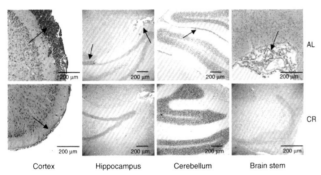

Cortex　　　Hippocampus　　　Cerebellum　　　Brain stem

圖 **17.20**：卡路里限制對於 VM-M3/Fluc 腫瘤細胞向對側半球侵入的影響。（説明見黑白第 310 頁）

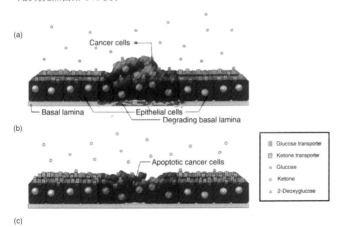

圖 **17.26**：以 KD-R 與 2-DG 作為腫瘤控制的建議機制。（説明見黑白第 320 頁）

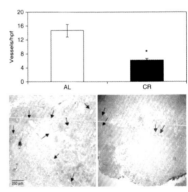

圖 **17.22**：CR 會減少原位生長在同基因 VM 宿主的 VM-M3 神經膠質母細胞瘤的血管分布。（説明見黑白第 312 頁）

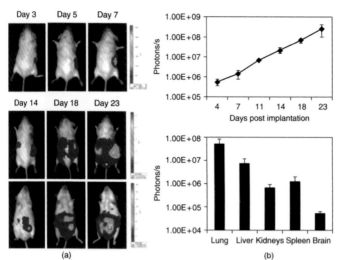

圖 **17.28**：VM-M3/Fluc 腫瘤的生
長與轉移及生物發光造影。
（說明見黑白第 325 頁）

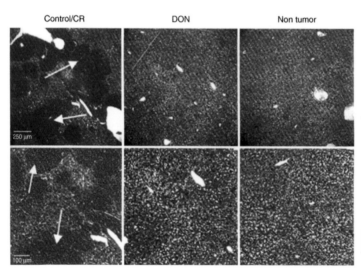

圖 **17.31**：DON 避免 VM-M3
腫瘤細胞轉移性擴散到肝臟。
（說明見黑白第 329 頁）

圖 **18.1**：循環中葡萄糖與酮體（β - 羥丁
酸鹽，β-OHB）與大腦腫瘤控制的關係。
（說明見黑白第 335 頁）

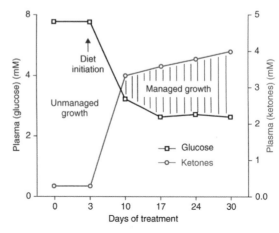

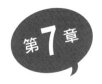

# 所謂癌細胞中的正常呼吸

## Is Respiration Normal in Cancer Cells

呼吸作用是細胞藉由 OxPhos 來使用 O₂ 獲得能量的一個程序。如果癌細胞的呼吸作用如同我在前三章中所敘述的一樣不足，那我就不清楚為何這麼多已發表的研究顯示癌細胞呼吸作用是正常或沒有嚴重的損傷。**如果負責呼吸作用的胞器受到損傷，那癌細胞如何表現出正常的呼吸作用呢？我認為這是癌症代謝領域的中心問題。**如果在許多腫瘤細胞中，其呼吸作用未受損並具有功能性，那瓦爾堡的受損呼吸作用理論就無法合理的解釋癌症的起源。癌細胞中呼吸作用的角色像個揮之不去的頑固難題，必須被「正面」處理才行。如果存在有大量具公信力的證據顯示癌細胞藉由正常 OxPhos 來合成 ATP，那不僅對我來說，甚至對其他任何人來說，都無法繼續討論瓦爾堡的原始理論。

為什麼替瓦爾堡理論建立有效性會是如此的重要？如果瓦爾堡理論是正確的，那我們應該能將這個疾病的所有特徵，直接或間接的連結到呼吸作用損傷或不足上；如果瓦爾堡理論在描述這個疾病的本質上是正確的，那癌症領域的當前研究是朝著錯誤的方向前進。另一方面，如果瓦爾堡理論是錯誤的，那放棄這個對於癌症起源的解釋就是必要的，這將能讓癌症領域持續朝向相同的方向前進。所有對於這個主題有興趣的人，因此需要謹慎的評估那些顯示正常細胞與腫瘤細胞的呼吸作用在質與量上相類似的證據。

## 🫛 偽呼吸作用

因為培養的腫瘤細胞會在它們的粒線體內消耗 O₂、釋放 CO₂、藉由

ETC 傳遞電子與產生 ATP，但並不代表這些 ATP 是具體由正常 OxPhos 所生成。這怎麼可能會發生呢？TCA 循環活性與 $O_2$ 消耗，能否會與 OxPhos 生成的 ATP 有所關聯。許多研究人員無法認知這個事實，很可能是因為其中所牽涉到的複雜系統。有太多科學文獻基於數據顯示出癌細胞的粒線體會彈出 $H^+$、傳遞電子、消耗 $O_2$、排放 $CO_2$ 與產生 ATP，因此認為癌細胞能夠呼吸。但我在前面敘述過在表現出解偶 OxPhos 的癌細胞（電子傳遞與 ATP 合成沒有偶合）中 $O_2$ 消耗會如何提高。在第五章提及，心磷脂內容與組成的異常會誘發蛋白質獨立解偶。而且腫瘤細胞的心磷脂是異常的。

當再次思考拉瑪納坦關於腫瘤細胞中 $O_2$ 消耗角色的發現時，這些研究人員提到了一些有趣的發現，即相較於較低致癌性的細胞，有較大致癌性的細胞會消耗比較多的氧氣，但是卻表現出較少的氧氣依賴（需氧）ATP 合成。他們因而認為這類型的細胞可能會將電子傳遞鏈與有氧磷酸化作用使用在非 ATP 合成的其他用途。還有什麼其他用途呢？

安東尼奧‧維拉羅伯（Antonio Villalobo）與亞伯特‧列寧格顯示與正常細胞相較，腫瘤細胞中正常彈出的 $H^+$ 質子回漏到基質的程度要高很多。彼得‧佩德森也在他的評論中的圖 7C 描繪了質子洩漏（proton leak）。**粒線體膜電位的洩漏應該會產生熱或活性含氧物**（reactive oxygen species，ROS）（圖 4.4）。腫瘤細胞中 ROS 的濃度一般較正常細胞來得高。我在第五章已解釋惡性較高的腫瘤細胞比惡性較低的腫瘤細胞會產生較多的熱。因此，$O_2$ 消耗與粒線體 ATP 生成有關聯的證據本身，並非正常呼吸作用的證據。

在下一章中，我將會顯示癌細胞如何能在的粒線體中透過胺基酸發酵作用的非氧化程序來合成 ATP。這個能量是藉由琥珀醯輔酶 A 合成酶的作用以及琥珀酸鹽去氫酶的逆轉下，使丁烯二酸鹽成為氧化劑而生成的。換句話說，細胞消耗 $O_2$ 但並非只藉由 OxPhos 來產生 ATP，而是也藉由牽涉到受質層次磷酸化作用的粒線體發酵作用來產生 ATP。

這會造成呼吸作用運作的假象，而事實上並不一定如此。因為沒有其他術語可以使用，我將這個現象稱為假的（false）或偽呼吸作用（pseudo-respiration）。「偽缺氧」（pseudo-hypoxia）這個術語被用來描述在常氧（normoxia）下 HIF-1α 的持續表現。HIF-1α 應該只有在缺氧下才會升高以驅動醣解作用。在常氧下癌細胞的 HIF-1α 升高是源自受損的呼吸作用。細胞需要 HIF-1α 來維持發酵作用。如果沒有發酵作用的能量，那麼大部分癌細胞將會死亡。

有多少篇已發表的研究論文在描述腫瘤細胞的 OxPhos 活動下，排除粒線體受質層次磷酸化作用或非氧化磷酸化作用是他們發現的替代解釋呢？我尚未找到任何一篇已發表的研究論文有提到這個部分或納入所有必要的控制實驗，將藉由 OxPhos 產生的能量與藉由粒線體發酵作用產生的能量做區別。在缺乏這類關鍵的實驗下，是不可能駁斥瓦爾堡認為呼吸作用不足或受損是癌症起源的理論。

必須達到許多標準才能得出癌細胞粒線體的能量是具體來自 OxPhos，而不是來自受質層次磷酸化作用或自丁烯二酸鹽還原酶層次下的電子傳遞合成 ATP，在不含有血清或含有透析過（dialyzed，沒有葡萄糖或低葡萄糖）血清的介質中執行這些研究會有所幫助。因為血清含有許多會產生能量的代謝物，會混淆數據的解釋。另一方面，血清也含有呼吸作用所需的許多因子。我們知道某些腫瘤細胞能從血清中取得脂質，而生長在老鼠中的人類腫瘤細胞會取得人類細胞無法合成的老鼠脂質。腫瘤細胞會從血清中取得膽固醇（第四章）。細胞擴散需要有膽固醇，而膽固醇合成則需要氧氣。血清能在缺氧的情況下提供膽固醇，而且血清膽固醇在缺氧的情況下能保持腫瘤細胞的生長。

細胞生長在二種條件下是有幫助的，一個是在正常供氧下（常氧），而另一個是缺氧的情況下（氧氣 <0.5%）。但是，什麼是常氧？很多人認為 20% 的 $O_2$ 就是常氧。然而，組織中常氧大約只有 5-9% 的 $O_2$。培養細胞的 $O_2$ 條件就 $O_2$ 的內容來說，是否正確的模擬活體的環境？除了使用缺氧的條件之外，我認為醣解作用抑制劑與抗呼吸作用藥物應該要用來作為額外的控制組。很多這種方式都顯示在圖 7.1 中。不過，有些這類的藥物會產生與 OxPhos 抑制無關的毒性作用。另一方面，不考慮 OxPhos 抑制

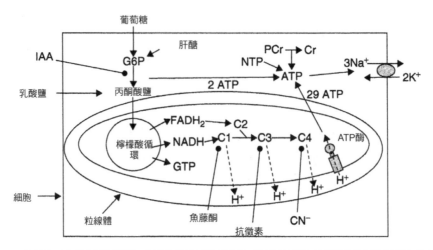

**圖 7.1**：能量生成路徑的概要圖解。經由醣解作用的葡萄糖或肝糖被轉換成丙酮酸鹽會產生兩個 ATP 分子，其可以受到碘醋酸酶（IAA）的抑制。G6P：葡萄糖 -6- 磷酸。丙酮酸鹽會被轉換成乙醯輔酶 A 來進入檸檬酸循環，檸檬酸循環會產生兩個 GTP 分子（可被轉換為 ATP）並輸出 NADH 與 FADH2 到電子傳遞鏈複合體 1、3 與 4（C1、C3 與 C4），其所射出穿過粒線體膜的質子會提供 ATP 合成能量。C1、C3 與 C4 會受到魚藤酮（rotenone）、抗黴素與氰化物的抑制。ATP 主要用來作為離子泵的燃料，其在這裡顯示為細胞膜鈉泵。短期的 ATP 保留除了 ATP（UTP、GTP 與 CTP）之外，會以磷酸肌酸（phosphocreatine，PCr）與核苷酸三磷酸（nucleotide triphosphates，NTPs）的形式發生。來源：參考資料第 14 條授權重印。

劑，光是缺氧本身就會影響粒線體的功能。我們發現缺乏 $CO_2$ 對細胞會產生毒性效果，而生長在純 $N_2$ 而沒有 $CO_2$ 的細胞會因為快速酸性變化而死亡。因此，需要有許多的觀察來作為證據，證明癌細胞是使用 OxPhos 來產生能量。

第一，當生長在缺氧的血清裡以及不含麩醯胺酸，或是諸如酮體和脂肪酸等任何其他具氧化能力代謝物的無葡萄糖基本培養基時，在相對短的時間內培養細胞會出現死亡。如果得以產生能量的營養素都耗盡時，細胞就無法維持生存力太久。如果膽固醇無法自內部合成或從環境中取得，細胞就無法存活太久。當所有能量受質都被耗盡時，膜去極化（membrane depolarization）就會發生。

許多癌細胞能使用葡萄糖與麩醯胺酸來維持生存力。來自葡萄糖發酵作用的能量大部分是藉由醣解作用獲得。而來自麩醯胺酸的能量則能藉由

OxPhos 或發酵作用獲得。麩醯胺酸發酵能藉由 TCA 循環中琥珀醯輔酶 A 合成酶階段的受質層次磷酸化作用，或藉由同樣發生在粒線體中的丁烯二酸鹽還原酶反應，來產生能量。我會在下一章中提供更多有關癌細胞如何藉由胺基酸發酵作用來合成 ATP 的資訊。

如果沒有葡萄糖提供給醣解作用或磷酸五碳糖路徑（pentose phosphate pathway），那麼細胞的生存力無法藉由這些程序來維持（圖 4.5）。如果麩醯胺酸藉由 TCA 循環代謝與 OxPhos 來維持細胞生存力，那缺氧就應該抑制 ATP 合成酶，並殺死生長在只有麩醯胺酸或麩醯胺酸與半乳糖混合下的細胞。**半乳糖一般在癌細胞中發酵的並不完全**。如果麩醯胺酸在缺乏 $O_2$ 或當有氰化物（cyanide）存在時能維持細胞生存力，那這個程序就不太可能會牽涉到 OxPhos，因為 OxPhos 需要 $O_2$ 與細胞色素 C 來合成 ATP。以氰化鉀（potassium cyanide，KCN）來實驗，倫納（Renner）等人顯示在神經膠質瘤（glioma）細胞系中，以及生長在 KCN 存在與否環境的原神經膠質母細胞瘤（primary glioblastoma）細胞之間，ATP 的合成是類似的。由於 KCN 會阻擋正常細胞中複合體 IV 功能與細胞作用，在葡萄糖存在下以 KCN 治療的神經膠質瘤細胞會持續存活並生成 ATP，代表這些腫瘤細胞並非完全使用 OxPhos 來維持生存力。如果生存力的維持是仰賴 OxPhos，那 KCN 就會殺死這些細胞。不幸的是，這些研究人員並沒有在 KCN 與麩醯胺酸存在下，以低葡萄糖的模式做控制實驗來測試這點。我們在轉移腫瘤細胞中做了這些控制實驗，並發現腫瘤細胞能在此環境下維持生存力，我會在下一章中討論這些數據。

缺氧或 OxPhos 的快速抑制應該會快速殺死呼吸中的細胞。在缺氧時，鈉泵（sodium pump）成了細胞主要的能量匯座（energy sink）。如果 OxPhos 因為氧氣的缺乏而關閉，那細胞就會因為鈉泵的能量供給耗盡而腫脹並死亡。死亡會快速發生，尤其如果沒有葡萄糖作為替代能量受質來經由醣解作用產生 ATP。這在艾特威爾團隊的大腦切片研究中證明過。這些研究人員也證明乳酸鹽無法替代葡萄糖在缺氧下維持正常細胞的生存力。

**呼吸中的生物能在缺乏氧下存活多久**？存活力一般是 <1 小時，除非這個生物或細胞演化成能在缺氧下存活相當的時間。**如果缺氧沒有殺死某個細胞，那這個細胞明顯的是藉由 OxPhos 之外的機制來產生能量**。如果 OxPhos 關閉了，乳酸鹽並無法提供能量給正常細胞。那腫瘤細胞呢？**如果乳酸鹽提供了能量給腫瘤細胞，這就不太可能與 OxPhos 有關，而是與發酵作用有關**。乳酸鹽可以被氧化成丙酮酸鹽，丙酮酸鹽能在粒線體中藉由受質層次磷酸化作用來發酵。如果將葡萄糖從培養基中移除，而細胞持續在缺氧下存活，那 OxPhos 就不太可能是維持存活的機制。然而，有一點很重要，莫里納（Molina）等人提出報告乳酸鹽可能可以當作乳癌細胞分支（subsets）的代謝燃料。所以需要更多的研究來評估乳酸鹽作為癌細胞能量來源的角色。

　　我不清楚在評估癌細胞中 OxPhos 的角色時，這些複雜的因子被檢驗的頻率有多高。對那些在他們的研究中檢驗了這些可能性，但在我對這個主題相關文獻審閱時卻忽略了相關研究的研究人員我感到抱歉。如果我們的目標是要殺死癌細胞，那我們應該要針對在不同生理狀態下，對那些維持癌細胞 ATP 生成與生存力的能量系統提出嚴肅的問題。我們必須知道在培養腫瘤細胞中所看到對於能量壓力的反應，並不一定與在自然環境下會發生的相同。如果我們知道癌細胞可以或不可以吃什麼，那我們就能殺死它們。

　　**酮體與脂肪酸可以提供替代的代謝燃料給麩醯胺酸來讓粒線體合成 ATP**。由於這些替代燃料也需要 $O_2$ 來代謝，同時在缺乏葡萄糖與 $O_2$ 下的任何細胞應該都會快速死亡，尤其當酮體與脂肪酸是唯一能被提供的燃料時。如果細胞在 $O_2$ 中以酮體或脂肪酸作為唯一的能量受質，來維持生存力，那這些細胞很可能是藉由 OxPhos 來存活。如我所知，**酮體與脂肪酸並無法藉由發酵作用來產生能量**。

　　如果腫瘤細胞在氧氣存在下會發酵麩醯胺酸，如同我將於下一章描述，那如何能明確知道由麩醯胺酸產生的能量是藉由 OxPhos 所產生，或是藉由粒線體中的發酵作用而產生呢？這是一個需要謹慎注意的重要問題。如

果細胞生長在不管有沒有氧氣的環境下其生存力為類似的，那 OxPhos 應該不是負責維持生命的機制。具體來說，不管有沒有氧氣如果生長只含有葡萄糖與麩醯胺酸作為唯一的能量代謝物的基本培養基中的腫瘤細胞，其生存力與乳酸鹽生成是類似的，那這些細胞可能是藉由發酵作用來取得能量，而非藉由 OxPhos。如果癌細胞是使用 OxPhos，那其生存力在 $O_2$ 缺乏的環境中較之 $O_2$ 存在的環境中會明顯的低許多。如果癌細胞是使用 OxPhos，那其生存力在缺乏 KCN 的環境中較之 KCN 存在的環境中應該會明顯的較低，因為 KCN 會抑制細胞色素 C 與 OxPhos。基於腫瘤細胞能量生成來源的這個資訊，我們現在可以重新評估許多顯示腫瘤細胞藉由 OxPhos 產生 ATP 的文章中所提供的數據。

## 腫瘤細胞能透過氧化磷酸化產生能量的有利科學證據？

這問題的答案取決於所評估的實驗系統。在某些案例中，證據看起來明確，但在其他的案例中，證據則是薄弱。在認為癌細胞 OxPhos 是正常的多數研究中，我都發現了缺點，這些研究都缺乏關鍵的控制實驗，而且在他們的發現中排除粒線體受質層次磷酸化作用的替代解釋。許多實驗使用呼吸性毒物（respiratory poisons），卻沒有同時以缺氧作為額外的控制組。然而，當評估任何以呼吸作用抑制劑所獲得的研究結果時，小心謹慎是必須的，因為非特定毒性作用可能會讓數據解釋變得十分複雜。而在評估腫瘤細胞生存力中呼吸作用角色時的最佳方式，是同時使用缺氧與呼吸作用抑制劑的方式。在那些認為腫瘤細胞呼吸作用是正常的證據中，哪些是最嚴重的缺點呢？

## 癌細胞的氧化磷酸來源 ATP 的重新評估

顯示培養腫瘤細胞能藉由 OxPhos 產生能量的科學文獻中，以賴澤爾（Reitzer）等人所發表研究被引用次數最多。這些研究人員提出致癌性海

拉細胞的主要能量來源麩醯胺酸，而非葡萄糖或其他糖類的證據。根據谷歌的資訊，這篇論文從 1979 年發表後已被引用將近 600 次。雖然這篇論文中所呈現的證據顯示麩醯胺酸是海拉細胞的主要能量受質，但作者們並沒有證明來自麩醯胺酸的能量事實上是由偶合 OxPhos 所產生，儘管他們認為如此。因此，小心檢視作者們所認為（他們論文中第 2674 頁第一段以及圖 8）麩醯胺酸藉由完整的 TCA 循環提供能量的證據就變得很重要了（圖 7.2）。

賴澤爾等人的數據清楚的顯示出生長在以麩醯胺酸與半乳糖作唯一能量受質的無血清培養基的海拉細胞，其內部 ATP 濃度能維持至少二個小時。這些發現顯示麩醯胺酸是海拉細胞的主要能量代謝物。他們也在更早一篇論文中顯示（他們論文的圖 7），麩醯胺酸碳原子以 $CO_2$ 的模式出現，而大約只有 13% 的麩醯胺酸碳原子以乳酸的方式出現。這與其他的研究一致，顯示在腫瘤細胞中麩醯胺酸只會產生極少的乳酸鹽。賴澤爾等人的發現顯示麩醯胺酸在需氧情況下大部分會藉由 TCA 循環來代謝，而由麩醯胺酸代謝所產生的大部分能量是來自粒線體，而不是來自細胞質中的醣解作用。這些是與癌症能量代謝相關的重要發現。

$N_2$ 對於 ATP 生成的影響，讓所呈現的證據得以顯示由麩醯胺酸代謝所產生的細胞能量是來自 OxPhos。如同他們的數據第二部分所顯示的，當海拉細胞在只含有麩醯胺酸、無葡萄糖與無血清的基本培養基中以 $N_2$ 培養的時候，ATP 生成會大幅度的降低（圖 7.2）。乍看之下，這些觀察暗示著 OxPhos 一定有參與能量生成，因為 $O_2$ 的移除導致 ATP 合成快速的降低。事實上，賴澤爾等人的結論是：「這個在非生長條件下的短期培養顯示，麩醯胺酸氧化在來自檸檬酸循環反應的有氧磷酸化作用下提供了大部分的 ATP（見「討論」），並排除肝糖藉由醣解作用作為 ATP 能量的主要來源。」

然而，眾所皆知以純 $N_2$、無 $CO_2$ 所產生的缺氧會導致細胞死亡。在這些條件下會需要 $CO_2$ 來緩和酸性化。我們發現純 $N_2$ 會在我們培養的轉移性 VM-M3 老鼠腫瘤細胞中導致大量死亡，即使它們是生長在含有 25

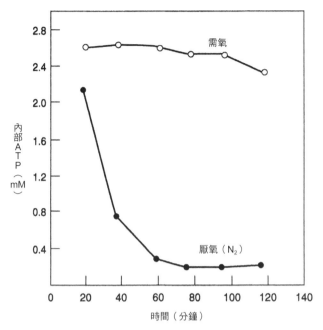

圖 7.2：在氧氣存在或不存在下糖缺乏時所培養海拉細胞中的 ATP 濃度。細胞在能夠支援 10（6 次方）cell/ml 指數生長的 5% 非透析胎牛血清旋轉培養的 Joklik 最低基礎培養基（Minimum Essential Medium Joklik，5% nondialyzed fetal calf serum spinner cultures）中預先生長。在 3 x 10（5 次方）cell/ml 時，200ml 以 1500g 在室溫下離心分離 15 分鐘，之後立即再懸浮在 10 ml 的 Joklik 最低基礎培養基中，其含有 20 mM 的 4-(2- 羥乙基 )-L- 哌咪 - 乙烷 - 磺酸（4-(2-hydroxyethyl)-L-piperazine-ethane-sulfonic acid）、pH7、無血清或葡萄糖。用來作為厭氧培養的培養基在 100%N2、最少 10 分鐘的起泡過程中去氧。細胞再懸浮到培養基中以避免產生氧氣，並在培養過程中持續在培養基上做氣體處理（gassing）。需氧培養則暴露在大氣之下。燒瓶在攝氏 37 度下浸於水中快速搖晃。在預定時間時，1.5ml 的培養液在攝氏 0 度下與 0.25ml 的 2.4 N HClO4 以及 8 mM 的 EDTA 混合後，以 12,006g 離心分離 20 分鐘。其上清液（supernatant）以培養基中的酚紅來以 KOH 中和，之後藉由離心機將過氯酸鉀去除後，以我們所描述的方式來測量 ATP。來源：修正自參考資料第 16 條。

mM 葡萄糖的完整培養基中。我們也發現當生長在高葡萄糖完整培養基的海拉細胞，暴露在純 $N_2$ 時會快速的死亡。帕潘德里歐（Papandreou）等人也顯示極度缺氧，會導致他們生長在高葡萄糖完整培養基的模型腫瘤細胞，出現細胞死亡。賴澤爾等人的研究結果顯示在純 $N_2$、無 $CO_2$ 的環境下 ATP 生成會降低，且細胞會死亡，但並沒有證明麩醯胺酸藉由 OxPhos 提供了在需氧下海拉細胞的能量。

因此，賴澤爾等人的實驗是不完整的，因為他們缺乏關鍵的控制實驗

（以完整培養基在純 $N_2$ 下培養細胞，並執行細胞生存力檢定），以顯示他們的實驗條件對細胞沒有產生毒性。缺乏這類的實驗以及沒有更長期的生存力數據（超過二個小時）下，是不可能得出麩醯胺酸是藉由 OxPhos 氧化來提供 ATP 的結論。我們的發現顯示純 $N_2$ 且無 $CO_2$ 對生長在完整培養基（含有血清、麩醯胺酸與葡萄糖）的腫瘤細胞是有毒性的，而不能被用來評估 OxPhos 是否正常運作。而我並沒有排除在需氧下麩醯胺酸藉由 OxPhos 提供能量給海拉細胞的可能性，但是我對於賴澤爾等人所提供支持這個假設的證據有意見。

賴澤爾等人提及唐納利與謝弗勒的研究，顯示在有呼吸作用缺陷的中國倉鼠纖維母細胞中，麩醯胺酸呼吸作用占了 40% 的 ATP 生成，而這描述誤解了這些人的發現。唐納利與謝弗勒的結論是麩醯胺酸呼吸作用在野生型「呼吸作用健全的纖維母細胞」中，占了 ATP 生成的 40%。在沒有呼吸作用的細胞中，ATP 要如何藉由呼吸作用來生成呢？

綜觀之下，賴澤爾等人研究的結果並沒有提供確鑿的證據證明海拉細胞的呼吸作用是正常的。沒有關鍵的實驗來支持海拉細胞能藉由麩醯胺酸呼吸作用產生 ATP 的這個結論。沒有控制實驗來排除純 $N_2$ 或無 $CO_2$ 的毒性影響。雖然麩醯胺酸藉由 TCA 循環來代謝並產生 ATP，沒有實驗來排除藉由 TCA 循環受質層次磷酸化作用下，與胺基酸發酵作用有關的 ATP 合成的可能性。在沒有這些證據，不可能確定做出海拉細胞的呼吸作用是正常的結論。甚至，我們從羅西格諾爾（Rossignol）等人以及皮瓦（Piva）與麥克沃伊 · 鮑易（McEvoy · Bowe）的發現中知道，海拉細胞的粒線體形態是異常的。這代表海拉細胞粒線體功能不太可能跟正常細胞相同。如果這些細胞的粒線體結構有異常，那他們如何能有正常的呼吸作用呢？雖然賴澤爾等人的研究被大量引用作為反駁瓦爾堡癌症理論的證據，但顯然這個證據是最薄弱的。

# 其他腫瘤氧化磷酸化（**OxPhos**）的表現？

　　荷西（Jose）等人最近審閱 OxPhos 在大範圍腫瘤細胞種類中能量供應角色有關的文獻。除了賴澤爾等人的研究之外，他們也引用了許多其他認為 OxPhos 提供能量給腫瘤細胞的研究。再加上西尼・懷豪斯先前的批判（第六章討論過），顯示 OxPhos 在許多腫瘤細胞中是有所功能的。認為腫瘤細胞中 OxPhos 是有所功能、無嚴重損傷、或可以恢復到正常功能的主要評論與研究，包括以下研究人員所提出的評論與研究報告：葛皮（Guppy）等人、范亭（Fantin）等人、羅西格諾爾等人、莫里諾・桑切斯（Moreno・Sanchez）等人、格里格（Griguer）等人、瑪祖雷克等人、邦尼特（Bonnet）等人、富內斯（Funes）等人、莫里斯（Morris）等人、唐等人、弗吉爾（Fogal）等人、哥特利布與巫士頓（Gottlieb and Vousden）、湯普森（Thompson）等人、麥奇翰、萊文與普吉歐・庫特（Levine and Puzio・Kuter）、桑沃（Sonveaux）等人、羅培茲・拉薩羅（Lopez・Lazaro）、蓋騰畢與吉利斯（Gatenby and Gillies）、懷伯格與宣德爾（Chandel）。那些對癌細胞中 OxPhos 表現持有類似看法，但沒有被包含在以上清單中的其他研究團隊，我在此致歉。就像在賴澤爾等人的研究一樣，這些提及的研究中，沒有一個有執行實驗來排除藉由 TCA 循環受質層次磷酸化作用下，與胺基酸發酵作用有關的 ATP 合成的可能性。沒有這個資訊，就不可能得到癌細胞呼吸作用是正常的結論。儘管某些呼吸作用在許多癌細胞中會發生，對腫瘤細胞中呼吸作用充足的程度是否類似它們的正常細胞匹配控制組（normal cell-matched controls），仍然是不確定的。

　　王（Wong）等人最近的研究中描述從卵巢癌病患的組織中分離出來的粒線體其呼吸作用大部分是正常的。雖然這些研究人員並沒有評估從正常卵巢組織分離出來的控制粒線體的呼吸作用，他們提及 ATP 生成以及琥珀酸鹽、蘋果酸鹽與麩胺酸鹽去氫酶的特定活性，與人類骨骼肌肉、心臟與肝臟的相同數值相差不遠（comparable）。但仔細檢視他們在表 2 的

數據則會發現，當使用琥珀酸鹽作為受質的時候，卵巢癌與腹膜癌的 ATP 生成率（平均 37 nmol/min/mg）明顯低於骨骼肌肉（平均 265 nmol/min/mg）。當使用 TMPD+ 抗壞血酸鹽被作為受質時，也會獲得類似的觀察。

基於這些數據，我不清楚這些研究人員如何能得出結論認為在這些卵巢癌組織中 TCA 循環是有所功能，且粒線體 OxPhos 是有能力運作的。讀者自己從原始論文中來評估這些數據是很重要的。也有報告顯示卵巢癌中的粒線體有異常。鑑於這些研究結果以及他們在表 2 中的數據所顯示卵巢癌粒線體功能異常與 ATP 生成減少，如果王等人可以解釋他們如何認為腫瘤樣本中的呼吸作用是正常的，那才真的有所幫助。

## 彼得森對腫瘤粒線體與癌細胞生物能學的評論

佩德森提供了大量的證據顯示，當與正常細胞的粒線體相較時，腫瘤細胞中的粒線體是有缺陷的。他的評論對癌細胞中粒線體生物能（bioenergetics）與功能提供了一個全面的討論。雖然需要對細胞生物能學有深入的認識才能理解他論文中的資訊，但重點訊息卻很清楚，也就是，當與組織特定控制細胞（tissue-specific control cells）相較時，癌細胞的粒線體是有缺陷的。這點很重要，因為一般很難取得組織特定控制細胞來與腫瘤細胞比較。我從佩德森的研究中總結以下重點：

1. 腫瘤粒線體在形態與微結構上是異常的，且對生長介質改變的反應與正常細胞的粒線體不同。
2. 腫瘤粒線體的蛋白質與脂質組成明顯與正常粒線體不同。
3. 腫瘤粒線體中質子洩漏與解偶的程度比正常粒線體來的高。
4. 腫瘤粒線體中的鈣質調控機制是受損的。
5. 許多腫瘤的粒線體陰離子膜傳遞系統（anion membrane transport systems）是異常或功能失常的。
6. 腫瘤細胞中的葡萄糖發酵作用提高並非因為穿梭系統有缺陷。

7. 丙酮酸鹽在腫瘤粒線體中沒有被有效的氧化。腫瘤粒線體含有一種表面結合（surface-bound）和像胚胎的己醣激酶（hexokinase）。

8. 呼吸作用某種程度上的缺陷是造成腫瘤細胞過度乳酸生成的原因。

佩德森指出，他的本意並非暗示瓦爾堡理論的不正確，而是想要讓大家去注意到所有腫瘤細胞所表現出的潛在生物能異常。雖然腫瘤細胞在粒線體電子傳遞鏈這階段，並沒有一個普遍的缺陷。會降低呼吸功能的許多其他粒線體的異常是有真的發生。事實上，瓦爾堡從來沒有說電子傳遞鏈的普遍缺陷是導致癌症發生的原因。我們從許多研究人員的結果上得知，癌細胞中電子傳遞可能沒有與 ATP 合成偶合。任何會讓電子傳遞與 OxPhos 解偶的粒線體缺陷都會降低呼吸作用的充足性。

雖然許多研究人員以各式各樣的理由否定瓦爾堡認為呼吸作用損傷是癌症起源的中心假說，大部分的理由並沒有證據支持。沒有任何一個被引用、反對瓦爾堡理論的研究，排除了粒線體胺基酸發酵與受質層次磷酸化作用取代 OxPhos 來讓粒線體產生能量的可能性。事實上，除了我們自己執行的研究之外，我還沒有找到任何確實針對腫瘤細胞的研究。沒有這個資訊，就不可能肯定的說癌細胞的呼吸作用是正常或可以被恢復的。沒有這個資訊，就不可能否定瓦爾堡的癌症理論。因此，對聲稱腫瘤細胞 OxPhos 是正常的研究人員來說，最急迫的是，實驗的設計要能排除來自胺基酸發酵作用的粒線體 ATP 生成，而並非他們發現的替代解釋。這很重要，因為大部分會牽涉到麩醯胺酸氧化的胺基酸發酵作用，很容易被誤當成 OxPhos，因為不論 $O_2$ 是否存在，大量的 ATP 會在粒線體內被合成。

基於這麼多年來許多研究人員所呈現的數據，我相信所有癌細胞的 OxPhos 在某種程度上普遍都有受損。雖然在某些癌細胞上損傷巨大，而在其他癌細胞中損傷較小，但是如果並非所有的癌細胞，都會表現出某種程度的 OxPhos 不足。因此，對這一章標題所提出的問題的答案是「否定」。

# 粒線體麩醯胺酸發酵是癌症代謝理論所欠缺的環節嗎？

## Is Mitochondrial Glutamine Fermentation a Missing Link in the Metabolic Theory in Cancer?

### 🫐 胺基酸發酵作用在缺氧下能維持細胞能量衡平

　　已知粒線體胺基酸發酵作用是許多潛水動物在缺氧下維持代謝衡平的方式。粒線體胺基酸發酵作用也可以在低葡萄糖與低氧條件下維持心臟與腎臟的代謝衡平。腫瘤細胞也能藉由胺基酸發酵作用取得能量的可能性，在過去從來沒有認為是 OxPhos 之外的一個替代能量來源。**雖然瓦爾堡認為呼吸作用與葡萄糖發酵作用是細胞內唯一的能量製造來源，但粒線體內的胺基酸發酵作用也能藉由受質層次磷酸化作用來產生能量。**

　　施威默（Schwimmer）等人顯示酵母細胞中來自 TCA 循環受質層次磷酸化作用（琥珀醯輔酶 A 合成酶階段）（圖 4.6）就足以補償 F1-ATP 酶的缺失。我們不清楚瓦爾堡是否知道能從這個階段取得能量，因為就我所知他從未在他的作品中討論這點。事實上，我們是第一個提出克氏循環（Krebs cycle）受質層次磷酸化作用可能補償了轉移性癌細胞呼吸作用不足的研究團隊。在初步研究的基礎上，我認為能使用麩醯胺酸作為能量的腫瘤細胞，會藉由麩醯胺酸發酵所產生的能量來補償其呼吸作用不足，或受到抑制的能量缺陷。

　　儘管葡萄糖能夠發酵是眾所皆知，卻沒有多少人知道胺基酸發酵作用。乳酸鹽是葡萄糖發酵的副產品，而琥珀酸鹽、丙胺酸與天門冬胺酸鹽則是缺氧下麩醯胺酸或胺基酸發酵的副產品。在 $O_2$ 存在下乳酸鹽的出現是異常

的，並意味著細胞是在發酵中。發酵的程度（乳酸鹽的生成）與惡性生長的程度有正向關聯性。而且，呼吸作用愈少發酵作用就愈多。在缺氧下丁烯二酸鹽會取代 $O_2$ 成為一個電子接受體（electron acceptor）。如果細胞消耗氧氣，那麼琥珀酸鹽就不太可能會累積。在高葡萄糖下，則無論琥珀酸鹽是否會累積，胺基酸發酵作用都會發生。因此，將所有必須的多重變數考量進去，來確保細胞事實上只使用 OxPhos 或使用 OxPhos 與粒線體受質層次磷酸化作用的某些組合，來維持它們的生存力是非常重要的。

## 證據顯示轉移性老鼠細胞從麩醯胺酸發酵獲得能量

我的研究生羅伯托・弗洛雷斯和我認為在某些代謝條件下，例如缺氧下或常氧高葡萄糖之下，癌細胞中的麩醯胺酸以及它的代謝物（麩胺酸鹽與 $\alpha$ - 酮戊二酸）會發酵產生能量。高葡萄糖濃度會藉由克拉布特里效應來抑制呼吸作用，而造成發酵作用的提高。我們在 2011 年美國癌症研究協會的會議中為這個可能性提出證據。我們檢視培養老鼠 VM-M3 細胞中，葡萄糖與麩醯胺酸對 ATP 合成與生存力的影響，該細胞是侵入性人類神經膠質母細胞瘤與全身性轉移的模型。這些細胞已知有心磷脂內容與組成上的變異，而這與異常呼吸作用有所關連。

利用以生物發光為主（bioluminescent-based）的試管內 ATP 測定，我們發現生長在只含有麩醯胺酸、或只含有葡萄糖培養基中的轉移性細胞，其 ATP 生成與細胞生存力是類似的（圖 8.1）。薛爾頓（Shelton）也證明了生長在麩醯胺酸中的轉移性細胞，其乳酸鹽生成明顯的比生長在葡萄糖中的相同細胞來的低，顯示這些細胞在只有麩醯胺酸時，只產生一點點乳酸鹽（圖 4.10）。我的研究生塔林（Linh Ta）最近的發現顯示，當 VM-M3 細胞是培養在 25 mM 葡萄糖（未標記）與 4 mM 麩醯胺酸（放射線標記）時，只有微量濃度（trace levels）以碳十四（14C）標記的麩醯胺酸碳原子在乳酸鹽中被發現。然而，當添加以碳十四標記的葡萄糖時，大量的放射線標記乳酸鹽就會被發現。這些發現顯示當培養基中同時也有

高葡萄糖時，極少量的麩醯胺酸碳原子會出現在乳酸鹽中。

　　然而，生長在葡萄糖與麩醯胺酸中的 VM-M3 腫瘤細胞，相較於生長在只有麩醯胺酸、或只有葡萄糖的腫瘤細胞，ATP 合成與乳酸鹽生成會明顯的大許多（圖 4.10 與 8.1）。這些發現顯示葡萄糖與麩醯胺酸會產生協同作用一同增強 ATP 合成、乳酸鹽生成與細胞生長。

　　我們在 VM-M3 腫瘤細胞中發現的協同作用是來自麩醯胺酸，因為天門冬胺酸鹽與丙胺酸（氮的替代來源）都無法替代麩醯胺酸來產生這個作用（圖 8.2）。賴澤爾等人之前的發現顯示不可發酵（nonfermentable）糖類、半乳糖、果糖可以取代葡萄糖來驅動海拉細胞的能量代謝。ATP 合成的協同作用以及轉移性老鼠細胞的生長，是來自葡萄糖與麩醯胺酸代謝的一個特定互動。不過，許多腫瘤細胞，例如 A549、HepG2、海拉、U-87、U-251 與 MDA-MB-453 可以在微量葡萄糖下生長。許多這些細胞系的醣解作用能力都較低，而相對具有高醣解作用的腫瘤像是 VM-M3、MCF-7、D-54 MG、GL 261 與 143B 等腫瘤細胞。所有的高醣解作用細胞系都無法在沒有葡萄糖下生長。

　　我們也與波士頓學院化學系的雪柔・史椎爾寇（Cheryl Strelko）與瑪麗・羅伯茲（Mary Roberts）合作，進一步檢驗轉移性老鼠細胞中的粒線體功能。史椎爾寇與羅伯茲以 [C13]NMR 分析在培養於泛標記麩醯胺酸中的腫瘤細胞裡，辨認出琥珀酸鹽、天門冬胺酸鹽、丙胺酸與檸檬酸鹽（圖 8.3）。呈現在此的這些數據支持了經由**克氏循環**受質層次磷酸化作用的粒線體能量生成，並顯示麩醯胺酸在這些細胞中是藉由 TCA 循環來代謝。換句話說，在這些腫瘤細胞中，粒線體有能力代謝麩醯胺酸。這個發現所引起的問題是，這些細胞是經由 OxPhos，還是藉由粒線體發酵作用，來使麩醯胺酸產生能量。除了已知麩醯胺酸在補充 TCA 循環代謝物（回補效應，anapleurosis）的角色之外，麩醯胺酸在能量生成中也扮演了另一個角色。

　　我們顯示了只要介質中同時有葡萄糖與麩醯胺酸，則腫瘤細胞不論在缺氧或氰化物中，其生存力與 ATP 生成都是旺盛的（圖 8.4 與 8.5）。因為缺氧（95%$N_2$、5%$CO_2$）或氰化物（一種複合體 IV 呼吸作用抑制劑）

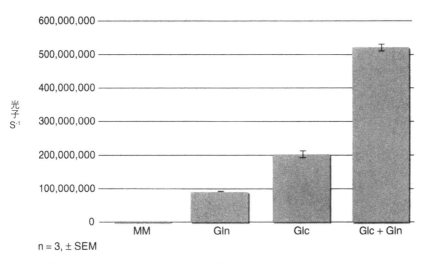

圖 8.1：葡萄糖（Glc）與麩醯胺酸（Gln）對於轉移性 VM-M3 神經膠質母細胞瘤細胞生存力的影響。整體來說，5 x 10（4 次方）的細胞以 100 μl 的 DMEM 加上 5% 的 FBS 下種入 96 孔板中後靜置 6 小時使其安定，再以 1x 磷酸緩衝液（phosphate buffered saline，PBS）以及隨後加入的最低 DMEM 培養基來沖洗，DMEM 培養基中含有單獨 25 mM 葡萄糖或 4 單獨 mM 麩醯胺酸，或二種代謝物的綜合。在細胞以 95% 的空氣與 5% 的 $CO_2$ 培養 24 小時後，執行 Promega CellTiter Glo ATP 測試。數值代表每一組三個獨立樣本的平均數 ±SEM。結果顯示，與代謝物各自單獨存在下相較，葡萄糖與麩醯胺酸會協同的運作（MM= 最低培養基）。這些數據提供在 2011 年美國癌症研究學會的會議中。

會抑制呼吸作用，在葡萄糖與麩醯胺酸上所看到的旺盛協同作用，不太可能是來自 OxPhos 所生成的大量能量。史考特（Scott）等人也在人類黑色素瘤（melanoma）細胞中發現在缺氧下有來自麩醯胺酸的大量 ATP 生成，但並沒有描述在無 $O_2$ 之下 ATP 如何經由麩醯胺酸來合成。我們認為在轉移性老鼠細胞中所觀察到的葡萄糖或麩醯胺酸能量協同作用，是源自細胞質中相聯發酵作用氧化還原對偶（linked fermentation redox couples），以及藉由非氧化受質層次磷酸化作用，來合成大部分 ATP 的粒線體。

## 發酵作用能量路徑在缺氧下能驅動癌細胞的生存力

侯哈賀卡（Hochachka）等人提出了令人信服的證據，顯示後生動物與潛水動物中，在缺氧下能夠維持能量衡平的相聯發酵作用氧化還原對偶

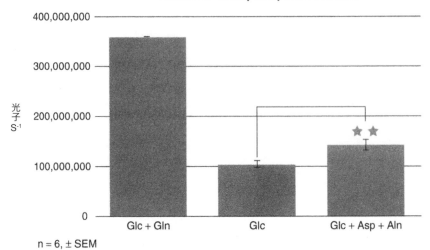

図 **8.2**：麩醯胺酸（Gln）相對於天門冬胺酸鹽（Asp）與丙胺酸（Aln）是 VM-M3 神經膠質母細胞瘤的一個更好的代謝燃料。細胞生長在最低 DMEM 培養基中，該培養基含有 25 mM 葡萄糖加上 4 mM 麩醯胺酸、25 mM 葡萄糖，或 25 mM 葡萄糖加上 4 mM 天門冬胺酸鹽與丙胺酸。細胞培養在 95% 的空氣與 5% 的 Co2 下 24 小時後，再將各自的培養基從皿中移除，然後加入 100 μl 的 DMEM 與 5% 的 FBS，再經過 30 分鐘平衡到室溫。ATP 合成與圖 8.1 的方式相同。數值代表每一組中的六個獨立樣本平均值 +-SEM。星號顯示 Glc+Asp+Aln 數值與 Glc 數值有 p<0.01 的明顯差異。結果顯示天門冬胺酸鹽與丙胺酸都無法取代麩醯胺酸作為 VM-M3 細胞的能量代謝物。其他的條件如圖 8.1 所述。這些數據提供在 2011 年美國癌症研究學會的會議中。

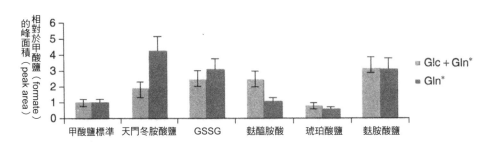

圖 **8.3**：VM-M3 神經膠質母細胞瘤細胞中麩醯胺酸標記代謝物的 [C13]NMR 分析。VM-M3 細胞在 4 mM C13 麩醯胺酸 ± 未標記 25 mM 葡萄糖下生長。細胞萃取物則在 12 小時後以乙醇萃取而得。凍乾的萃取物以 D2O 與 2 mM 甲酸鈉標準在 pH 值調整到 7.4 下融解。之後分析了 1D-g HSQC（異核多量子相關，Heteronuclear Multiple Quantum Correlation）（譯者按：原文似乎有錯，HSQC 是異核「單」量子相關（通譯為：近程碳氫相關），但是其全文卻是用「multiple」）頻譜下，其頻峰再與甲酸鹽標準對比下整合。數據是以相對於三個獨立樣本的甲酸鹽標準的平均峰面積 ± 平均 % 錯誤下標示。星號代表 C13。這些數據提供在 2010 年美國癌症研究學會的會議中。

的存在。許多研究人員也證明，類似的路徑可以在心臟與腎臟的定期缺氧下維持能量代謝與細胞生存力。富冢等人在最近提出顯示癌細胞中這類型能量代謝存在的第一份證據。因此，細胞質與粒線體胺基酸發酵作用在缺氧時能彌補 OxPhos 的不足。許多癌細胞都能在缺氧環境中生長。**有可能癌細胞藉由這些路徑所產生的能量來彌補其呼吸作用的損傷嗎？**我們認為有這個可能，但只會發生在特定的情況下，例如缺氧或高葡萄糖。

我們解釋癌細胞能量代謝的新概念圖解在圖 8.6 中，是修改自侯哈賀卡的概念。我們在美國癌症研究學會 2011 年的會議中第一次提出這些路徑。蘋果酸 - 天門冬胺酸穿梭系統與甘油 -3 磷酸穿梭系統能連結細胞質與粒線體中的氧化還原對偶。這個連結與顯示在不同癌細胞中，這些穿梭系統的高度表現的證據是一致的。不過，腫瘤細胞中穿梭系統的表現，一部

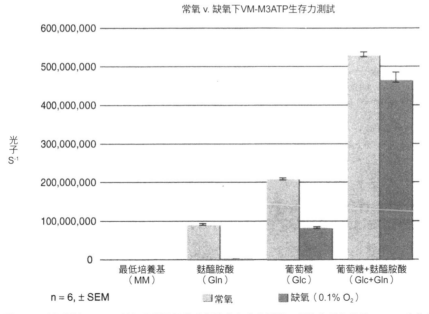

圖 8.4：缺氧對於 VM-M3 神經膠質母細胞瘤細胞生存力的影響。細胞生長在最低 DMEM 培養基，其含有單獨的 25 mM 葡萄糖、單獨的 4 mM 麩醯胺酸、或二種代謝物的綜合。在 95% 空氣與 5%Co2 與另一個在 95% 氮氣與 5%Co2（Biospherix Chamber）經過 24 小時培養後，執行 ATP 測試。數值代表每一組的三個獨立樣本的平均 SEM。其他的條件如圖 8.1 所述。這些數據提供在 2011 年美國癌症研究學會的會議中。欲檢視此圖的彩色版，請參訪：ftp://ftp.wiley.com/public/sci_tech_med/cancer_metabolic_disease。

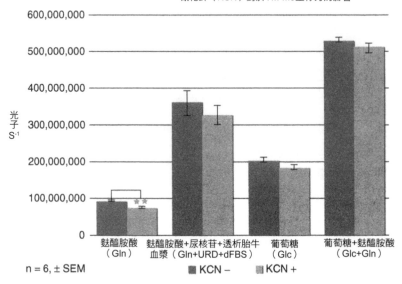

氰化鉀（KCN）對於VM-M3生存力的影響

圖 8.5：細胞生長在最低 DMEM（杜爾貝科改良式 Eagle 培養基）中，其含有單獨 25 mM 葡萄糖、單獨 4 mM 麩醯胺酸、或二種代謝物的綜合，以及所有這些條件再加上 1 mM KCN。在 95% 空氣與 5%CO₂ 下培養 24 小時後，如前所述的測量 ATP 合成。星號代表在 Gln+KCN 與 Gln-KCN 之間有 p<0.01 的明顯差異。數值代表每一組中三個獨立樣本的平均值 +-SEM。URD= 尿核苷；dFBS= 透析胎牛血漿。來自這些數據的結果與那些在圖 8.5 中的結果顯示，當細胞生長在缺氧情況或在複合體 IV 抑制劑 KCN 存在的情況下，OxPhos 在 VM-M3 能量代謝中扮演一個不重要的角色。其他的條件如圖 8.1 所述。這些數據提供在 2011 年美國癌症研究學會的會議中。欲檢視此圖的彩色版，請參訪：ftp://ftp.wiley.com/public/sci_tech_med/cancer_metabolic_disease。

分取決於細胞在葡萄糖存在或不存在下是否能生長。

　　除了這些穿梭系統之外，粒線體丁烯二酸還原酶路徑也被認為在某些缺氧條件上能產生 ATP。NADH 作為電子與質子的提供者，而丁烯二酸鹽則作為最終的電子與質子的接受者，琥珀酸鹽則是最終產物。與我們的模型最有關聯性的是，那些在同時使用葡萄糖與麩醯胺酸來驅動能量代謝下，能夠增生的癌症。這個模型則需要修正才能解釋那些表現出 TCA 循環缺陷並在能量代謝上仰賴葡萄糖明顯多於麩醯胺酸的腫瘤。

　　根據我們的模型，麩醯胺酸與葡萄糖的同時發酵，在氧氣受到限制的環境中（缺氧）能維持癌細胞生存力。但需要被確定的是，麩醯胺酸是否也能在氧氣存在下的腫瘤細胞中發酵。瓦爾堡效應牽涉到的是在氧氣存在

下葡萄糖的持續發酵。因此需氧的乳酸鹽生成提供了證據。琥珀酸鹽的累積顯示，在缺氧下胺基酸發酵作用的發生。但尚未清楚的是，NMR 實驗裡需氧條件下腫瘤中所偵測到的琥珀酸鹽，是否來自麩醯胺酸發酵作用。琥珀酸鹽不應該在能呼吸的細胞中累積。但也有可能是麩醯胺酸在需氧條件下被氧化，而在缺氧下被發酵。

麩醯胺酸也可能藉由牽涉到解偶電子傳遞的厭氧呼吸作用，在缺氧下被代謝。葡萄糖濃度的升高會藉由**克拉布特里效應**來抑制 OxPhos，因而賦予常氧下麩醯胺酸發酵的可能性。**在常氧下要區別麩醯胺酸呼吸作用與麩醯胺酸發酵作用是困難的，因為兩個程序都牽涉到電子傳遞與 TCA 循環活性。**

發生在高葡萄糖條件下的麩醯胺酸發酵作用，會藉由受質層次磷酸化作用以及可能也會藉由丁烯二酸還原酶反應，來產生大量的能量。兩個程序都沒有牽涉到 OxPhos，但仍然會需要解偶電子傳遞。要反向驅動 F1-F0-ATP 酶，則需要來自細胞質與電子傳遞的 ATP 進入粒線體，才能維持一個質子動力梯度。我們認為這個情況存在那些有高度醣解作用的腫瘤細胞中，其中己醣激酶 -2（hexokinase-2）會依附在粒線體外層膜，就如同佩德森所描述的一樣。在缺氧下需要用來反向驅動 ATP 合成酶的 ATP，絕大部分只來自葡萄糖與麩醯胺酸發酵作用。因此，以葡萄糖與麩醯胺酸為標靶，能有效關閉許多仰賴這類代謝物癌症的能量代謝。

瓦爾堡知道嘗試關閉體內腫瘤能量代謝的困難。因此，**限制葡萄糖與麩醯胺酸的供給成為癌症治療中一個簡單又有效的治療策略。我在第十七章會討論我們如何合併使用能量限制的生酮飲食與針對葡萄糖與麩醯胺酸代謝的藥物，來關閉活體內的腫瘤能量代謝。**

腫瘤細胞能在缺氧下存活，「不是」因為它們比正常細胞有生長上的優勢，而是因為它們能發酵有機分子。有機分子變成 $O_2$ 的替代品來接收電子。癌細胞不只是如同瓦爾堡首先顯示的發酵葡萄糖，它們也可能在缺氧或常氧下高葡萄糖濃度時發酵粒線體中的麩醯胺酸，也可能發酵粒線體中的其他胺基酸。不像正常細胞在有 $O_2$ 所供給下能轉回去使用 OxPhos，不

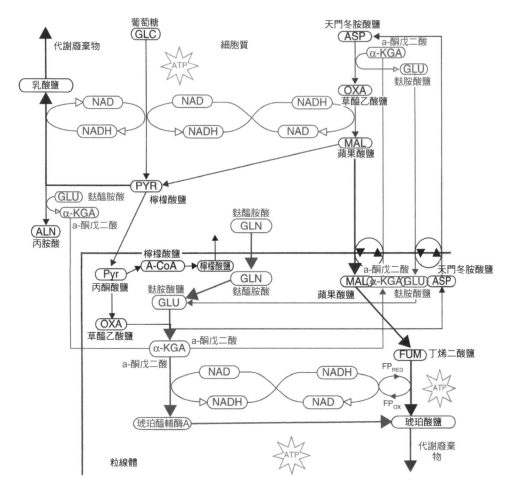

**圖 8.6**：VM-M3 神經膠質母細胞瘤細胞中發酵作用能量代謝的建議路徑。發酵作用氧化還原對偶在粒線體中形成而細胞質能夠在缺氧下產生 ATP。由於癌細胞已知會處於一個偽缺氧的狀態，所建議的圖示是符合邏輯的。在粒線體發酵作用結構下，丁烯二酸鹽還原酶（FRD）系統會主宰，由丁烯二酸鹽而不是氧氣，成為最後的電子受體。天門冬胺酸 - 蘋果酸穿梭系統的活性會與缺氧下的細胞質與粒線體氧化還原對偶連結。葡萄糖所衍生的丙酮酸鹽被認為是乳酸鹽與丙胺酸的唯一來源。在醣解作用路徑所「放掉」的每一莫耳的丙胺酸下，1 莫耳的 NAD+ 必須從一個不是乳酸鹽去氫酶的來源產生。醣解作用路徑中氧化還原的不平衡可以藉由將天門冬胺酸衍生的草醯乙酸鹽還原為蘋果酸鹽來更正。細胞質中所形成的蘋果酸鹽與 α- 酮戊二酸因此可以被運送到粒線體內來交換其他的陰離子。我們相信這個機制也在常氧下當高葡萄糖也存在培養基中時來提供癌細胞能量。在常氧與高葡萄糖下，氧氣會取代丁烯二酸鹽作為電子受體，而 F1F0-ATP 酶則會以相反的方式運作。這將會與已醣激酶 -2 對於粒線體的結合相連結（詳細說明請見本文）。這個代謝路徑提供在 2011 年美國癌症研究學會的會議中。請見彩色插頁。

論環境中有沒有 $O_2$ 存在，大部分的腫瘤細胞仰賴發酵作用代謝。腫瘤細胞適應於發酵作用，因為它們的 OxPhos 不足以維持能量衡平。**發酵作用的適應（fermentation adaptation）是癌症病理學的基礎。**

沒有將胺基酸發酵作用當作腫瘤細胞的替代能量來源，會在癌症的能量代謝相關的問題上引起混淆。而要區別麩醯胺酸氧化作用與麩醯胺酸發酵作用的效應是非常困難的，因為這兩個程序都發生在粒線體中。麩醯胺酸氧化作用與麩醯胺酸發酵作用的差別在於，後者沒有將質子動力梯度偶合與 ATP 生成偶合。瓦爾堡也沒有發現腫瘤細胞中的這個能量來源，因為他認為殘存的 OxPhos 活動可能是癌細胞中低需氧 ATP 生成的原因。我們也沒有排除這個可能性，因為尚需要確定的是，當葡萄糖濃度低的時候，麩醯胺酸在常氧下是被發酵？還是被氧化？殘存的麩醯胺酸氧化作用，加上雖然可查覺，但低度的醣解作用，可能會發生在低醣解作用腫瘤之中。不過，如同瓦爾堡所說的，沒有任何已知的腫瘤細胞不會發酵一些葡萄糖，這代表著呼吸作用的不足。

## 🫐 癌症代謝起源的爭論解釋

目前，關於原始癌細胞中能量代謝的角色，我認為有三個主要的假說。**第一個假說是懷豪斯所提出的，這個假說認為癌細胞儘管有著正常的呼吸作用功能，卻會表現出需氧醣解作用。**這個觀點的證據在第六章中有提供。這個觀點也與癌症的基因起源一致，認為致癌基因與抑瘤基因的異常是需氧醣解作用發生的終極原因。更確切的說，基因缺陷導致在癌細胞中所看到的需氧醣解作用與代謝缺陷。唐與他的同事在他們最近的論文中對這個觀點做了總結：「今天，我們了解癌細胞在需氧的條件下，所顯示的醣解作用相對提高，被錯誤的解釋為呼吸作用損傷的證據，而不是醣解作用調控損傷的證據。」根據這個觀點，致癌基因與抑瘤基因的異常表現是癌細胞醣解作用損傷與代謝程序改寫的終極原因。

這個癌症起源的觀點與呼吸作用不足是癌症起源的代謝理論不一致。

瓦爾堡主張受損呼吸作用在癌細胞中比受損發酵作用更是常見。呼吸作用比發酵作用要複雜許多，因為其需要粒線體結構完整，而且比發酵作用需要更多的酵素步驟。瓦爾堡這麼說：「這是現今生化學的基礎事實之一，三磷酸腺苷能在含有結晶化發酵酶的同質性溶液中合成，但沒有人能在呼吸酶被破壞下的同質性溶液中合成三磷酸腺苷，而其結構總是伴隨著有氧磷酸化作用。」簡單的說，**癌症中呼吸作用損傷的可能性遠大於發酵作用（醣解作用）損傷**。

為了要能接受懷豪斯假說，則必須要忽視或貶損佩德森與其他人所提出的癌細胞中，粒線體結構與呼吸作用受損的大量證據（提供在第五到第七章中）。此外，也必須忽視來自細胞核與細胞質轉換實驗（nuclear/cytoplasmic transfer experiments）中，顯示正常粒線體能重新改寫癌細胞核程序來形成正常組織的證據（在第十一章討論）。但正常細胞核並無法重新改寫腫瘤細胞質的程序來形成正常細胞。這些實驗排除了癌症染色體（體細胞突變）起源的可能性，並強烈顯示染色體外、非細胞核系統（粒線體）的重要性。

**第二個假說認為癌細胞中醣解作用的提高抑制了呼吸作用**。在這個假說下，癌症呼吸作用被認為是被壓抑住的，但這個壓抑的發生是在需氧醣解作用出現之後。換句話說，許多在腫瘤粒線體與功能上所見到的異常是需氧醣解作用的結果而非其成因。庫耶茲法、瑪祖雷克與羅西格諾爾團隊似乎發現支持這個假說的一些變型。雖然這個假說與瓦爾堡許多的發現一致，也看似符合癌症的基因起源，因為致癌基因與抑瘤基因的變異被認為是腫瘤醣解作用提高的原因。要接受這個假說，則必須忽視來自細胞核與細胞質轉換實驗的證據：是染色體外的程序，而非細胞核突變造成腫瘤形成。

**與前二個假說相比較，我們支持瓦爾堡的原始假說，附帶腫瘤細胞也能在醣解作用之外使用粒線體發酵作用來補償呼吸作用不足的警示**。雖然支持我們假說的證據仍算是初步，我相信這將會協助釐清癌症的代謝起源。我認為癌症是細胞核基因所驅動的程序的這個看法，妨礙了投入癌症

粒線體起源的研究。一旦癌症的基因起源被拒絕後，我們的假說能與大部分癌症的特徵吻合。因此，在癌症的代謝理論能夠被完整接受之前，對癌症基因起源的批判再評估是必須的。我會在第九到十一章與第十五章討論這個。

## 章節總結

　　癌症是一種異常能量代謝的疾病。為了要在呼吸作用不足下存活，腫瘤細胞必須適應藉由發酵作用的能量生成。細胞質內與粒線體中兩方的發酵氧化還原對偶則建立起強大的協同作用。這些氧化還原對偶是經由穿梭系統所連結的，而這些穿梭系統驅動腫瘤細胞以葡萄糖與麩醯胺酸作為可發酵代謝燃料，來產生能量代謝。對於發酵作用的適應讓腫瘤細胞得以在缺氧環境下存活與生長。這一章所提及的資訊讓粒線體麩醯胺酸發酵作用這個鬼怪浮現，而且它在某些情況下會成為腫瘤代謝的能量來源。

# 基因、呼吸作用、病毒和癌症
## Genes, Respiration, Viruses, and Cancer

### 癌症是基因起源對嗎？

儘管有壓倒性的證據顯示癌症是一種代謝性疾病，且符合瓦爾堡的原始理論。今日大部分的研究人員將癌症視為一種基因性疾病，其中突變與染色體異常是大部分腫瘤形成與進程的原因。癌症是一種基因性疾病的看法是驅動學術界追求解答的教條，也是目前製藥產業尋找新療法所使用的方法基礎。每個人的腫瘤含有對那個人與那個腫瘤來說獨特的突變。因此，**客製化與個人化分子療法被認為是癌症治療的未來。這個治療策略是源自癌症是一個基因性疾病這個普遍觀點。但我們有多確定癌症真的是一個基因性疾病呢？**

如果大部分的癌症並非基因起源，且在癌症上所看到的許多基因與染色體缺陷是癌症作用而非成因？儘管在美國癌症研究學會 2010 與 2011 年會議中出現了分子標靶與癌症治療學的大肆宣傳，支持這個療法的證據也仍然是薄弱的。除了以 Abelson（ABL）原致癌基因受器酪胺酸激酶為標靶的伊馬替尼（imatinib）（商品名：基利克膜衣錠，Gleevec）有所成效之外，到今其他任何標靶療法並沒有成功。有鑑於已投入在標靶分子療法發展上的投資，我認為這個個人化療法的動能就像是一種逐步惡化的情況，讓錢被浪費在錯的東西上，而在決策上讓從眾心態凌駕合理的思維。我害怕癌症屍體的數量必須再變得更多之後，醫療機構、NCI（美國國家癌症研究院）與癌症產業才會認知到，以基因為基礎的分子療法做為癌症治療的「主要」方向，將是徒勞無功的。

雖然在癌症領域中腫瘤細胞的代謝缺陷正被重新認識，但許多研究人員仍將瓦爾堡效應與癌細胞中其他的代謝缺陷視為基因組不穩定的結果。許多研究人員嘗試著把癌細胞中看到的代謝異常強行納入基因理論的觀點，認為致癌基因的活化與抑瘤基因的不活性性化是代謝異常的起因。不過，我們最近審閱了新的證據，顯示癌細胞中的染色體異常與體細胞基因改變，會以異常能量代謝的次要影響，而非主要成因的方式出現。就癌症起源來說，基因理論怎麼可能會優先於瓦爾堡的代謝理論呢？但就如同多數人認為的失敗通常都由許多不幸事件的集合一樣。而基因理論取代瓦爾堡代謝理論成為癌症起源的主流，也是同樣的狀況。

　　首先，癌細胞看似正常的呼吸功能讓許多人質疑瓦爾堡以 OxPhos 損傷是癌症起源的中心假說。如同第四章所討論的，懷豪斯與其他人的抨擊在阻擋對於癌症呼吸作用起源的研究上特別有效。甚至認為如果這麼多在癌症代謝領域的研究人員認為許多腫瘤細胞種類的 OxPhos 是正常的，那癌細胞怎麼可能會源自於受損的呼吸作用呢？在第四、五與八章中討論了這些論據的缺點。許多代謝領域內外的研究人員，似乎對將有缺陷能量代謝與癌症起源連結的實驗證據感到困惑。同時，有缺陷的呼吸作用如何能導致基因突變與轉移，本身也是不容易被看清楚。無法根據有缺陷能量代謝來形塑出一致的癌症理論，也讓癌症的其他解釋比任何代謝假說更有公信力的可能性出現。

　　**當認知病毒作用的分子機制被揭示之後，基因理論就從癌症的病毒理論上獲得了動力。基因缺陷與病毒之間機制上的連結是一個方便的說法，因為病毒長久以來被認為是癌症的起源。**大家逐漸認知到病毒可能會導致癌症，藉由開啟某些稱為致癌基因的致癌性基因，或是關閉會避免癌症的其他基因，也就是抑瘤基因。致癌基因是那些被認為會導致癌症的基因。為何癌症領域給予這類基因如此的注意力？**根據詹姆士・澤曼（James German），一位細胞遺傳學的先驅，1981 年是個轉戾點**，當時有壓倒性的科學證據支持人類癌症的突變起源。斯特拉頓與其同事們認為 1982 年才是那個轉戾點，因為當年有開創性的發現顯示人類 HRAS 致癌基因會

將正常老鼠 NIH3T3 細胞轉變成癌細胞。在 1994 年，哈洛德‧瓦爾姆斯（Harold Varmus）被引用說了：「無可辯駁的證據顯示癌症是一種基因性疾病。」瓦爾姆斯博士現在是 NCI 的領導人。

因為細胞致癌基因的發現而頒發給麥可‧畢曉普（Michael Bishop）與哈洛德‧瓦爾姆斯的諾貝爾獎，再加上彼得‧諾維爾（Peter Nowell）的證據顯示**後天的基因負擔（genetic liability）是腫瘤進程的基礎，鞏固了癌症主要是個基因性疾病的這個看法**。從他們對於直腸癌的研究，費倫（Fearon）與沃格爾斯坦（Vogelstein）認為癌症主要是源自突變累積的一種基因性疾病。這些突變被認為會促進細胞的株系選擇（clonal selection）與侵略行為的增加。現在癌症的基因起源在這個主題的主要期刊中被認為是教條。即使那些在研究癌症代謝的人也認為基因缺陷是代謝異常的原因。而這個基因教條在羅伯特‧懷伯格（Robert Weinberg）的教科書《癌症生物學》中更是被進一步的鞏固了。

## ‧ *基因理論的問題*

雖然有無可辯駁的證據顯示基因組不穩定在大部分的癌症中都能被發現，但是這不代表癌症主要是基因性疾病。根據吉布斯的說法：「沒有人質疑癌症最終是個 DNA 的疾病。」然而我必須向吉布斯博士道歉，因為我強烈質疑這個概念。我認為腫瘤細胞中所描述的大部分基因缺陷是呼吸作用不足或受損的下游附帶現象，這包括大部分已知的致癌基因與抑瘤基因。這些基因的改變是必需的，如此，才能增強非氧化能量代謝。換句話說，癌症中所看到的基因損傷是受損呼吸作用伴隨補償性發酵作用的影響所致，而非癌症的直接成因。如果呼吸作用損傷後致癌基因上調沒有發生，那細胞就會死亡；那在長時間呼吸作用不足下，細胞需要致癌基因來維持細胞生存力。而且已有愈來愈多的證據支持這個概念。

如果有證據顯示細胞核基因組穩定性取決於正常呼吸作用功能，那麼大家會如何看待癌症基因組不穩定性理論呢？如果有證據顯示致癌基因上調與抑瘤基因下調是呼吸作用損傷後，維持細胞生存力所必需的改變，那

麼大家會如何看待癌症基因組不穩定性理論呢？如果有證據顯示抑瘤基因突變與病毒損壞了呼吸作用，那大家又會如何看待癌症基因組不穩定性理論呢？

我將審閱證據說明基因組不穩定、DNA 損傷與許多致癌基因與抑瘤基因的異常表現，是異常呼吸作用的次級下游作用，而非大部分癌症的主要成因。並根據審閱證據說明遺傳癌症基因破壞呼吸作用，再導致癌症的發生。腫瘤細胞中的基因組缺陷一旦發生，會造成癌症的不可逆性。將癌症視為一種 DNA 疾病的頑固看法，必須對無法發展出有效的癌症療法負大部分的責任。當一個疾病的起源被誤解時，是無法開發出這個疾病的有效療法。

## • 西奧多・波法瑞、非整備性與癌症的基因起源

基因缺陷導致癌的這個想法是從哪裡來的呢？癌症的基因理論起源於西奧多・波法瑞在 1914 年的提議，認為癌症可能源自細胞分裂時染色體分離的缺陷。波法瑞最著名的是他顯示了格雷戈爾・孟德爾（Gregor Mendel）豌豆植物的遺傳特徵有其染色體起源。這個觀察再加上瓦爾特・薩頓（Walter Sutton）的作品，一同建立了**細胞遺傳學**這個領域。由於以非整備性（aneuploidy）的形式（額外的染色體、消失的染色體或破碎的染色體）所展現的染色體不穩定性出現在許多腫瘤組織中，而將這些觀察擴大到包括致癌基因與抑瘤基因等，個人基因中的體細胞突變就不是件太難的事了。

不過，根據烏爾里希・沃爾夫（Ulrich Wolf），波法瑞並沒有檢視過腫瘤細胞中的染色體行為。波法瑞對於惡性腫瘤起源中染色體角色的假說，主要是基於他對線蟲（Ascaris）與海膽（Paracentrotus）染色體行為的觀察，以及基於馮韓瑟曼（von Hansemann）對於腫瘤染色體的早期觀察。**因此看來，癌症基因理論的創立者並沒有直接研究過這個疾病。**

努森（Knudson）在 2002 年的評論中提及：「已聚集了大量的證據支持先前波法瑞所認為，癌症是一種體細胞基因疾病的假設。」癌症的體細

胞突變理論（somatic mutation theory，SMT）的種子甚至可能在波法瑞之前就被種下了。威爾宵（Virchow）認為癌細胞是源自其他的癌細胞。羅伯特‧瓦格納（Robert Wagner）為早期的研究提供了很好的概要，導致體細胞突變造成癌症的這個想法的出現。而逐漸清楚的是，無論是否突變都與致癌作用有關，幾乎每一種基因缺陷都能在腫瘤細胞中發現。

### ‧ 癌症基因起源的不一致處

　　第二章中曾提及索南夏因與索托強調的癌症 SMT 中有許多的不一致處。而大衛‧塔霖（David Tarin）也指出類似的不一致處，但是迪斯伯格（Duesberg）等人，則毫無保留的否定了癌症起源中體細胞突變與致癌基因的角色。對於讀者來說重要的是要小心謹慎的評估，那些支持癌症基因理論中的多重不一致性。索托與索南夏因說：「SMT（體細胞突變理論）中互相矛盾數據的出現並沒有讓前提與假說因此被拒絕。比方說，一個致癌基因可能會有主導性，並表現出其獲得與無突變同源體（non-mutated homologue）相關的功能，同時它的生物作用可能與環境有關聯。也就是，一個應該會產生不受控制細胞增生的突變卻導致細胞死亡或細胞增生受阻。再一次，臨時的解釋被提出來解決相互矛盾的證據，造成任何可能的結論都是有效的現象，因為沒有任何替代的概念曾經被駁斥或放棄過。缺乏合適的解釋歸因於大自然與生物學深不可測的複雜性。簡而言之，一件事可以是任何事與它的相對事（something can be anything and its opposite）。」

　　對於索托與索南夏因論點的支持在最近有關抑制異檸檬酸去氧酶基因 1 型（IDH1）中的突變被特別提出。一些研究人員認為 IDH1 基因是一個誘發腫瘤的致癌基因，而其他的研究人員則認為 IDH1 是一個抑制腫瘤的抑瘤基因。當有人提出 IDH1 可同時是個致癌基因與抑瘤基因時，讓問題變得更為困惑。**換句話說，當論及癌症的 SMT 時，「一件事可以是任何事與它的相對事」。**

　　對於 SMT 來說，勞斯（Rous）可能早在 1959 年就正中要害了，他說：

「所有體細胞突變假說的結果中最嚴肅的一個是它對研究人員的影響。對於相信它的人來說它就像是鎮靜劑一樣。」關於 SMT 作為癌症起源的一個合理解釋在這些年來所引發的憂慮是如此的巨大，讓人驚訝的是這個理論竟然能繼續屹立不倒。**究竟還要死多少個癌症病患才會讓癌症領域放棄那些基於癌症 SMT 的無效療法。**

關於癌症起源中非整備性的角色也有所爭議。我將基因突變與非整備性視為同一個硬幣的二面。二個論點都是基於癌症的 DNA 起源。努森認為費城染色體（Phl）與**慢性骨髓性白血病**（chronic myelocytic leuke-mia，**CML**）的連結是癌症基因起源的證據。Phl 染色體牽涉到染色體 9 與 22 間的易位，而其再啟動 ABL 致癌基因。這個疾病的慢性階段總會演變至急性衝擊階段，在急性衝擊階段中發生的主要事件之一被認為是第二個 Phl，其再進一步提高 ABL 致癌基因的活性。然而，Phl 染色體與 ABL 致癌基因的突變在某些沒有罹患 CML 或任何相關癌症的人的身上發現。這些發現顯示 ABL 致癌基因的突變本身不足以導致 CML。

**大部分癌症源自特定的基因或染色體缺陷的這個假說，單純的有太多的不一致處。對抗基因理論最強的證據來自細胞核與細胞質轉換實驗（第十一章）。然而，基因與染色體缺陷的確會造成腫瘤細胞中呼吸作用不足，且一旦發生會強化其不足。非整備性會破壞呼吸作用功能，因而強迫細胞大量仰賴發酵作用來獲得能量。這與瓦爾堡理論一致。我希望能清楚的澄清，呼吸作用不足的發生先於癌細胞中廣被發現的體細胞突變與非整備性，且呼吸作用不足也會誘發體細胞突變與非整備性。**

單純的因為大部分的研究人員不質疑引導他們研究的理論基礎，並不代表這個理論是正確的。實際上，看起來一般的癌症研究人員並沒有受到任何主要理論的引導，而是針對接下來的少數實驗規劃出有限制的假說，並傾向於不提及致癌作用的相關問題下，直接收集數據使用。（Ponten J. In: Iversen OH, editor. New Frontiers in Cancer Causation. Washington, DC: Taylor & Francis; 1992. 第 59 頁）更讓人困擾的是，許多研究人員選擇那些被認為「熱門」的區塊來從事研究，因為他們知道，在熱門區塊從事研

究相較於被認為不熱門的區塊來說，會更容易讓論文被刊登以及爭取到資助。癌症是少數幾個研究區塊持續熱門的領域之一，但是往痊癒的進程則持續冷門。

　　我的看法是癌症研究領域已偏離其道路太久了。是時候讓所有癌症研究人員暫停一下，重新思考他們的觀點所根據的基礎為何。有鑑於針對以基因為基礎的癌症理論的相關反駁論點是如此令人信服，再加上我們對於大腦癌症的廣泛活體研究，對我來說很清楚的是基因理論沒有能力解釋癌症的起源。而我對於顯示所有癌症都有 DNA、基因與染色體缺陷的壓倒性證據沒有任何異議。證據是非常龐大的。我將會審視證據，來說明腫瘤細胞中所看到的大部分基因組缺陷，都能直接或間接的與呼吸作用不足連結在一起。

## 🫀 呼吸作用不全才是癌症的起源

　　究竟是基因組不穩定性，或是呼吸作用不足，才是癌症起源的主要原因呢？如同我們最近提及的，這不只是學術問題，因為答案會影響癌症治療與預防的方法。在各式各樣人類癌症中的代謝研究，於先前已經顯示出呼吸作用功能的喪失會先於惡性腫瘤與需氧醣解作用（瓦爾堡效應）的發生。除了來自瓦爾堡的證據之外，羅斯凱力等人也在他們針對不同動物與人類腫瘤組織的研究中描繪了這個事實。他們使用二種化學系統來評估腫瘤組織以及用來培養腫瘤的正常宿主組織中的呼吸作用功能。這些系統如下：

1. $O^2$ →細胞色素氧化酶→細胞色素 -c-p- 苯二胺
2. $O^2$ →細胞色素氧化酶→細胞色素 -c- 琥珀酸脫水酶 —— 琥珀酸鹽

　　這些酵素系統提供了主要的路徑讓氧氣被送入大部分正常細胞中，所發生的重要氧化燃燒過程。因此這些路徑代表用來評估某一個組織是否具有瘤性的生理單位。從他們的發現中很清楚的看到，相較於正常無疾病的

宿主組織中的呼吸功能，人類癌組織中的呼吸功能嚴重受損。如同轉移性直腸癌在圖 9.1 中提供的一個代表數字。在直腸癌中所觀察到的現象也包括乳房、大腦、腎臟與胃部等大範圍的人類癌症上所複製出來。

　　為了更進一步研究其中所牽涉到的機制，這些研究人員追蹤餵食牛油黃（butter yellow，一種化學致癌物）老鼠身上肝癌的發展，以及被注射了夏氏乳頭狀瘤病毒（Shope papilloma virus）兔子的皮膚癌發展狀況。令人驚訝的是兩個實驗組中所追蹤組織的呼吸作用活動提高了數週，但之後被追蹤的肝臟與皮膚組織裡的呼吸作用活動快速的降低到剩下些微或全部停止（圖 9.2 與 9.3）。「**直接瘤形成**」（frank neoplasia）的組織學證據在被追蹤組織中隨後一段時間中並沒有出現，且與需氧醣解作用的開始有關聯性。

　　有關癌症起源的許多深刻洞悉在這個研究中浮現。**首先**是，沒有人類癌症組織表現出正常的呼吸能力。儘管在組織來源與腫瘤中組織學異質性上有所差異，但所有的瘤化細胞都表現出不充分的呼吸作用。**第二**是，不論以化學製劑或病毒在動物組織上誘發腫瘤形成都出現類似的呼吸作用改變。現在已知致癌碳氫化合物、黃麴黴素、病毒與 X 光都以類似的方式損壞粒線體功能與能量代謝。很有趣的，因為化學致癌物質與病毒也以類似的方式啟動致癌基因，顯示致癌基因的啟動在粒線體損傷之後。儘管 $\gamma$-放射線會導致突變，**但導致癌症是放射線對粒線體呼吸作用的影響**。在瘤形成之前呼吸活動的高漲與西歐恩（Seoane）等人最近的發現一致，他們的發現顯示在神經膠質瘤細胞腫瘤形成前，會有致癌基因誘發的細胞色素 C 活性與 ROS 生成的高漲。他們的研究顯示粒線體 ROS 生成是這些腫瘤細胞中所看見的細胞核基因組不穩定性的最終原因。呼吸功能的喪失「先於」任何癌前期生長的組織學外貌、直接瘤形成、甚至需氧醣解作用。德荷洛夫（de Groof）等人也顯示了細胞的 H-RasV12/E1A 轉變，導致在醣解作用上調之前，粒線體 OxPhos 的立即與劇烈上調。這個觀察與羅斯凱力等人在將近七十年前的觀察類似。**呼吸作用不足與致瘤轉變會在短暫的 OxPhos 上調後浮現**。在整體的評估下，這些發現支持瓦爾堡理論，顯示出呼吸作用不足會先於需氧葡萄糖發酵、突變與瘤化轉變的開始之前發

生。支持癌症粒線體起源的數據強大到無法不接受。

　　目前沒有任何整合的基因與染色體理論能夠解釋這些觀察。由於瘤化轉變與基因組改變有關聯，人們也可以爭辯說呼吸作用損傷也先於基因組的不穩定。我會在下一章中對此有更多的討論。羅斯凱力的發現與佩德森的評論中所提出的大量證據（在第七章中討論）相符，**顯示在所有癌細胞中呼吸作用是有缺陷或不足的**。羅斯凱力的發現也與寇斯托亞（Costoya）與辛格（Singh）的發現相符，顯示瓦爾堡效應與腫瘤形成源自粒線體損傷與呼吸作用不足。**綜觀之下，這些發現顯示癌症並非許多不同疾病的集合，而是單一的呼吸作用不足疾病，無論其組織來源或細胞組成為何。**雖然某個器官中的癌細胞，在形態上看起來與另一個器官中的癌細胞不同，但它們都遭受同樣的疾病，即為呼吸作用不足下的補償性發酵作用。

　　儘管有這些證據支持瓦爾堡理論，在過去超過 50 年中的一般觀點還是認為基因突變與染色體異常是腫瘤發生與進程大部分面向的起因，包括瓦爾堡效應與受損呼吸功能在內。而癌症的基因理論則會爭辯，粒線體與呼吸作用功能失常是癌症的作用而非成因。但很難解釋在腫瘤細胞中所發現的染色體異常與突變有多少是在細胞分裂之前發生的，而呼吸損傷會發生在細胞分裂之前。然而必需知道的是，腫瘤細胞中所看到的大部分基因與染色體缺陷，是在細胞出現癌前狀況或變得惡性之後才出現的。我們最近描述了體細胞突變與非整備性如何在粒線體損傷之後出現，因為 DNA 修補與有絲分裂保真度需要正常的呼吸功能。我在之後的章節中會提供更多的證據來反駁癌症的基因理論，並且顯示呼吸作用不足是腫瘤形成的前兆！

　　如果基因突變是癌症的主要成因，那這個疾病就可以被認為在病原學上複雜到需要多重的方法來治療與預防。這個看法來自不同種類腫瘤本身與不同種類的腫瘤之間，突變的數量與類型有相當大的差異，尤其是在轉移性癌症中。這也解釋為什麼「個人化分子療法」被認為是癌症治療的新救星，雖然這個方法的無數失敗已大幅度的影響到癌症診斷與治療（第十六章）。**另一方面，如果受損的能量代謝是癌症的主要成因，那大部分的癌症可以被視為一種代謝性疾病**，就不需要複雜的治療方法。

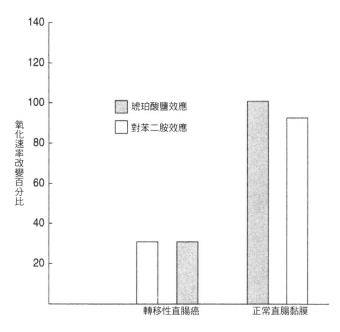

圖 **9.1**：在同一位病患中的人類直腸癌組織比正常直腸黏膜中的氧化行為較少。作者們的結論是氧化活性的喪失只會在瘤化組織中，而非在周圍的正常組織中發生。來源：參考資料第 58 條授權重印。欲檢視此圖的彩色版，請參訪：ftp://ftp.wiley.com/public/sci_tech_med/cancer_metabolic_disease。

P-PD=對苯二胺

## 🔵 生殖細胞系突變、受損的呼吸作用和癌症

　　一般來說，會致癌的生殖細胞系突變（germline mutations）是罕見的，大約只占所有癌症的 5-7%。雖然在所有腫瘤細胞中粒線體功能都受到損害，但這些損害如何與腫瘤中所發現的大量體細胞突變與染色體異常有關，目前還是無法解釋。我隨後會說明體細胞突變與非整倍性如何能在呼吸作用不足下與補充性發酵作用聯結。不過，關於生殖細胞系突變與癌症能怎麼說呢？大部分遺傳下來的「先天代謝錯誤」在哺乳類身上並不會特別損害粒線體功能或導致癌症發生。但有幾個例外存在，因為 TCA 循環中基因編碼蛋白質（genes encoding proteins）的罕見生殖細胞系突變會提高某些人類癌症的風險。

　　例如，副神經節瘤（paraganglioma）的風險牽涉到琥珀酸去氫酶（SDH）基因的突變，而平滑肌瘤（leiomyomatosis）與腎細胞惡性腫瘤

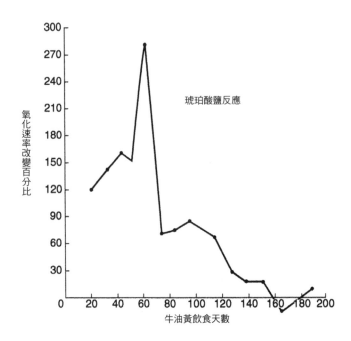

圖 **9.2**：在組織氧化作用被破壞後老鼠肝臟致瘤化時間。在餵食含有牛油黃致癌物質飲食 190 天的老鼠中檢視其氧化行為。氧化行為的檢驗是以下面的方式：O2 → 細胞色素氧化酶 → 細胞色素 -c- 琥珀酸去水酶 → 琥珀酸鹽反應。在第 70 天，肝細胞顯示出巨大的細胞質退化，在細胞核大小與形狀上有所改變。這些特徵到了第 137 天甚至變得更強烈。瘤化的確定（細胞增生等）一直到第 163 天才出現。這些研究清楚的顯示氧化損傷發生在瘤化的出現與致癌物質誘發的肝癌之前。來源：參考資料第 58 條授權重印。欲檢視此圖的彩色版，請參訪：ftp://ftp.wiley.com/public/sci_tech_med/cancer_metabolic_disease。

的風險則是牽涉到丁烯二酸水合酶（FH，丁烯二酸酶）基因的突變。逢希伯 · 林道（VHL）抑瘤基因的突變則是會提高 VHL 症候群的風險，而產生腎明亮細胞癌（RCC）、視網膜與中樞神經系統的血管母細胞瘤（hemangioblastomas）、胰囊腫（pancreatic cysts）與腎上腺腫瘤（嗜鉻細胞瘤，pheochromocytomas）的預先傾向性（predisposition）。VHL 抑瘤基因會針對粒線體產生作用。必須先有所認知，這種與類似的突變會直接損害粒線體能量生成，而導致醣解作用的提高與瓦爾堡效應。而貝利與德佛利在最近描述這些基因中的遺傳缺陷，如何對瓦爾堡的原始假說提供直接的證據，說明受損呼吸作用會是某些癌症的起源。因此，足以導致癌症的呼吸作用損傷會源自這些基因的突變。

### • *p53 中的遺傳突變與受損呼吸作用*

除了這些癌症之外，還有其他遺傳基因會影響粒線體功能與提高癌

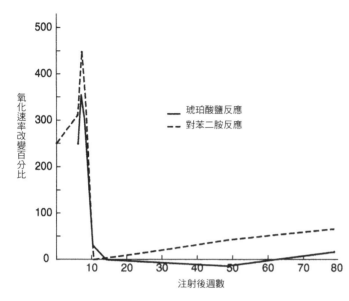

症風險。大量文獻顯示 p53 抑瘤基因中罕見的遺傳突變會提高李‧佛美尼症候群（Li Fraumeni syndrome）癌症的風險。這症候群所涵蓋的癌症包括乳房癌、軟組織肉瘤、大腦腫瘤、骨肉瘤、白血病與腎上腺皮質癌（adrenocortical carcinoma）。而腫瘤發生率在 p53 基因剔除的老鼠身上也比正常老鼠來的高，雖然淋巴瘤看似比其他腫瘤形態常見。儘管許多研究人員認為 p53 藉由對粒線體細胞凋亡信號路徑的作用，或經由影響轉錄因子反應元件（transcriptional factor response elements）來調控腫瘤形成，**最近的證據也顯示 p53 會直接影響粒線體能量生成。**

黃（Hwang）等人的研究也顯示了 p53 藉由它的轉錄目標基因細胞色素 C 氧化酶 2（cytochrome c oxidase 2，SCO2）的合成，來調控呼吸作用。最重要的是，這些研究顯示了基因組不穩定性取決於 OxPhos。這些發現也與辛格等人早期的發現一致，顯示含有 p53 缺陷的人類癌細胞中的粒線體能量代謝是受損的。**基因組不穩定性取決於 OxPhos，而 p53 的突變藉由粒線體 OxPhos 的失常來影響癌症患病性**（susceptibility）。**維爾納**

症候群（Werner syndrome），一種引起快速老化與癌症預先傾向性的疾病，也能與 **p53** 的異常以及粒線體功能缺陷有所連結。因此，**p53** 的防衛功能應是來自它為維持足夠 **OxPhos** 活性的能力。這個證據支持了瓦爾堡的原始理論。

最近在「科學」期刊中的一篇評論認為抑瘤基因 p73 與 p63 可與 p53 一起作為「對抗癌症的戰友」。雖然 p73 在粒線體中的功能看似與 p53 類似，p73 的生殖細胞系突變與癌症風險的提高並沒有關聯。因為沒有任何有效的癌症療法嘗試以控制腫瘤細胞中的 p53 來治療癌症，在我看來嘗試以控制腫瘤細胞中的 p73 或 p63 的有效療法是不可能會出現的。

### • *BRCA1 中的遺傳突變與受損呼吸作用*

身上帶有 BRCA1 抑瘤基因生殖細胞系突變的個人有較高的風險罹患乳癌與卵巢癌。BRCA1 所編碼的蛋白質是大型 DNA 修復複合體的一部分。來自克納（Coene）等人最近的發現許多抗 BRCA1 抗體（anti-BRCA1 antibodies）會與各式各樣的正常與癌細胞系中粒線體染色（staining）共定位（colocalize）。BRCA1 大部分會定位在粒線體基質，這可能與 mtDNA（粒線體 DNA）有關。約有 20% 的 BRCA1 染色也在粒線體內層膜中被發現，顯示其牽涉到多重粒線體功能（圖 9.4）。就像 BRCA1 抑瘤蛋白一樣，在大部分結腸癌中都有突變的腺瘤性結腸瘜肉（adenomatous polyposis coli，APC）抑瘤蛋白也被提出在粒線體中有其位置。這些發現提出 BRCA1 與 APC 基因中的突變，藉由改變粒線體功能與 OxPhos 效率來影響癌症患病性的可能性。

### • *RB 中的遺傳突變與受損呼吸作用*

抑瘤蛋白 RB（視網膜母細胞瘤，retinoblastoma）會調控細胞週期出口點（cell cycle exit），並在數種癌症中出現調控失常。RB 基因中的生殖細胞系突變導致家族形式（familial forms）的視網膜腫瘤。最近的研究顯示 RB 蛋白調控粒線體生源（biogenesis）與細胞分化的控制。換句話

說，RB 中的缺陷會改變粒線體功能，因為其讓細胞增生永續卻不產生分化。需要有正常的粒線體功能才能維持細胞分化與靜息。這些發現也將由對粒線體的影響所導致的致癌基因誘發細胞老化，與 RB 活性連結在一起。OxPhos 異常的 ATP 生成與 RB 異常的腫瘤中所發生的需氧醣解作用有所關聯。因此，RB 基因表現中的異常會經由對 OxPhos 的改變而造成癌症患病性的提高。

## ·著色性乾皮症與受損呼吸作用

皮膚癌患病性的提高在那些繼承**著色性乾皮症（xeroderma pigmentosum，XP）**的染色體隱性基因（autosomal recessive gene）的患者身上會出現。**XP 牽涉到細胞核 DNA 修復**，因此會提高皮膚癌與大腦細胞神經缺陷的患病性。**這個疾病時常被用來支持癌症是基因性疾病的假說，因為基因組穩定性的缺陷是癌症基因理論的關鍵。**不過，羅特（Rothe）等人顯示了 XP 突變會改變粒線體能量生成。粒線體 ATP 生成的改變與其他的研究結果一致，這些研究顯示在 XP 病患與纖維母細胞中粒線體形態與結構也是異常的。這些發現支持了我的假說，**也就是基因組穩定性與 DNA 修復機制中的異常，會導致粒線體能量代謝的缺陷**。換句話說，在 XP 病患身上看到的異常表型與粒線體功能失常有所關聯。

## ·弗里得賴希共濟失調與受損呼吸作用

在弗里得賴希共濟失調基因的患者身上發現，在對某些惡性腫瘤與神經缺陷患病性高於正常值。弗里得賴希共濟失調牽涉到調控 OxPhos 與粒線體 ATP 生成的粒線體鐵蛋白（frataxin）表現的降低。粒線體鐵蛋白看來是負責管理電子傳遞所需要的鐵與硫蛋白（iron/sulfur clusters）的內合成。里斯托（Ristow）等人最近的研究顯示老鼠中肝臟 frataxin 表現的標靶干擾會導致粒線體功能受損與腫瘤生長。這些研究提供了進一步的證據，說明腫瘤形成可以直接與干擾粒線體功能與能量生成的遺傳突變相連結。

綜觀以上所述，這些發現同時提供了直接與間接的證據，顯示粒線體

異常會源自針對不同粒線體呼吸作用所產生的遺傳突變。這會干擾粒線體功能與呼吸作用能量生成的遺傳突變，並藉由補償性發酵作用來導致基因組穩定性的異常，因而提高不同癌症的風險。根據這裡所審閱的證據，還有多少其他遺傳癌症症狀會直接或間接的與粒線體功能失常有所關聯。甚至重要的是去確認遺傳癌症突變，如何將受干擾呼吸作用與需氧發酵作用（瓦爾堡效應）這個癌症的中心特徵相連接。需氧發酵作用的提高與有缺陷的細胞凋亡會是呼吸作用不足下，可被期待的結果。瓦爾堡的中心假說認為呼吸作用不足或受損，不論其所牽涉到的機制為何，是癌症的起源，而我們在這裡所評論的發現，對其提供了強有力的支持。

## 🔵 體細胞突變與癌症

大部分在癌症中所發現的基因缺陷都不是遺傳來的，而是偶發的，在p53 基因中的大部分突變也是如此。儘管生殖細胞系突變如上所述會提高某些罕見癌症的風險，大部分癌症突變是體細胞的突變，而且會對與癌症的進程造成較大的影響。但有趣的是，體細胞突變極少發生在細胞與組織中。勞斯與迪斯伯格認為這是癌症體細胞突變理論的一個重要瑕疵。如果正常組織中極少發生體細胞突變，那為何體細胞突變在腫瘤組織中如此常見呢？

勒布（Loeb）與其同僚起初認為在腫瘤細胞中所發現的多重突變，是源自負責維護 DNA 合成保真性或 DNA 修復正確性的基因突變。具體地說突變是癌症中所看到基因組穩定性與大量體細胞突變的來源，是基因組照護者（genomic caretakers）。這些基因的突變會在整個基因組中誘發新的突變爆發。不過，如同我在第二章所述，我們仍然不清楚為何本來應該要維持 DNA 合成與修復保真性的照護者基因，會發生如此頻繁的突變。

如果正常細胞中自然突變率如同勒布所說的突變率那麼低，那為何在那些本來應該是基因組保護者的突變率會如此的高？事實上，勒布提到了突變表型假說（mutator phenotype hypothesis）本身並沒有觸及會啟動致

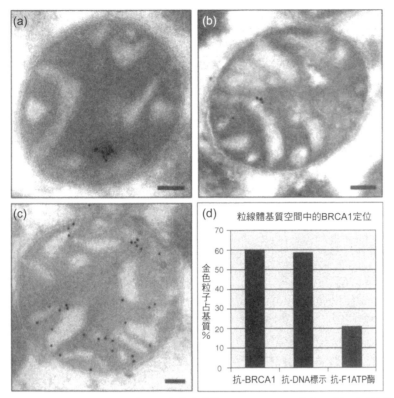

圖 **9.4**：BRCA1 的粒線體內定位。（a）有著抗 -BRCA1 ab-1de 老鼠肝臟粒線體的電子顯微鏡（EM）分析顯示基質中的 BRCA1 黃金團簇。（b）有著抗 -DNA IgM 的老鼠肝臟粒線體的 EM 分析顯示基質中的 IgM 訊號。（c）有著抗 -F1 ATP 酶的老鼠肝臟粒線體的 EM 分析顯示 F1 ATP 酶與粒線體膜有關。Bars, 100 nm。（d）顯示粒線體基質空間中 BRCA1 定位的表格。BRCA1（60%）與 IgM（59%）二者都主要定位在粒線體基質空間中；F1 ATP 酶主要與皺摺有關，因次只有少數（20%）是定位在基質空間中。來源：參考資料第 100 條授權重印。欲檢視此圖的彩色版，請參訪：ftp://ftp.wiley.com/public/sci_tech_med/cancer_metabolic_disease。

癌作用的突變來源。**根據我的假設，腫瘤細胞中所看到大量的突變與非整備性是呼吸作用不足下，補償性發酵作用所產生的結果**，我將會在下一章中解釋清楚。由於細胞核基因組的完整性取決於 OxPhos 的保真性，呼吸作用不足變成真正的突變表型。另一方面，如同在第十一章中會提到的，**正常的呼吸功能則會抑制致瘤性**。

我們必須有所認知，p53 照護者基因中的突變並沒有表現在所有人類惡性腫瘤之中，暗喻著在致瘤性中這個基因與其它的基因組照護者，有更

複雜的介入關係。雖然 p53 突變在人類多形性神經膠質母細胞瘤中被認為常見，大約有 60% 的這些腫瘤中的 p53 基因沒有發現任何缺陷。雖然無數種基因變異在大部分人類癌症中被描述，沒有任何一個特定的突變是任何一個特定腫瘤的可靠診斷依據，這讓人非常不安。如果在非生殖細胞系的大部分腫瘤中，腫瘤細胞間的相對應突變彼此不相同，那麼突變為何會跟癌症的起源有關呢？這些發現顯示大部分與腫瘤相關的體細胞突變並不一定也不足以造成癌症的發生。

　　雖然在某些腫瘤中有常見的體細胞突變，由於細胞與基因異質性的緣故，這些突變不太可能都表現在腫瘤的每一個單一細胞中。勒布等人的數據清楚的證明了這個事實。但有趣的是，在染色體 1p/19q 共同缺失（co-deletions）的病患、O6-甲基鳥嘌呤甲基轉移酶（O6-methylguanine methyltransferase，MGMT）基因的啟動子高甲基化（promoter hypermethylation）的病患或 IDH1 基因有突變的病患身上，惡性神經膠質瘤的進程一般比較緩慢。因為含有這類突變的腫瘤會比沒有這些突變的腫瘤生長的慢，所以我們應該將這些視為「好的」突變嗎？帶有 IDH1 突變的 GBM 病患比沒有這個突變的病患活得要久一點。這個基因中的突變可能會抑制粒線體胺基酸發酵作用，因而干擾了葡萄糖與麩醯胺酸協同作用（第八章）。不清楚的是，如果針對這些基因或它們的路徑來治療，是否會減少或增加病患的存活率。我的看法是，單純的針對葡萄糖與麩醯胺酸的供給，而非針對 IDH1 突變來治療 GBM 病患，會是比較簡單也更有療效的方法。我希望對癌症治療有興趣的其他人也能認同這個觀點。

　　考量到代謝變動（metabolic flux）、基因異質性與基因環境互動關係的複雜性，針對任何特定突變或傳訊路徑的治療會對腫瘤生長或病患存活有重大影響的假設，都應該要小心謹慎為之。珊卓・尹（Sandra Yin）在〈Medscape 醫學訊息〉（Medscape Medical News）的文章清楚的表達了這點。一點也不意外，在癌症病患上重置 p53 保護功能的嘗試並沒有成功。所以承諾還沒有被實現，而那些管理 NCI 的人知道嗎？

　　癌症基因組圖譜計畫（Cancer Genome Atlas）的主任，布拉德・歐鎮

伯格博士（Dr. Brad Ozenberger）預估再 10 年光景，每個癌症病患會想要獲得他們癌症的一份基因組分析。如果歐鎮伯格博士的預測成真，我可以預測癌症照護的成本會比今日貴上許多，而每年癌症的死亡人數也不會有什麼改變。我們要到何時才會覺醒呢？在我們放棄癌症是一個基因性疾病的想法，並認知到突變是癌症的下游附帶現象之前，在對抗癌症上是不會有什麼進展的。

## 🐞 重溫致癌基因理論

　　有鑑於以上所呈現的資訊，很難理解與癌症相關的突變如何能被視為是癌症的起源。因此再審視一遍支持致癌基因導致癌症的證據是重要的。根據麥可・斯特拉頓（Michasel Stratton），支持致癌基因理論的主要證據來至那些顯示將取自人類癌症的完整基因組 DNA，注入正常 NIH3T3 細胞後會將其轉變為癌細胞的研究。他引用了克戎克里利斯（Krontriris）與庫柏（Cooper）的論文作為證據的提供。但只有 24 個癌症中的兩個（都是膀胱癌）高分子量 DNA 能將 NIH3T3 細胞轉變為癌細胞。作者也表明無法排除癌細胞的轉變是因為病毒感染的可能性。

　　**病毒感染會損壞粒線體**。論文沒有提供任何資訊顯示在轉變後的細胞中其粒線體是正常或未受影響的。不過，這可能有困難，因為 NIH3T3 的發酵作用是提高的，顯示他們承受某種呼吸作用的不足。這讓魯賓（Rubin）同意了萊絲利・福爾茲（Leslie Foulds）的結論，認為非遺傳性現象（epigenetic phenomena）包括 NIH3T3 在內的正常細胞轉變的部分原因。而粒線體代表著染色體外的非遺傳與表觀遺傳系統（epigenetic system）（第十章）。

　　如果克戎克里利斯與庫柏當時選擇是在非醣解作用細胞中，而不是在醣解作用細胞中，來顯示致瘤轉變，那就更好了，因為醣解作用細胞本來就往腫瘤形成的方向前進。不過，根據莫塞耶娃（Moiseeva）等人的數據，正常細胞的 Ras 轉染（transfection）（Ha-RasV12）會導致細胞老化而非

腫瘤形成。由於 Ras 轉染會損壞 OxPhos，至於 Ras 導致癌症是藉由對細胞核的作用，還是對粒線體功能的作用就不清楚了。瓦爾堡曾提及，對於呼吸作用的急性損害比較可能會導致細胞死亡而非致癌。只有那些有能力上調發酵作用來補償慢性粒線體損傷的細胞，才能變成腫瘤細胞。莫塞耶娃等人說明了導致 Ras- 老化細胞的生物能缺陷的是粒線體功能失常，而非葡萄糖消耗的缺陷。如果像寇本諾（Koppenol）與唐所建議那樣，致瘤性取決於醣解作用調控的損傷的話，那麼可以期待看見的是腫瘤細胞葡萄糖消耗上的缺陷。莫塞耶娃等人與胡（Hu）等人的發現對癌症的粒線體起源提供了令人信服的證據。

我們也發現藉由帶有J2反轉錄病毒的v-raf與v-myc能永生（immortalized）的老鼠BV2小神經膠質細胞（microglial cells），在植入同基因宿主C57BL/6J宿主的大腦中時，並無法形成腫瘤（麥可‧基畢遜（Michael Kiebish），未發表觀察）。雖然這些細胞高度的仰賴葡萄糖與麩醯胺酸來提供能量，當被轉移到含有低葡萄糖與麩醯胺酸（分別是3 mM與2 mM）與提高的酮體（7.0 mM β-羥丁酸鹽）的培養基時，它們仍然能存活與生長。由於酮體的代謝需要OxPhos，這些發現顯示這些細胞的呼吸作用並沒有受損。相對於BV2細胞，我們的VM-M3神經膠質母細胞瘤細胞也表現出小神經膠質的特徵，但卻無法在低葡萄糖與麩醯胺酸還有高酮體的培養基中存活。VM-M3細胞表現出受損的呼吸作用，並且具有高度侵入性與轉移性。我們在BV2細胞的發現顯示，儘管在raf與myc致癌基因的轉染下，其OxPhos的功能被保持住了。**換句話說，這些細胞中醣解作用調控的受損並沒有導致腫瘤形成。是粒線體受損與其所導致的呼吸作用不足才會造成腫瘤形成，而不是腫瘤形成導致粒線體受損與呼吸作用不足。**

在一系列更廣泛的研究中，懷伯格與其同僚顯示從各種不同的種間腫瘤（interspecific tumors）所分離出來的 DNA 也能讓 NIH3T3 細胞轉變。明顯的是來自予體（donor）腫瘤的 DNA 存在轉染後的細胞中，但 DNA 轉染後粒線體功能是否有所改變還未被證實。這很重要，因為莫塞耶娃與其同僚證明了，在纖維母細胞中與 Ha-Ras12 致癌基因轉染的細胞中，該

轉染會損壞 OxPhos。甚至，黃與其同事也證明了粒線體的 K-Ras 損傷是瓦爾堡效應的起源，而且損傷發生在醣解作用上調與腫瘤形成之前。這一點在紐澤爾（Neuzil）等人導致惡性腫瘤轉變的事件時間表中被凸顯出來。需氧醣解作用或瓦爾堡效應是源自呼吸作用受損或不足，如同瓦爾堡在他的代謝實驗中所證明的一樣，與基因組不穩定性一樣，需氧醣解作用是呼吸作用不足的一個下游作用，而非成因。這或許是為何瓦爾堡不強調需氧醣解作用的原因，而將其視為呼吸作用損傷的一個不穩定附帶作用。

發酵作用的提高讓細胞能迴避老化，因此增加致癌轉變的可能性。數個研究小組提供了令人信服的證據顯示，致癌基因轉變會提高 ROS 表現與損壞粒線體。李（Lee）與其同事顯示了人類二倍數細胞（diploid cells）與 V2Ras 的轉染，大幅度提高對粒線體內含氧物（oxygen species）的損傷；而懷伯格與其同事顯示了粒線體 ROS 生成與複合體 III 的損傷，對 K-Ras 誘發細胞增生與腫瘤形成是必需的。甚至，楊（Yang）與其同事研究顯示老鼠纖維母細胞的 H-Ras 轉變損壞了呼吸作用，因此強迫細胞進入醣解代謝。這很值得注意，因為被啟動的 Ras 被認為會誘發 MYC 活性並提高 HIF-1α 的非缺氧狀態（non-hypoxic levels）。由於 MYC 與 HIF-1 會驅動醣解作用，所以在呼吸作用損傷之後，需要它們的上調，才能避免細胞老化。

那些在 Ras 轉染上所看到的類似發現也在正常心肌細胞（cardiomyocytes）中 MYC 表現提高時被觀察到。MYC 誘發的粒線體結構與呼吸功能上的損傷會導致某些心肌細胞死亡，也會導致其他心肌細胞重新進入細胞循環並增生。也有證據浮現，顯示 c-RAF 致癌基因會針對粒線體發揮作用，而產生 ROS 並損壞粒線體生理作用。HIF-1α 表現的提高會在 RAF-c 所誘發的粒線體損傷之後發生。HIF-1α 會上調葡萄糖運輸與多重醣解作用路徑。因此，致癌基因有時會針對粒線體發揮作用，並損壞粒線體功能。

綜觀全部，這些發現呼吸作用功能失常是致癌基因誘發老化的一個作用器路徑（effector pathway）。在呼吸作用不足後的醣解作用上調，會避免老化，並導致細胞循環的再進入與增生，也就是腫瘤形成的起始事件。

這樣知道了吧！在這些證據之後大家真的還認為致癌基因是癌症的一個特定成因嗎？

在這本專論中所呈現的證據提供了令人信服的論述，認為致癌基因轉變會藉由粒線體發揮作用，而癌症會源自呼吸作用受損或不足。瘤化轉變會源自致癌基因對粒線體功能與 OxPhos 所誘發的損傷。支持這個說法的證據是有力的。但並非所有致癌基因都會導致癌症，就像前述永生的 BV2 小神經膠質細胞。因此在描繪出那些轉變細胞後不會損壞粒線體呼吸作用或導致癌症的致癌基因，與那些轉變細胞後會損壞 OxPhos 而導致腫瘤形成的致癌基因之間的差異是很重要的。但這些爭議離定論還很遠。

根據下一章所呈現的證據，細胞核基因組不穩定性會源自受損粒線體呼吸作用下補償性發酵作用的下游結果。認為癌症是一個基因性疾病的麥可‧斯特拉頓等人，可能會想要重新思考他們信仰所根據的基礎。我的看法是，要等到呼吸作用不足下的補償性發酵作用是癌症起源與進程的基礎被廣泛認知之後，癌症領域才會再向前推進。

雖然已知沒有任何突變會導致單一型態的癌症，而且幾乎沒有已知的癌症會表現出正常的呼吸作用。這個事實的重要性是無法被過度強調的。因為吉布斯提及，標準的基因教條或任何的新理論，都無法解釋我們稱為癌症的這 100 多個疾病是單一原則下的變型。看來吉布斯並不熟悉瓦爾堡的解釋，癌症是呼吸作用不足下補償性發酵的一個單一疾病的理論。對如此多的癌症領域研究人員專注在腫瘤高度反覆無常的基因細節上，卻不將注意力放在所有癌症最一致的代謝表型上，也就是呼吸作用功能失常或不足，我感到十分困惑。難道是因為癌症的起源是一個簡單的疾病會讓那些假設癌症必須是無比複雜的人感到焦慮嗎？

## 🌑 粒線體突變與癌症的存在與否

如果缺陷粒線體的呼吸功能是所有癌症的起源，為什麼在那些遺傳突變損害到粒線體呼吸作用的人身上不常看到癌症呢？舉例來說，會干擾呼

吸功能的 Cu/Zu 超氧化物歧化酶（superoxide dismutase，SOD）基因中的突變，與家族性肌肉萎縮性脊髓側索硬化症（familial amyotrophic lateral sclerosis）有所關聯。然而，癌症在罹患 ALS（肌肉萎縮性脊髓側索硬化症）的患者身上卻很少見。恩格（Eng）與其同事在這個主題的一個全面性評論中討論了粒線體突變與癌症的爭議。首先，會影響到呼吸鏈功能與 TCA 循環的遺傳突變大都是同基因型組合的（homozygous）且對多重器官造成深遠的損傷。遺傳突變在所有的細胞中都能發現，但癌細胞中的粒線體缺陷只會在癌細胞中發現。而且，有些有遺傳粒線體突變的人，其存活時間並沒有長到能罹患癌症，例如那些罹患與心磷脂重塑遺傳有關的巴氏症候群（Barth syndrome）的人。第二，會改變 TCA 循環功能並導致癌症的那些突變，如 SDH 與 FH 基因中的突變，一般都是同基因型組合，並且不影響多重器官系統的生理功能。這些基因中同基因型組合的突變是與神經退化有關，而非癌症。神經退化在那些帶有 SOD 基因中同基因型組合突變的人也看得到。粒線體損傷與發酵作用在這些發炎性疾病中所扮演的角色差別為何呢？

　　如同**瓦爾堡原先所提及的，會死亡的細胞從來不會導致腫瘤形成**。會損害粒線體並導致癌症的基因與會損害粒線體但不會導致癌症的基因之間有著令人好奇的差異。道格拉斯‧華勒斯（Douglas Wallace）認為會產生粒線體 ROS 並非能量損傷的突變，是癌症所缺失的一個環節。不過，粒線體 ROS 會殺死帕金森氏症中的多巴胺細胞卻又不會產生癌症。我同意恩格與其同事的觀點，需要針對粒線體功能在基因、細胞與臨床方面以及與癌症風險的關聯性做進一步的研究。

### ‧腫瘤中致病性粒線體 DNA 突變的批判性評估

　　大量的科學文獻認為 mtDNA（粒線體 DNA）突變是人類大腦腫瘤與許多其他腫瘤的起源。mtDNA 變化也會改變細胞能量代謝。為了確認 mtDNA 突變是否會造成大腦腫瘤能量代謝的缺陷，我們評估了五個獨立擷取的老鼠大腦腫瘤中 mtDNA 的致病性突變（pathogenic mutations）。

這些腫瘤涵蓋大部分惡性大腦癌症中所看到的廣泛生長行為。所評估的腫瘤中的二個，一個室管膜母細胞瘤（ependymoblastoma，EPEN）與一個星狀細胞瘤（CT-2A），是擷取自以 20-甲基膽蒽植入 C57BL/6J 近親株老鼠的大腦中所獲得。所評估的其他三個腫瘤，VM-M2、VM-M3 與 VM-NM1 則是自發產生於近親株 VM 老鼠的大腦。我已經在第三章中提供過這些腫瘤與 VM 近親株的資訊。

VM 近親株的特點在其相對高的自發性大腦腫瘤發生率。VM-M2 與 VM-M3 腫瘤表現出骨髓與間葉細胞的多重特徵，並展現出人類多形性神經膠質母細胞瘤的侵入性生長行為。VM-NM1 會快速生長，但當培育在大腦外時並不具有高度侵入性或轉移性。我們在五個大腦腫瘤各別製造了無性細胞系。然後在同基因老鼠宿主皮下培養每一個腫瘤。這麼做是為了取得足夠的腫瘤組織，並根據我們所建立的程序來分離與純化粒線體。

每一個腫瘤的 mtDNA 被拿來與其相對應正常同基因老鼠宿主中所取得的純化大腦粒線體中的 mtDNA 相比較。每一個腫瘤以及每一個宿主老鼠株的正常大腦組織的完整粒線體基因組直接定序，只顯示出些許的基因改變。大部分所發現的突變都在單核甘酸重複的區域中，但在蛋白編碼基因中則沒有發現任何突變。不尋常的是，在腫瘤中所發現的基因改變，沒有一個被認為具有致病性。很清楚的是，在這些老鼠大腦腫瘤中的高醣解作用表型與快速生長並非源自致病性 mtDNA 突變。

大量的文獻認為致病性 mtDNA 病變會導致癌症，這些發現讓人驚訝。如果 mtDNA 被認為在癌症起源上如此重要，那為什麼在這五個獨立擷取自老鼠大腦的腫瘤中沒有任何致病性突變出現呢？而且，我們發現所有腫瘤都表現出旺盛的瓦爾堡效應，代表著呼吸作用的不足。

我們在這五個獨立擷取的老鼠大腦腫瘤中無法找到任何致病性突變本身，無法支持 mtDNA 突變是主要造成腫瘤形成的看法，至少在這些老鼠的腫瘤中是如此。不清楚的是為何在人類腫瘤中 mtDNA 突變是如此的尋常，但在我們的老鼠腫瘤中卻不會發生。華勒斯認為定序錯誤不太可能會造成人類腫瘤中高 mtDNA 突變率。不過，薩拉斯（Salas）與其同僚證明

大部分在人類腫瘤細胞中致病性 mtDNA 的證據，大都源自數據解釋的人為產物（artifacts）或所採用的 mtDNA 分析方法。為了要證明 mtDNA 突變會造成腫瘤細胞中的 OxPhos 缺陷，則必須從病患的腫瘤組織與正常組織中分離出粒線體並將之純化，然後再為腫瘤與正常組織的純化 mtDNA 的完整基因組定序。許多關於人類腫瘤組織中 mtDNA 突變的研究並沒有納入所有必要的控制來排除錯誤的訊息。我們納入所有必要的控制，並顯示沒有任何一個老鼠大腦腫瘤中的基因變化是致病性的。有可能在人類腫瘤中的致病性 mtDNA 突變會比老鼠腫瘤更常見嗎？不過，人類與老鼠都表現出類似呼吸作用不足下的補償性發酵作用。

　　我們在老鼠大腦腫瘤中所小心執行的全面實驗，清楚的證明 mtDNA 突變未牽涉到這些多樣性老鼠大腦腫瘤的起源，以及其所表現出的代謝異常。由於粒線體基因組有著高度的重複性，不太可能因粒線體基因組中正常對偶基因（alleles）的多重重複而導致許多癌症直接源自 mtDNA 突變。不過，如果突變表現在環狀粒線體基因組的所有複製中，或如同辛格等人最近所描述的整個粒線體基因組被耗盡，那就可能會導致癌症的發生。我們的研究只評估 mtDNA 的序列，而非 mtDNA 的內容。有可能的是 mtDNA 內容在腫瘤細胞中比在正常細胞中低。mtDNA 的耗盡會增加解偶蛋白（uncoupling proteins，UCPs）的表現。粒線體 UCPs 的活化，尤其解偶蛋白 2（UCP-2），在大範圍的腫瘤細胞種類中被發現。正常細胞在葡萄糖濃度升高時會活化 UCP-2，以降低粒線體膜的過極化（hyperpolarization）。UCP 活化也會協助減少來自葡萄糖濃度提高所生成的 ROS。腫瘤細胞中的 UCP-2 活化會是其在 OxPhos 損傷與 mtDNA 耗盡後嘗試調控氧化壓力的結果。

　　另一個有趣的地方是，**mtDNA 多型性**（polymorphisms）**能用來解釋某些母系遺傳癌症的風險**。這跟勞斯所描述的某些因病毒所導致癌症的母系遺傳也有關聯性嗎？另一方面，mtDNA 牽涉到癌症起源的直接證據來自雷貝克（Rebbeck）與其同僚最近的研究，顯示許多致病性 mtDNA 突變出現在犬傳染性性器癌（canine transmissible venereal cancer）中。這

些突變會干擾 OxPhos，進而導致這個疾病的發生。因此，只要 mtDNA 缺乏或致病性 mtDNA 突變會誘發呼吸作用不足，而這些缺陷就會導致癌症。

## 病毒感染、受損呼吸作用與癌症

病毒很早就被認為是某些癌症的成因。大約有 15% 的人類癌症是由腫瘤病毒所引起的。寇夫曼（Kofman）與其同僚最近檢視了大量的資訊，將病毒感染與惡性神經膠質瘤連結在一起。有趣的是，許多與癌症相關的病毒或它們的蛋白生成物會定位在粒線體，或累積於粒線體中。受到病毒改變的粒線體功能可能會干擾能量代謝，因而在長時間下會改變抑瘤基因與致癌基因的表現。影響粒線體功能並提高癌症風險的病毒包括有勞斯肉瘤病毒（Rous sarcoma virus，src）、E-B 病毒（Epstein-Barr virus，EBV）、卡波西肉瘤相關皰疹病毒（Kaposi's sarcoma-associated herpes virus，KSHV）、人類乳突病毒（human papilloma virus，HPV）、B 型肝炎病毒（HBV）、C 型肝炎病毒（HCV）、人類免疫缺陷病毒（human immunodeficiency virus，HIV）、人類細胞巨大病毒（human cytomega-lovirus，HCMV）、人類 T 細胞白血病病毒 1 型（human T-cell leukemia virus type 1，HTLV-1）。雖然粒線體功能的病毒干擾會在急性感染後，因為細胞凋亡而殺死許多細胞，而那些受感染但能藉由受質層次磷酸化作用來上調發酵作用的細胞將會存活，且可能會在慢性感染之後產生腫瘤。

頓興（Duensing）與芒格（Munger）的研究顯示 HPV 第 16 型 E7 致癌蛋白會誘發異常中心體複製，因而提高多極性有絲分裂（multipolar mitoses）的傾向，而這會導致染色體的錯誤分離（missegregation）與非整備性。雖然這個機制取決於 RB 蛋白的去活性化，不過它能導致粒線體損傷。這是來自對 E7 會與定位在粒線體的人類 DNA 聚合酶 pol 互動蛋白 38（human DNA polymerase pol interacting protein 38，PDIP38）緊密連接的發現。基於其他 HPV 致癌蛋白的粒線體定位，謝（Xie）等人認為 PDIP38 在 HPV 感染之後會從粒線體往細胞核移動，可能藉由粒線體膜與

細胞核膜之間的結構連接，或是從正在粒線體膜電位降低之後從粒線體釋放出來。根據我的假說，PIDP38 與 E7 互動會在 PDIP38 細胞核定位與基因組不穩定啟動之前損壞粒線體功能。更具體的說，HPV 的致癌基因作用源自呼吸作用損傷。

西迪基（Siddiqui）與其同事顯示 HBV 編碼蛋白 HBx 會干擾粒線體質子動力梯度，而 HBx 會提高肝細胞癌（hepatocellular carcinoma）的風險。HBx 蛋白也會阻擋 HIF-1α 的泛蛋白化（ubiquitination），因而以獨立於缺氧的方式（hypoxia-independent manner）提高 HIF-1α 的穩定性與活性。對鈣質衡平、ROS 生成以及 NF-kB 與 HIF-1α 的表現等的改變，也如之前在某些病毒感染中所發現的一樣，如預料的會改變代謝狀態。HIF-1α 的穩定性對粒線體功能失常後的醣解作用上調是必需的。因此，病毒可能能藉由在受感染細胞中以受質層次磷酸化作用取代呼吸作用來導致癌症的發生。如同我們之前所述，抑瘤基因與致癌基因表現的改變會在這個能量轉變之後發生。

目前並不清楚有多少轉變中的反轉錄病毒是藉由干擾受感染細胞的粒線體功能與 OxPhos 導致癌症發生。但這似乎是 KSHV、HPV、HIV 與 HCMV 導致癌症的方式。「癌症生物學」書中表 3.3 列出許多已知的反轉錄病毒與它們後天致癌基因。雖然大家假設這些反轉錄病毒藉是由 DNA 插入與致癌基因上調導致癌症，但有大量證據顯示要不是病毒本身的蛋白產物損壞了 OxPhos，導致呼吸作用不足。**病毒感染也會藉由損壞細胞呼吸作用導致癌症發生。**

我認為與病毒相關的腫瘤形成，源自他們對呼吸作用的損害會比源自他們對細胞核基因組的影響的可能性來的大。這一點就等那些在病毒腫瘤學領域工作的人來證明我是錯誤的。**病毒也能增強細胞融合，進一步損壞粒線體功能而導致基因組不穩定。**我會在下一章中討論這點。因此，假設反轉錄病毒只會以細胞核 -DNA 為基礎的機制來導致癌症發生是很天真的想法。**根據這裡所提出的歸納，反轉錄病毒會干擾粒線體能量代謝，因此啟動腫瘤形成的旅程。**

## • HIV 與癌症風險

　　無法正確理解病毒感染會增加癌症風險的機制，從 NCI 關於「HIV 感染與癌症風險」的「事實表」（"Fact Sheet"）（www.cancer.gov/images/documents/45cf39f5-569f-4c7f-a9e9-c0941765bc73/Fs3_97.pdf）就可以得知。表中提及感染 HIV 病毒的人比同年齡未感染的人在罹患某些種類的癌症上是有明顯較高的風險。這些癌症中三個被稱為後天免疫不全症候群所界定的癌症（acquired immunodeficiency syndrome (AIDS)-defining cancers）或 AIDS 所界定惡性腫瘤（AIDS-defining malignancies）為：卡波西肉瘤、非霍奇金氏淋巴瘤（non-Hodgkin lymphoma）與子宮頸癌。感染 HIV 病毒的人比未感染的人有高出大約 800 倍的機率會被診斷出卡波西肉瘤、最少多了七倍機率被診斷出非霍奇金氏淋巴瘤、以及在女性中最少多了三倍的機率被診斷出子宮頸癌。除此之外，感染 HIV 病毒的人也會有較高的肛門癌、霍奇金氏淋巴瘤、肝癌與肺癌的風險。

　　**一般對於 HIV 感染會增加癌症風險的解釋是，感染會弱化免疫系統並降低身體摧毀癌細胞與對抗可能導致癌症感染的能力。**這個解釋並沒有說明 HIV 感染病患身上的這些癌細胞是從哪裡來的。這個解釋也沒有與分子機制相連結。**慢性病毒感染會導致發炎。**

　　**發炎會損壞 OxPhos，因而將能量代謝轉移到發酵作用。不論所牽涉到的組織為何，OxPhos 不足是癌症的起源。**然而，在「事實表」中完全沒有提及 HIV 感染為何會干擾粒線體功能與呼吸作用，因此根據癌症代謝理論會改變能量代謝與癌症風險。基於他們對與 HIV 相關癌症的解釋，不曉得那些在 NCI 工作的人是否知道瓦爾堡理論。

　　同樣讓人感到困擾的是那些針對人類肺癌治療嘗試在組成性活性 src 控制下的重組腺病毒媒介來表現 p53（recombinant adenoviral vectors expressing p53 under control of the constitutively active src）的方式，（www.genetherapyreview.com/gene-therapy-education/technology-overview/56-p53-gene-therapy.html）。這治療方法不太可能會對病患有太大的益處，而且事實上可能

從病毒或它們的生成物，在正常細胞的粒線體中累積而產生新種類的腫瘤。引導這類型療法的發展大都是知識的缺乏者，而非真的了解癌症是什麼。

這麼少人知道關於瓦爾堡理論的內容，以及它如何能解釋與癌症起源有關的許多觀察，讓我感到很驚訝。就此延伸出一個有趣的事實，無論是經由病毒感染或化學藥劑所引發的腫瘤形成，在其呼吸酶活性與粒線體功能都出現類似的損傷，如同羅斯凱力與其他人所證明的一樣。因此，在鑽研癌症病毒起源的所有研究人員都應迫切先了解瓦爾堡癌症理論以及這個理論中能解釋他們所觀察的分子機制。

## 🎗 總結

在這一章中，我對「癌症是一個基因性疾病的數據」採取了一個強硬且批判的觀點。在那些支持這個假說的數據中存在有壓倒性的不一致。雖然基因組不穩定性幾乎是腫瘤內所有細胞一個常見的特徵，而基因組不穩定性確實導致癌症發生的證據也微不足道。究竟是細胞核基因組不穩定性或是呼吸作用不足，最終導致腫瘤的形成呢？幾乎沒有任何注意力被放在致瘤轉變也會傷害 OxPhos 的可能性上。許多生殖細胞系突變會損壞 Ox-Phos。許多已知的致癌劑會損壞細胞呼吸作用，同時也會產生細胞核基因組不穩定。致癌基因的活化與抑瘤基因的去活化，是在 OxPhos 不足時驅動發酵作用的必需改變。這些改變是這個疾病的作用而非成因。在這章中審視的數據提出呼吸作用不足先於基因組不穩定性發生的可能性。中立人士可能會主張需要這二個細胞器都損傷才會引發這個疾病的發生與進程。不過，在第十一章中所描述的細胞核與細胞質轉換實驗顯示，當被傳遞到正常的細胞質時，腫瘤細胞的細胞核會指示正常的細胞發育，但是當被傳遞到腫瘤細胞質時，正常的細胞核並無法指示正常的細胞發育。這樣的數據反駁了癌症是源自細胞核基因組缺陷的假說。下一章，我將會提供額外的數據顯示呼吸作用不足是如何造成細胞核的不穩定性。

# 呼吸功能不全、逆行反應與癌症的起源

## Respiratory Insufficiency, the Retrograde Response, and the Origin of Cancer

雖然呼吸作用不足以解釋癌症起源與進程的大部分觀察，但這個概念或瓦爾堡理論在癌症生物學一本廣為流傳的教科書中並沒有被提及。在癌症的起源中若沒有討論粒線體的角色，就好像在太陽系的起源中沒有討論到太陽一樣。因為許多癌症領域中的人將癌症的起源歸因於基因突變。如同我在上一章所述，這個理論充滿不一致的地方。癌症起源的解答只有在把任何假設起源（基因、病毒、非整備性等）以呼吸作用不足取代後才有可能出現。此章重點是要去思考呼吸作用不足如何能與癌症的起源連結。

## 逆行反應（RTG）：負責細胞核基因組穩定性的表觀遺傳系統

一個好的假說能夠解釋與一個現象有關的大部分觀察。如果一個假說無法被駁斥且受到廣泛實驗性觀察的支持，那它就會只是一個理論。雖然瓦爾堡的觀察引發了爭議，如同我在第七章與第八章中所描述的一樣，這些觀察從未被駁斥過。儘管逐漸累積的數據有更強力的支持，癌症是呼吸作用的起源而非基因起源，粒線體損傷與呼吸作用不足如何與腫瘤中所觀察到的基因缺陷有所關，對許多人來說確實不清楚。**怎麼可能呼吸作用不足會是大部分腫瘤細胞中所見到的基因不穩定性的來源呢？**

新興證據顯示**持續的逆行反應**（retrograde response）可將呼吸作用損傷

與腫瘤細胞中所見的基因組不穩定聯結。**逆行（RTG）反應是用來描述粒線體到細胞核傳訊的一個總稱，牽涉到對呼吸作用與粒線體功能狀態改變的細胞反應**。在呼吸作用能量生成中斷後，RTG反應就會被啟動。基因組穩定性取決於粒線體功能的完整性。如果呼吸作用不足沒有被矯正，那RTG反應就會持續發生，因而產生瓦爾堡效應、基因組不穩定與腫瘤形成的開始。

RTG反應可被視為一個典型的染色體外表觀遺傳控制系統。雖然DNA甲基化與組織蛋白修飾被認為是表觀遺傳機制的一個種類，但作為一個染色體外元素的粒線體，是細胞內表觀遺傳控制的主要驅動力。粒線體藉由完整建立的細胞核細胞質相互作用來維持細胞分化。**支持RTG反應在基因組不穩定性與癌症表觀遺傳起源的證據為何？**

對RTG反應最多的研究是在酵母菌中所執行的，但是粒線體壓力傳訊則是哺乳類細胞的類似反應。亞茲文斯基（Jazwinski）與其同僚最近說明了酵母菌中的RTG代謝壓力反應與人類身上的NF-kB代謝壓力反應相似。控制能量代謝的多重細胞核基因的表現，在粒線體能量衡平損傷後會被嚴重的改變。呼吸作用不足會源自mtDNA、TCA循環、電子傳遞鏈、或內層膜的質子動力梯度（$\Delta \Psi m$）中的變異。換句話說，任何粒線體呼吸作用的中斷，都會誘發RTG反應。但這如何與癌症的起源有關呢？

真核細胞微生物中所演化出的RTG反應是為了在ATP生成呼吸作用間歇性中斷後維持細胞生存力。這大都牽涉從OxPhos到受質層次磷酸化作用的能量轉變，後者包括醣解作用與胺基酸發酵作用。根據我們的假說，RTG反應會包含非氧化能量代謝所需要網絡的上調，而且受到呼吸作用損傷時，會上調Myc與Ras致癌基因表現的相關發現的支持。MYC會提高ROS的生成，同時減緩p53的功能。ROS生成也會刺激RTG反應並產生基因組不穩定。MYC也會同時上調醣解作用與麩醯胺酸發酵作用所需要的基因，這兩個作用如同我在第八章中所述，會驅動非氧化能量代謝。**當藉由呼吸作用的能量生成不足以維持能量衡平的時，為了要維持非氧化能量代謝就必須上調致癌基因**。RTG傳訊會協調致癌基因的上調以避免細胞死亡。致癌基因的上調是癌症的一個基因特徵。

除了上調致癌基因表現外，RTG 反應的長時間或持續啟動對細胞核基因組不穩定與功能會產生可怕的結果。**瓦爾堡也知道呼吸作用與細胞結構維持之間的連結，以及發酵作用與細胞結構喪失之間的連結。**包括細胞形態與基因完整性在內的細胞結構組織，是仰賴充足的呼吸作用來維持的。而結構與基因完整性的維持取決於 RTG 反應的調控元素。雖然 RTG 反應是以演化來保護短暫呼吸作用中斷下的細胞生存力，但長時間的 RTG 反應會導致基因的不穩定與失調。

三個主要調控元素定義了酵母菌中 RTG 的反應，包括 Rtg2 傳訊蛋白與 Rtg1 與 Rtg3 轉錄因子複合體（二者都是基本的螺旋 - 環圈 - 螺旋 - 白胺酸拉鏈結構，basic helix-loop-helix-leucine zippers）。Rtg2 含有一個會感應粒線體 ATP 生成改變的 N- 終端、ATP 結合基序（ATP-binding motif）。Rtg2 也會調控屬於異二聚體（heterodimeric）的 Rtg1/Rtg3 複合體的功能與細胞定位（圖 10.1）。

有足夠的呼吸作用能量生成的健康細胞的 RTG 反應，是「關閉」的。在關閉狀態下，Rtg1 與 Rtg3 複合體是隱退在細胞質中，而 Rtg1 是貼附（二聚，dimerized）在高度磷酸化形態的 Rtg3 上。除了是細胞質中一個能量感應器之外，Rtg2 也在細胞核中以染色體完整性調控者的角色運作。RTG 反應也負責維持染色體穩定基因，SMC4 的功能。在 OxPhos 損傷之後 RTG 反應會減低這個基因的表現。而且**長時間的 RTG 反應會干擾 DNA 修復機制**，因此產生大量隨機的 DNA 突變與染色體缺陷。

在 OxPhos 的能量生成不足發生之後，RTG 反應就會被「打開」。在打開的狀態下，細胞質中的 Rtg2 會藉由 Rtg3 的去磷酸化來解開 Rtg1 與 Rtg3。之後 Rtg1 與 Rtg3 蛋白會各自進入細胞核中，其中 Rtg3 會與 R 匣位點（R box sites）結合，而 Rtg1 會重新與 Rtg3 接合，然後多重能量與反細胞凋亡相關基因與蛋白質的轉錄與傳訊就會開啟，這些反細胞凋亡的相關基因與蛋白質包括 MYC、TOR、Ras、CREB、NF-kB 與 CHOP。CHOP，也稱為 GADD153，是會與其他 C/EBPs 形成異二聚體的 C/EBP 轉錄因子家族的成員之一。這些基因與蛋白的增強表現與腫瘤發炎、增生

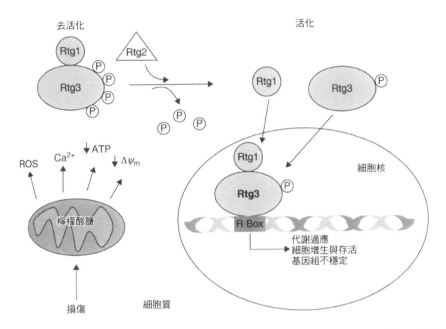

圖 10.1：酵母細胞中逆行反應（RTG）的活化。酵母菌中的 RTG 反應在基質上與哺乳類細胞中的粒線體壓力反應類似。圈起來的 P 是磷酸鹽組。SLP：受質層次磷酸化作用。當來自 OxPhos 的能量受損時，RTG 反應會上調發酵作用所需的基因。詳細說明請見本文。來源：參考資料第 7 條授權重印。見彩色插頁。

與進程有關，也就是癌症的主要特徵。RTG 反應也牽涉到多重負與正調控者（multiple negative and positive regulators）的介入，它們會促進從呼吸作用到發酵作用的生物能轉變，而發酵作用則會牽涉到受質層次磷酸化作用。更重要的是，RTG 反應的持續啟動會導致與體細胞突變與非整備性有關的基因不穩定。

RTG 反應的主要角色在於，當呼吸作用不足以維持能量衡平時，單獨藉由醣解作用或藉由醣解作用與麩醯胺酸代謝的組合來協調 ATP 的合成。在 OxPhos 受損期間就需要 RTG 反應來維持一個穩定的「$\Delta G'_{ATP}$」支持細胞的生存力。不過，長時間的 RTG 反應會讓細胞核基因變得容易不穩定與突變。換句話說，腫瘤細胞中的基因組不穩定是源自 OxPhos 能量生成的長期缺陷下的次級結果。要藉由發酵作用取得能量，則致癌基因（Myc、Ras、Akt、HIF-1 等等）的上調就變成必須。呼吸作用不足加上補償性發

酵作用也會提高（i）細胞質中的鈣濃度、（ii）多重藥物抗藥性表型的現象、（iii）活性含氧物（ROS）的生成與（iv）tie- 硫複合體的異常。這些改變合在一起會進一步加速失常的 RTG 傳訊與基因的可突變性。有大量的實證證據支持這些觀察。

同樣有趣的是基質金屬蛋白酶 2（matrix metalloproteinase 2，MMP2）的表現在有 mtDNA 缺陷的細胞中是升高的。MMP2 與其他的金屬蛋白酶的提高與慢性發炎有關聯性。因為 mtDNA 缺陷與 ROS 生成會減少粒線體呼吸作用，在粒線體呼吸作用某程度的損傷後 MMP2 表現升高的推測也不算不合理。MMP 表現的提高是在被活化巨噬細胞中所看到的表型。被活化的巨噬細胞會與腫瘤上皮（neoplastic epithelial）雜交形成有高度轉移性的癌細胞（第十三章）。像先前在其他系統中看到的一樣，與發炎有關的 ROS 生成也會啟動 RTG 反應。因此，RTG 反應能與腫瘤形成的發起與進程二者相連結。

另一個有趣的地方是，人類 Myc 與 Max 轉錄因子複合體顯示出與酵母菌 Rtg1 與 Rtg3 蛋白有同源性（homologies）。MYC 與 Rtg1 與 Rtg3 一樣都是基本的螺旋 - 環圈 - 螺旋 - 白胺酸拉鏈結構的轉錄因子家族成員。MYC 上調對醣解作用與麩醯胺酸代謝所需基因的誘發也是必須的。雖然目前在真核生物中並沒有發現類似 Rtg2 蛋白的物質，能作為粒線體失常的感應器與啟動，類似 Rtg1 與 Rtg3 轉錄因子的粒線體轉換器（transducer），不過目前對人類的 NF-kB 壓力反應與酵母菌中的 RTG 壓力反應，受到認知的保留。酵母菌 RTG 反應也與 mTor、Akt 與 RAS 傳訊路徑有同源性。亞茲文斯基與其同僚準備了一份傑出的評論，將酵母菌與人類壓力反應中的相似處連結在一起。

綜觀以上所述，這些發現顯示細胞核完整性有一大部分取決於正常的呼吸功能。如同大衛・南尼（David Nanney）在 1958 年首先描述的一樣，粒線體 - 細胞核相互作用是典型表觀遺傳系統的一個例子。雖然表觀遺傳學的概念源自沃丁頓（Waddington）的研究結果，南尼的表觀遺傳控制系統觀點與癌症中粒線體的角色相對有關。對癌症表觀遺傳學的學生來說，

仔細思考南尼博士評論中所提出的資訊會是很有幫助的。

　　表觀遺傳學牽涉到的不只 DNA 甲基化、基因組印記（imprinting）或組織蛋白修飾而已。**粒線體功能也是表觀遺傳**。有趣的是 p53 中的遺傳缺陷會損壞 OxPhos 而導致基因不穩定。而且黃等人最近顯示在氧氣存在的環境中要維持基因組穩定性，有效率的粒線體呼吸作用是必需的。如前所述，Myc 致癌基因的多重致癌作用也能與 OxPhos 損傷有所連結。儘管 RTG 反應是演化來保護細胞不會受到急性能量缺乏的影響，與呼吸作用不足有關的持續性 RTG 反應，最終會造成基因不穩定與腫瘤形成。**因此，無論是基因還是環境因子導致慢性呼吸作用不足加上被啟動的 RTG 反應，是細胞失調與腫瘤起源的開始。**

## 發炎損害細胞呼吸作用

　　雖然慢性發炎長久以來就與致癌作用有關，發炎如何具體的導致癌症尚未清楚。已知與敗血症（sepsis）或 LPS（lipopolysaccarides，脂多醣）相關的發炎會損壞粒線體呼吸作用。敗血症是一種會導致全身性器官衰竭與死亡的急性發炎狀態。相對於誘發急性粒線體失效與細胞死亡的敗血症與 LPS 的發炎，會導致許多癌症的慢性發炎。慢性發炎會產生長時間損傷粒線體。粒線體 ETC 的損傷會源自發炎微環境中持續的一氧化氮表現。內爾（Nel）與其同事顯示了超微粒（ultrafine particles）如何加重氧化壓力與粒線體損傷，並同時耗盡巨噬細胞與上皮細胞層中的細胞內穀胱甘肽的存量。比塞爾（Bissell）與其同僚，加上比爾瑞（Bierie）與摩西（Moses）審視證明了微環境中的慢性發炎如何活化 beta 轉變生長因子（transforming growth factor beta，TGF-$\beta$）表現的相關資訊。尹（Yoon）與其同事顯示了 TGF-$\beta$ 會誘發長時間的粒線體 ROS 生成，進而損壞呼吸控制並加速肺上皮細胞的老化。西歐恩等人顯示細胞核基因組不穩定與粒線體 ROS 生成有直接的關聯。弗西連（Fosslien）描述 TGF-$\beta$ 的梯度如何改變形態場中粒線體 ATP 的生成。

綜觀前述，這些發現顯示呼吸功能損傷，將發炎與致癌作用連結在一起。會增強一氧化氮與 TGF-$\beta$ 的表現慢性發炎會損壞呼吸作用。承受呼吸作用損傷的大部分細胞會死亡。根據瓦爾堡理論，腫瘤只會源自那些有能力提高發酵作用來補償呼吸作用不足的細胞。發酵作用的提高會避免細胞老化。雖然受損的呼吸作用將發炎與癌症的起源很清楚的連結在一起，但還需要進一步的研究來更完整定義形成這個連結的分子機制。

## 缺氧誘導因子（HIF）的穩定性是癌症起源的必備條件

雖然呼吸作用不足是致癌作用的起始事件，在呼吸作用受損之後還需要發酵作用的提高才能維持細胞生存力。對於受損呼吸作用的反應，在酵母菌與哺乳類細胞之間存有一些有趣的類比。針對暫時性缺氧的反應，哺乳類細胞會提高 HIF-1$\alpha$ 的表現。在常氧之下 HIF-1$\alpha$ 會快速的降級，但是在缺氧下會變得穩定。這是一個保護生理反應，演化來保護哺乳類粒線體不受到缺氧損壞，並提供一個替代呼吸作用的能量來源。HIF-1$\alpha$ 會誘發與葡萄糖吸收、醣解作用以及乳酸生成有關基因的表現。但仍有爭議的地方是，HIF-1$\alpha$ 是否也會活化丙酮酸去氫酶激酶 1，因此阻擋丙酮酸鹽進入粒線體？因為丙酮酸鹽到檸檬酸鹽的代謝被認為是脂肪酸合成所必需的。但無論是否有氧氣存在，大部分腫瘤細胞中的 HIF-1$\alpha$ 表現都是提高的，因而能大大的調解需氧醣解作用。

氧氣存在下 HIF-1$\alpha$ 的持續穩定性有時被稱為「偽缺氧」。由於癌症源自 OxPhos 的不足，需要 HIF-1$\alpha$ 的穩定性來維持醣解作用的受質層次磷酸化作用，無論是否有氧氣存在，它會補償呼吸作用的不足。雖然在缺氧條件下 HIF-1$\alpha$ 穩定化的機制已有完整定義，但在需氧或常氧條件下的穩定機制則沒有那麼清楚。在正常需氧條件下的細胞，經由與 VHL 抑瘤基因的相互作用下 HIF-1$\alpha$ 一般是不穩定的，VHL 抑瘤基因會促進 HIF-1$\alpha$ 的羥化作用、泛蛋白化與蛋白酶體降解（proteasomal degradation）。看來有許多因素造成癌症中 HIF-1$\alpha$ 的穩定性。

HIF-1$\alpha$ 在氧氣中的快速降解，是依賴氧氣中的脯胺醯基羥化酶（prolyl hydroxylases，PHDs）所調控。PHDs 羥化脯胺醯基會殘留在一個依賴氧氣的降解區域中。即使有氧氣的存在，抑制 PHD 則會穩定 HIF-1$\alpha$，在需氧條件下 HIF-1$\alpha$ 的穩定能與呼吸作用不足相聯結，呼吸作用不足是經由鈣質衡平中的異常、ROS 生成、NF-kB 傳訊、TCA 循環代謝物（琥珀酸鹽與丁烯二酸鹽）的累積、以及致癌病毒感染所造成。基因組不穩定一部分源自 ROS 生成與需氧條件下「長時間」HIF-1$\alpha$ 的穩定化。如前所述，這個程序能與 RTG 系統連結。

哥特利布與其同僚的研究顯示某些能量代謝物，也就是琥珀酸鹽、$\alpha$-酮戊二酸與丁烯二酸鹽，會在氧氣存在下將 HIF-1$\alpha$ 穩定化。如同我在第七章中所述，琥珀酸鹽與丁烯二酸鹽也是胺基酸發酵作用的產物，會造成 PHDs 的抑制與 HIF-1$\alpha$ 的穩定化。由於 HIF-1$\alpha$ 表現調控醣解作用所需的數個基因，在 OxPhos 受損後，HIF-1$\alpha$ 穩定化對於藉由受質層次磷酸化作用維持發酵能量生成來說是重要的。所以我們必需知道呼吸作用不足是癌細胞中 HIF-1$\alpha$ 穩定化的最終原因。

## 🫧 粒線體與突變表型

粒線體藉由與細胞核的相互作用在一個典型的細胞核與表觀遺傳衡平下維持細胞分化。大部分人類癌細胞顯示出的基因不穩定牽涉到突變率的提高和大量染色體重排與染色體數量的改變。辛格與亞茲文斯基團隊提供了令人信服的證據，顯示大部分經由表觀遺傳 RTG 反應（粒線體壓力傳訊）產生的粒線體功能失常，是腫瘤細胞突變表型的起因。染色體不穩定、基因突變表現與腫瘤形成表現在 mtDNA 耗盡的細胞中比 mtDNA 正常的細胞要明顯的多出許多。雖然第九章所述粒線體突變並沒有在所有的腫瘤中發現，如同發生在 rho$^0$ 細胞中 mtDNA 耗盡會破壞 OxPhos。

辛格與其同僚顯示 mtDNA 耗盡會下調脫嘌呤脫嘧啶內切酶（apurinic/apyrimidinic endonuclease，APE1）的表現。APE1 是一種對氧化還原敏感

的多功能內切酶，其調控 DNA 轉錄與修復。換句話說，這個 DNA 修復酶的功能取決於粒線體的功能。任何粒線體呼吸作用的長時間干擾會破壞與 DNA 轉錄與修復有關的機制。呼吸作用損傷會提高 ROS，進而增加突變率。ROS 會誘發腫瘤細胞中的細胞核不穩定。在被檢驗的腫瘤中，大部分的 APE1 表現都大幅度的降低。如果 APE1 的表現降低，則突變與基因不穩定的風險就會提高。無論粒線體是如何受損，腫瘤細胞中的呼吸作用不足導致致癌作用的起始事件，是造成在腫瘤細胞中所看到的最終基因組不穩定的原因。因此，腫瘤細胞中所觀察到的突變率的提高、大量染色體重排與染色體數量的改變，可以與受損粒線體呼吸作用聯結。

除了 APE1 之外，其他的 DNA 修復蛋白也會因為 mtDNA 消耗與 OxPhos 不足而被下調，包括 p53 與 SMC4。有大量文獻顯示當 p53 的表現降低時，基因的可突變性會增加。因為不同組織中的基因表現不同，可以預見的是受干擾的能量代謝會在不同種類的癌症中產生不同種類的突變。基因異質性甚至會更複雜，因為許多轉移性癌細胞是源自巨噬細胞與瘤化上皮細胞的融合（第十三章）。**當從基因層級來評估時，即使相同的癌症種類裡的不同腫瘤，也能看起來像是表現出不同的疾病。然而，從代謝層級來評估時，大部分的癌症與腫瘤都一樣表現出呼吸作用不足與發酵作用提高。這即為粒線體功能受損會誘發抑瘤基因與致癌基因的變異**。例如，受損的粒線體功能會誘發 p53 活性中的變異，而 p53 表現與調控中的變異會進一步損壞粒線體功能。綜觀所述，這些發現顯示呼吸作用不足是腫瘤細胞突變表型的基礎。

有誰將這些觀察與我說的東西連結起來嗎？我認為盧（Lu）與其同事可能認知到這些連結中的一部分。西歐恩與其同僚的發現作出了這些連結。控制細胞循環的 pRB 抑瘤蛋白的功能對細胞氧化還原狀態下的 ROS 生成也是敏感的。MYC 與 Ras 致癌基因的提高表現，可以與為了維持腫瘤細胞生存力所需要的發酵能量相聯結。在不同癌症中所發現的許多基因缺陷，是源自粒線體功能失常與呼吸作用不足下的次級結果。那些主持癌症基因計畫的人知道這些嗎？

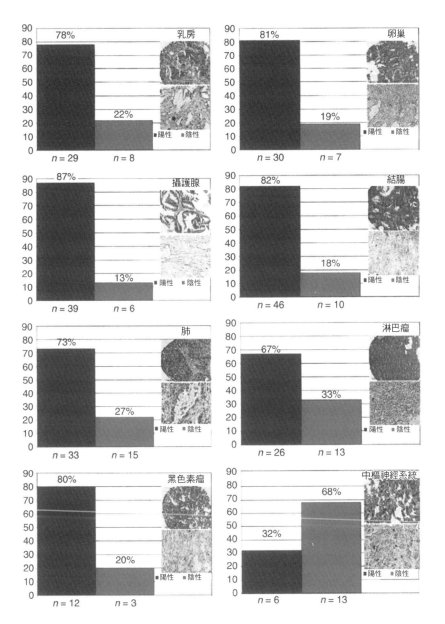

圖 **10.2**：APE1 DNA 修復基因在腫瘤形成中的參與。這裡分析了正常與癌組織的 APE1 表現。免疫組織化學（IHC）分析在許多不同的癌組織中執行，該分析是以國家衛生研究院之國家癌症研究院的組織陣列研究計畫（Tissue Array Research Program，TARP2）來施行。長條圖顯示整體的陽性與陰性癌病例數量百分比。每一組顯示一個代表性的陽性與陰性瘤病例，以及正常組織中的表現。APE1 蛋白以 DAB 加上蘇木精複染（hematoxylin counterstain）的方式來視覺化。結果顯示在大部分被檢驗的腫瘤中 APE1 的表現是明顯的降低。Bar=50μm。來源：參考資料第 21 條授權重印。見彩色插頁。

# 鈣質衡平、非整備性與粒線體功能失常

鈣質衡平取決於粒線體功能與粒線體內層膜質子動力梯度的完整性。鈣質衡平對於細胞分裂的保真性是必需的，細胞分裂包括紡錘體與微管組合、姊妹染色體分離與細胞質分裂。鑒於粒線體在維持細胞內鈣運轉（calcium flux）的重要角色，源自呼吸作用不足結果下的任何對細胞質鈣質衡平的干擾，會在有絲分裂時造成染色體分離的異常。換句話說，無分離（nondisjunction）與有絲分裂缺陷會源自細胞內鈣運轉的改變，而鈣運轉最終是由粒線體的健康狀態與 OxPhos 充足來決定的。

從癌細胞中非整備性起源的角度來思考這些發現是重要的。波法瑞首先認為非整備性是癌症的起源，基於其對海膽胚胎發生（embryogenesis）中染色體無分離的研究。波法瑞提到腫瘤細胞的必需特質不是一種生存力的疾病，而是一種細胞搞錯方向的情況。他接著推測在各種不同的實質與化學傷害下有絲分裂的干擾會造成子細胞（daughter cells）中染色體分布的異常。從一個相對大膽的位置，他聲稱染色體分離的干擾能解釋所有癌症的起源。**換句話說，癌症被認為是一種源自染色體不平衡的疾病。這些觀察最終造成了癌症是一個基因性疾病的觀點，一直持續到今日成為癌症起源的主要理論。然而，我在前面所呈現的數據提供了令人信服的論述，顯示腫瘤細胞中所發現的染色體異常是癌症的一個作用而非成因。**

現在我們知道鈣運轉維持了有絲分裂的保真性。我們也從康普頓（Compton）的研究中知道著絲點（kinetochores）在紡錘體微管的不正確附著會在有絲分裂中損害染色體分離的保真性，而最終造成非整備性。由於鈣運轉調控這些程序，對鈣運轉的干擾會在細胞分裂時導致染色體不平衡。細胞內的鈣運轉主要是由粒線體內層膜質子動力梯度的完整性來負責。因此，對粒線體呼吸作用與粒線體膜完整性的損傷最終會造成染色體不平衡與非整備性。

迪斯伯格與其同僚也主張造成癌症起源的原因是非整備性的，而非體細胞突變。他們提出致癌作用的一個二階段機制。**在第一階段**，致癌物

會藉由染色體裂斷（chromosome fragmentation）或損害紡錘體（spindle appartus）來導致非整備性的發生。**在第二階段**，致瘤性核型（karyotypes）會自催化性（autocatalytically）的演化，因為非整備性讓核型不穩定，也就是導致基因不穩定。

根據我的假說，長時間呼吸作用不足是非整備性的原因。有絲分裂紡錘體組合的完整性是基於與粒線體質子動力梯度有關的鈣運轉。我們也知道源自包括組織發炎在內的任何環境傷害，所產生的 ROS 會損壞質子動力梯度。這些傷害包括 X 光、化學物質或病毒。衫普（Samper）與其同事以及西歐恩等人，清楚的顯示源自 ROS 的粒線體壓力會導致基因不穩定，包括非整備性。盧與其同僚的發現也支持這些發現。非整備性一旦發生，它會促進經由發酵作用的能量生成，導致進一步對細胞核基因穩定性與粒線體呼吸作用的損傷。阿盟（Amon）與其同事的研究顯示非整備性會讓細胞生理與能量衡平不穩定。如果非整備性對細胞生存力是有害的，且會限制細胞增生，那怎麼可能具有非整備性的腫瘤細胞還會生長呢？答案是發酵作用。

發酵作用是導致腫瘤細胞能耐受非整備性的機制。湯普森與康普頓顯示 p53 抑瘤基因的喪失會促成非整備細胞的生長。我們知道正常的粒線體功能需要 p53，而 p53 的缺陷會藉由發酵作用來提高能量。因此，呼吸作用損傷下經由發酵作用的補償，會讓基因不穩定存在下的細胞有生存力。

一旦非整備性的起源能被聯結到呼吸作用損傷與需氧醣解作用時，迪斯伯格與其同僚的非整備性 - 癌症機制就會在癌化過程中扮演一個角色。因此我認為非整備性及癌細胞中所發現的數種體細胞突變與其他基因組失常，最終都源自粒線體蛋白質、脂質與 mtDNA 損傷下的結果。這個損傷會驅散質子動力梯度，造成發酵作用的提高及細胞鈣運轉的不平衡。在偶發癌症中所發現的大量基因組改變最終是源自粒線體功能失常與呼吸作用不足。累積大量支持這個假說的證據是令人信服的，而且是很難被反駁，更難被忽略的。

## ● 粒線體與雜合性丟失

大部分體染色體（非性染色體）中的基因含有二個對偶基因（基因的替代形式），其會產生一個正常的蛋白物。異常表型一般不會源自隱性基因中的對偶基因喪失，因為單一正常對偶基因的產物通常就足以避免病變的發生。對大部分的隱性基因來說，通常可以在雜合狀態（heterozygous state）下維持一個正常的表型。不過，功能的失去或單一正常對偶基因的去除會讓基因無法產生任何正常的產物。與癌症起源相關的雜合性丟失（loss of heterozygosity，LOH）通常被稱為努森假說（Knudson hypothesis），其源自阿弗雷德·努森（Alfred Knudson）；他是第一個發展出這個想法，認為諸如 p53 與 RB 等重要基因中的 LOH 會導致一個人出現癌症預先傾向。這個概念是現在癌症的體細胞理論中被廣為接受的機制。

不過，最近在酵母菌中的研究顯示，在 mtDNA 耗盡之後的粒線體內層膜電位（$\Delta\Psi m$）損傷，會誘發粒線體功能失常與細胞核基因組中的 LOH。在 mtDNA 耗盡後所形成的酵母菌群（yeast colonies）的大小互不相同，但最後都會在反覆傳代（repeated passaging）後表現出生長的增進，儘管一直都沒有 mtDNA。不尋常的是，這些複製品並無法呼吸，而且相對有 mtDNA 的細胞來說，其生長較慢。不過，在 30 個小時之後，它們會形成較快速生長的群體，並且比 mtDNA 喪失後前 30 個小時的群體出現較少的細胞核 LOH 狀況。

這些發現顯示 LOH 是細胞內 mtDNA 耗盡後的一個較早期現象。而且牽涉到 Rad3 解旋酶（helicase）、Pri2 導引酶（primase）與 Ntg2 澱粉酶（glycase）的許多細胞核內鐵-硫依賴（iron-sulfur-dependent）DNA 修復酶的功能，在 mtDNA 耗盡細胞中都有缺陷。這些 DNA 修復酶的變異造成特定基因中的 LOH 表型。這些發現顯示常見於癌細胞許多基因中的 LOH 與粒線體功能失常以及呼吸作用不足有所關聯。

維奇（Veatch）等人的發現與羅斯凱力等人早期的發現一致，顯示出粒線體功能失常與呼吸作用損傷是癌症起源的起始事件。維奇等人的發現

也與辛格、亞茲維斯基與西歐恩等研究團隊的發現一致，顯示基因組不穩定是粒線體功能失常的結果。綜觀以上，這些觀察顯示在細胞中所發現大量的基因異常，從點突變到大量染色體重排等，都是在粒線體的結構與功能損傷之後才出現。

## 🫛 組織發炎、受損呼吸作用與癌症

　　長時間受傷或包括形態場干擾在內的組織刺激下，會讓粒線體功能失常發生。索南夏因與索托有說服力的主張是組織編制（tissue organization）與結構的干擾，而非隨意的體細胞突變，導致癌症。他們將這個程序稱為致癌作用的組織編制領域理論（tissue organizational field theory，TOFT）。這個概念是根據癌症誘發物會干擾組織架構的三維編制，進而干擾嵌入形態場中的位置資訊與歷史資訊的相關證據而來。這些觀點與米納・比塞爾博士（Dr. Mina Bissell）的觀點程度相當一致，比塞爾博士**長久以來認為微環境中的干擾是致癌作用的原因**。大衛・塔霖也認為是微環境中的干擾，而非基因缺陷，是癌症的起源。雖然組織編制異常作為致癌作用基礎的相關機制是多重的，TOFT 是可以被納入粒線體理論的。

　　例如，長時間呼吸作用損傷的累積最終導致惡性腫瘤的形成。ROS 會損壞粒線體蛋白質、脂質與細胞核 DNA。ROS 源自於慢性發炎，進而干擾組織形態場，而組織形態場（微環境）的慢性干擾最終會損壞場內細胞的呼吸功能。粒線體功能的後天異常則會產生一種惡性循環，其中粒線體能量生成不足啟動基因組不穩定性與突變性，又再進一步促成粒線體功能失常與能量損傷，然後如此一直循環下去。這最後將會被視為對局部組織的結構編制上的巨大干擾，而到最後就會被視為腫瘤了。**細胞為了存活對發酵能量依賴度的提高，會在每一次的代謝與基因損傷之後發生，因而啟動不受控制的細胞生長，最終形成惡性腫瘤。**因此，在癌症中所看到大量文獻記載與腫瘤相關的變異與基因的不穩定，都是源自 OxPhos 逐步損傷的結果。我的看法是源自任何種類的基因或環境傷害下的慢性 OxPhos 不足是癌症的起源。

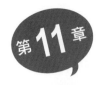

# 粒線體——腫瘤抑制者

## Mitochondria: The Ultimate Tumor Suppressor

## 致瘤性的粒線體抑制

根據瓦爾堡理論，呼吸作用不足是癌症的起源。癌症所有其他的特徵都是直接或間接源自呼吸作用不足。到此為止我已從不同領域累積了強力支持這個理論的大量證據。另外也清楚的是，腫瘤細胞中所見到的基因組不穩定與大量的基因與染色體異常，是長時間呼吸作用不足的次級結果。基因組不穩定經由逆行傳訊系統而與粒線體功能失常有所聯結。**如果所有的癌症都源自粒線體功能失常，那以正常粒線體來取代受損粒線體應該能夠避免癌症**。換句話說，能產生足夠呼吸作用的粒線體應該會抑制腫瘤生長，不論有多少數量與種類的突變或非整備性出現。

來自受質層次磷酸化作用（包括瓦爾堡效應與胺基酸發酵）的能量會在呼吸作用不足發生時持續出現。當粒線體無法藉由呼吸作用產生足夠能量時，就得依靠致癌基因的上調與抑瘤基因的下調，才能維持發酵作用。如同我在上一章所述，癌症的突變表型可與受損粒線體功能相聯結，而且已有大量的證據顯示正常的粒線體功能會抑制腫瘤形成。更多支持瓦爾堡理論的證據，顯示正常粒線體能抑制腫瘤細胞的惡性生長。如果呼吸作用不足是癌症的起源，那當腫瘤細胞核被置入含有聲稱呼吸功能正常粒線體的細胞質中時，應該不會誘發惡性腫瘤的發生。亦或，如果粒線體功能失常是癌症的起源，那當正常細胞核被置入腫瘤細胞質中時，正常細胞核應該無法避免腫瘤形成的發生。我將這類型的實驗稱為「細胞核 - 細胞質轉換研究」（nuclear-cytoplasm transfer studies）。那麼來自這類支持癌症

代謝起源研究的證據為何呢？

## 💧 正常粒線體在細胞質融中抑制腫瘤形成

　　大量文獻顯示當來自細胞核去除（enucleated）正常細胞的細胞質與有核的腫瘤細胞融合在一起，以形成細胞質融合細胞（cybrids）時，致瘤性就會被抑制。細胞質融合細胞含有一個細胞核與兩個來自不同細胞的細胞質混合。為了要檢視細胞質對細胞質融合細胞中致瘤性的表現影響，庫拉（Koura）以完整的 B16 老鼠黑色素瘤癌細胞與來自非致瘤性老鼠肌母細胞的胞質體（無細胞核）來形成融合。重組而成的殖株（clones）與細胞質融合細胞，顯示出獨特的形態與細胞排列。在殖株與細胞質融合細胞分離不久後，致瘤性在所有重組的殖株與細胞質融合細胞中就都被抑制了，**但在長時間的細胞培養後，有些殖株就再次出現致瘤性**。細胞培養環境對於粒線體呼吸作用的副作用是某些殖株致瘤性再現的部分原因。庫拉的發現顯示含有正常粒線體的細胞質能抑制腫瘤細胞的惡性表型。可惜的是，庫拉並沒有把這些觀察與瓦爾堡癌症理論聯結。

　　然而在一系列大規模的實驗中，以色列（Isreal）與謝弗（Schaeffer）顯示在含有正常細胞質與致瘤細胞核的細胞質融合細胞中，惡性狀態的抑制可達到 100%。他們的研究獨特之處在於所使用的所有細胞，包含了正常與轉變的細胞，都擷取自最初的無性繁殖祖先（original cloned progenitor）。他們也顯示藉由來自惡性細胞胞質體（無細胞核）與來自正常細胞的核質體（karyoplasts），所融合而擷取的細胞核與細胞質雜種會在 97% 的受注射動物中產生腫瘤。這些發現顯示正常細胞細胞核被置入腫瘤細胞細胞質中時，並不會抑制腫瘤形成。換句話說，正常細胞核基因表現無法抑制惡性腫瘤。這些發現顯示，**是細胞質，而非細胞核，支配了細胞的惡性狀態**。雖然研究人員沒有定義腫瘤形成細胞質調解的分子基礎，但是他們認為是細胞核基因表現的表觀遺傳改變，才是發生的原因。很明顯地，以色列與謝弗的發現強烈支持瓦爾堡理論的概念。不過，這些研究人員也沒有將他

們的發現與瓦爾堡理論聯結。

　　以色列與謝弗認為細胞質因子抑制致瘤性的發現與結論也強烈地受到謝亦（Shay）與沃爾賓（Werbin）發現的支持。這些研究人員也討論了會影響設計的因素，來揭露致瘤性細胞質抑制者的細胞質融合細胞實驗成敗的不同。這些因素包括：（i）細胞質融合細胞中致瘤細胞質與非致瘤細胞質的相對數量。（ii）在測試致瘤性之前，細胞質融合細胞傳代時的時間間隔。（iii）是否利用致癌物突變作用（mutagenesis）來為細胞做基因標記。（iv）所使用的具體細胞組合。他們對於某些研究人員在沒有小心檢視不同因素下，而得到不同的結果並不感到訝異。因為他們在老鼠腫瘤細胞所得到的結果與前述以色列與謝弗研究的結論是一致的。雖然謝亦與沃爾賓討論粒線體在細胞質對抑瘤性的抑制作用上的角色，但他們並沒有根據瓦爾堡理論來討論他們的結果。

　　不過，郝威爾（Howell）與薩格爾（Sager）有認知到瓦爾堡理論與這些不同細胞質融合細胞研究發現之間的關係。這些研究人員知道細胞質融合細胞的分析，能協助區別是細胞核或是細胞質決定了致瘤性。他們的結果顯示，**當與致瘤性細胞核融合後，來自非致瘤性正常細胞的細胞質會抑制裸鼠中腫瘤形成的速率與範圍**。因此他們的結論是：「如果腫瘤細胞粒線體有缺陷，如同瓦爾堡假設的那樣，那抑制效果會源自細胞質融合細胞中來自正常細胞的粒線體。」這些發現與庫拉、以色列、謝弗、謝亦與沃爾賓的發現一樣，都支持瓦爾堡的理論。但怎麼可能在癌症領域中會有這麼多研究人員無法將他們的發現與瓦爾堡理論相聯結呢？

　　喬納森（Jonasson）與哈里斯（Harris）執行了人類老鼠雜種中最有趣的研究之一，來評估細胞質與細胞核在控制惡性腫瘤上的角色。他們評估了一系列雜種殖株中活體腫瘤的惡性，這些雜種殖株是擷取自兩倍體人類纖維母細胞、淋巴球與惡性老鼠黑色素瘤的融合。他們顯示人類兩倍體細胞就像老鼠兩倍體細胞一樣，能有效抑制老鼠黑色素瘤細胞的惡性，即使在雜種殖株中人類染色體已經被移除。在帶有單一人類 X 染色體的雜種殖株中，腫瘤惡性也會被抑制。他們接著顯示即使在重新去除這個僅存的

X 染色體之後，這個殖株還是會持續產生很少的腫瘤。明顯的是，沒有任何人類細胞核基因物質與腫瘤抑制性有關。

他們也做出黑色素瘤細胞與兩倍體人類纖維母細胞的雜種，但在細胞融合前先經過放射線照射。有趣的是，腫瘤發生率在老鼠黑色素瘤與受照射人類纖維母細胞的雜種上，比在老鼠黑色素瘤與未受照射人類纖維母細胞的雜種，明顯來得高很多。結論是惡性腫瘤的抑制性牽涉到對放射線敏感的染色體外元素的活性。

喬納森與哈里斯的研究發現是很傑出的，其原因有好幾個。**第一**，他們的發現與許多其他細胞質融合細胞研究的發現一致，顯示在細胞質的某樣物質會抑制惡性細胞中的致瘤性。**第二**，這個抑制作用與任何人類染色體或細胞核基因物質無關。**最後**，放射線會破壞負責抑制腫瘤的細胞質因素。最後這發現的結果與瓦爾堡的發現一致，也就是放射線會破壞粒線體呼吸作用。令人驚訝的是，喬納森與哈里斯排除了這個抑制作用的粒線體起源，而認為是中心體起源造成這個作用。這個決定是針對其他人的研究發現，顯示在人類老鼠細胞質融合細胞中沒有發現任何人類粒線體 DNA 或蛋白質。但是，對可傳播癌症（transmissible cancers）的新研究顯示在某些腫瘤中腫瘤粒線體會與正常粒線體整合成一體。我認為這個整合會減少或矯正腫瘤細胞粒線體中部分的呼吸作用損傷，因而抑制惡性表型。這個可能性也進一步受到金恩（King）與阿塔爾迪（attardi）研究的支持，顯示外源的 mtDNA 會增強 mtDNA 功能缺乏細胞中的呼吸作用。這個可能性與瓦爾堡的原始理論一致。

保羅・薩克森（Paul Saxon）與其同儕顯示 11 號染色體的微細胞轉移（microcell transfer）會抑制海拉細胞的致瘤性。他們的結論是 11 號染色體含有抑瘤基因。這些發現是有趣的，而且也顯示 11 號染色體與粒線體之間有相互作用。這可能是 11 號染色體上的一個基因會促進粒線體呼吸作用，因此抑制了海拉細胞的致瘤性。同樣有趣的是，神經母細胞瘤（neuroblastoma）與威爾姆斯瘤（Wilms tumor）是與 11 號染色體缺陷有關的。需要進一步的研究來確認致瘤抑制性是否與 11 號染色體編碼基因

以及粒線體呼吸作用效率之間的特定相互作用有關。

## 🦋 來自 rho⁰ 細胞的證據

辛格與其同事也為粒線體致瘤性抑制上的角色提供了證據，顯示野生型粒線體的外源性移轉至粒線體 DNA 耗盡的細胞（rho⁰ 細胞）會逆轉 APE1 DNA 修復蛋白的受改變表現以及致瘤性表型。**受 APE1 調解的DNA 修復效率取決於粒線體呼吸作用的充足性。** rho⁰ 細胞有瑕疵的呼吸作用是因為它們缺乏正常呼吸作用所需的 mtDNA。因此，將正常 mtDNA移轉到 rho⁰ 細胞會重置呼吸作用、關閉 RTG 反應與避免基因不穩定。**再一次，是粒線體呼吸作用的完整性在避免癌症的發生。如同瓦爾堡預測的一樣，癌症是源自呼吸作用不足。**

呼吸作用為癌症起源的進一步支持，是來自裴卓斯（Petros）、華勒斯與其同事在前列腺癌上的發現。為了要確認突變型胰臟腫瘤是否會增加 ROS 與腫瘤生長率，這些研究人員藉由細胞質融合細胞移轉，將 T8993G致病 mtDNA 突變置入 PC3 前列腺癌細胞。他們在裸鼠上測試腫瘤的生長。所產生的 T8993G 突變細胞質融合細胞所造成的腫瘤是野生型細胞質融合細胞所造成的七倍大。而且野生型細胞質融合細胞幾乎無法在老鼠中生長。由 T8993G 突變細胞質融合細胞所造成的腫瘤，也會比沒有這個突變的腫瘤產生明顯較多的 ROS，**而粒線體所產生的 ROS 會損壞呼吸作用，進而造成基因組不穩定。** 額外的實驗顯示 mtDNA 突變的置入會逆轉細胞質融合細胞中正常粒線體的抗致瘤性。**結論是 mtDNA 突變在前列腺癌的病因學（etiology）上扮演一個重要的角色，而癌症的最佳定義是粒線體疾病的一種。** 這些發現對瓦爾堡理論提供了直接的支持。

## 🦋 正常粒線體在活體中抑制腫瘤形成

也有大量文獻顯示癌細胞的細胞核，在被移植到正常細胞質時，能被

重新編程來形成正常組織，即使其中仍有持續出現擷取組織細胞中的腫瘤相關基因缺陷。但這個戲劇性的事實證據是來自青蛙與老鼠腫瘤組織的研究。麥金諾（McKinnell）等人部分提供的第一份證據，顯示在腫瘤細胞核被移植到細胞核去除的正常卵細胞後，腫瘤細胞核能指示正常的脊椎動物發育。從盧克（Lucke）青蛙腎細胞腫瘤分離出來的三倍體細胞核以手術的方式，植入來自正常兩倍體青蛙的細胞核去除受精卵中（圖 11.1 是取自他們的研究，顯示在一隻盧克青蛙的左腎臟中的一個快速生長的腫瘤）。腫瘤中的所有細胞都是三倍體，含有三組的所有染色體。三倍體的蝌蚪是發育自三倍體腫瘤細胞核。不尋常的是，存活的三倍體蝌蚪顯示出許多種類的功能性組織。

　　來自三倍體腫瘤細胞的細胞核，植入細胞核去除的卵的這個移植動作，讓移植細胞核所啟動的發育，以及不慎留下的母系二倍體細胞核所啟動的發育，二者之間的區別變得可能。研究人員註記到有鞭毛的上皮細胞會在培養皿中推動蝌蚪，蝌蚪在受到刺激時會游泳。蝌蚪擁有功能性的受器、神經組織與游泳所需要的橫紋肌。心肌會將血液細胞打過鰓。吸盤會分泌大量的黏液。可以清楚看到的是原腎管、眼原基、鼻窪與張開的嘴，以及頭部、身體與尾部的分化。尾鰭在被切除作為染色體研究之後又重新長出。甚至從移植的三倍體腫瘤細胞核發育出來的胚胎切片，顯示說明了正常發育的大腦、脊髓、有著晶體的視杯、聽胞、體節、原腎管、咽喉、中腸與脊索。這些發現顯示擷取自腫瘤細胞的細胞核能指示正常的發育程序。

　　這些觀察很難用癌症的體細胞突變理論來說明，但是這些發現與瓦爾堡癌症理論認為癌症是一種呼吸作用疾病的原則一致。擷取自受精卵的正常粒線體會抑制腫瘤形成，因為它們的 OxPhos 足以維持能量衡平。之後的研究顯示致瘤性的喪失與盧克腫瘤皰疹病毒的丟失有關。不過，就像我在第九章中討論的一樣，皰疹病毒會干擾粒線體功能並誘發腫瘤形成。事實上，皰疹病毒與粒線體有親密的連結，會導致呼吸作用功能失常。因此，盧克青蛙腫瘤中致瘤性的抑制，可能是因為以正常粒線體來取代被病毒損傷的粒線體。這些結果與前述細胞質融合細胞的結果類似。

## 正常老鼠細胞質抑制致瘤性表型

　　接下來的研究也與盧克青蛙的腫瘤類似結果，也從老鼠腫瘤中的細胞核轉換上獲得。摩根（Morgan）與其同儕也顯示來自老鼠神經管母細胞瘤（medulloblastoma）（一種被認為源自小腦顆粒細胞的大腦腫瘤）的細胞核，在被移植到除去細胞核的體細胞後，能指示細胞正常發育。圖 11.1 顯示正常胚胎組織與生殖細胞層由神經管母細胞瘤細胞核形成。這些研究人員的結論是，體細胞核轉換到正常細胞質，會抑制致瘤性表型。甚至在移植的神經管母細胞瘤，細胞核會產生著床後（postimplantation）胚胎，該胚胎會進行組織分化與器官形成的早期階段。令人驚訝的是，沒有在接受者老鼠的身上觀察到惡性腫瘤，而且在培養的胚囊中觀察到正常的增生。

　　這些研究人員接著認為導致神經管母細胞瘤的致瘤性突變，一定是在小腦顆粒細胞系譜的環境中發生作用，且這些改變並沒有支持惡性細胞增生。雖然他們對神經管母細胞瘤細胞核的表觀遺傳重新編程，被當作所觀察到的現象解釋，但更有可能的是他們的發現是來自正常粒線體來取代異常粒線體，就像盧克青蛙實驗中所見一樣。這些發現也支持了明茲（Mintz）與伊爾門賽（Illmensee）早期的研究，顯示腫瘤細胞可以產生正常老鼠，以及細胞核基因組的結構突變，且並不會造成腫瘤形成。綜觀所述，這些發現顯示細胞核基因突變本身無法成為癌症的起源，而且進一步強調了粒線體在腫瘤形成的表觀遺傳起源的動態角色。

　　來自盧克青蛙與老鼠神經管母細胞瘤實驗的發現也進一步受到康拉德‧侯曲得凌格（Konrad Hochedlinger）、魯迪‧詹尼士（Rudy Jaenisch）與其在 MIT 的同事等人研究的支持。這些研究人員顯示包括胰腺癌與黑色素瘤在內的許多癌細胞的細胞核，能在沒有任何異常增生的情況下，支持著床前（preimplantation）老鼠發育到成為看似正常的胚囊（圖 11.2）。他們也顯示正常的胚囊能由 p53 -/- 乳癌細胞形成，而且正常的胚囊與胚胎細胞系，能從黑色素瘤細胞核形成。這些研究人員的結論是卵母細胞環境會抑制不同種類腫瘤的惡性表型，而腫瘤細胞核能在早期老鼠胚

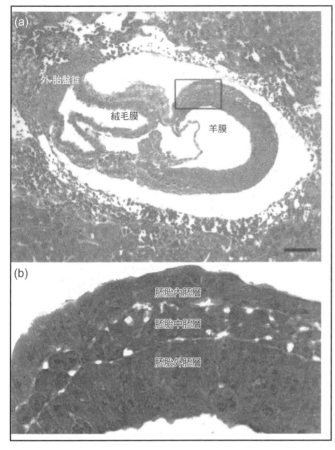

**圖 11.1**：大腦腫瘤細胞核會支援正常老鼠的胚胎成長。（a）衍生自移植並以 H&E 染色的神經管母細胞瘤細胞核的 E-7.5 老鼠胚胎。（b）（a）圖中方塊區域的放大圖，顯示三層可分辨的胚層：pla——外 - 胎盤錐（ecto-placental cone）；end——胚胎內胚層（embryonic endoderm）；mes——胚胎中胚層（embryonic mesoderm）；ect——胚胎外胚層（embryonic ectoderm）。正常粒線體會出現在細胞質中。Scale bar，20 μm。結果顯示來自大腦腫瘤的細胞核在植入正常細胞質後能指示正常胚胎成長。來源：參考資料第 17 條授權重印。欲檢視此圖的彩色版，請參訪：ftp://ftp.wiley.com/public/sci_tech_med/cancer_metabolic_disease。

（a 圖標示：外胎盤錐、絨毛膜、羊膜）

（b 圖標示：胚胎內胚層、胚胎中胚層、胚胎外胚層）

胎中指示正常發育。當然，卵母細胞細胞質含有正常粒線體。是有充足呼吸作用的正常粒線體才能抑制致瘤性。只要正常粒線體一直在細胞質中，腫瘤細胞核就能指示正常的發育。

　　這些研究也顯示從無性繁殖的黑色素瘤細胞之一，所擷取的胚胎幹細胞（embryonic stem，ES），幾乎大部分能分化成體細胞譜系的嵌合體，包括纖維母細胞、淋巴細胞與黑色素細胞。不尋常的是，儘管有著由陣列 - 比較基因組雜交技術（array-comparative genome hybridization，CGH）所記錄下來的嚴重染色體改變與突變，正常發育還是發生了。研究人員接著做出結論，與惡性腫瘤相關的次級染色體改變，並不一定會干擾著床前發

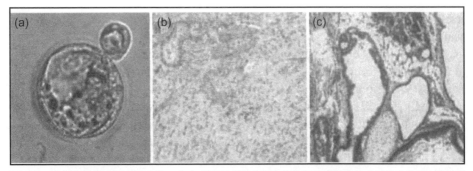

圖 11.2：癌細胞核會支援老鼠成長。（a）帶有黑色素瘤細胞核的胚胎幹細胞的成長能力分析。藉由細胞核轉移衍生自乳癌細胞的孵化中囊胚顯示出囊胚腔、滋養外胚層（trophectoderm layer）與內細胞塊（inner cell mass）。（b 與 c）產生自 R545-1 ES 細胞的畸胎瘤切片的 H&E 染色顯示出分化成成熟神經元、間葉細胞與鱗狀上皮（b），以及柱狀上皮、軟骨細胞與脂肪細胞（c）。結果顯示來自不同腫瘤細胞的細胞核，當被植入含有正常粒線體的正常細胞質中時，能夠指示正常老鼠成長。來源：參考資料第 22 條授權重印。欲檢視此圖的彩色版，請參訪：ftp://ftp.wiley.com/public/sci_tech_med/cancer_metabolic_disease。

育、ES 細胞衍生與廣泛的細胞核分化能力。然而，這些觀察顯示細胞核基因突變無法成為癌症的起源，而且進一步強調了粒線體在腫瘤形成的表觀遺傳起源的動態角色。不幸的是，侯曲得凌格等人並沒有將他們的發現與瓦爾堡理論聯結，雖然這些發現顯示了強烈的證據支持這個理論。

## 🫐 肝臟微環境的增強分化與致瘤性抑制

格里沙姆（Grisham）與其同事報告了二個在皮下生長時會形成侵略性腫瘤的非整備肝臟腫瘤細胞系，其中在肝臟中生長時卻不會形成腫瘤。當被移植到肝臟中生長時，這些腫瘤在形態上變得有所分化。結論是細胞的緊密接觸或肝臟微環境中的因素會抑制致瘤性。不過，大量文獻顯示在鼠類肝臟中細胞與細胞的融合是一個常見的生理程序。我認為正常肝臟細胞與腫瘤肝臟細胞之間，在獨特的肝臟微環境中融合，會抑制致瘤性，其方式類似前述提到的細胞質融合細胞實驗中所看到的。很可能是融合細胞雜種中的正常粒線體造成了分化的增強與致瘤性的抑制。

正常粒線體對腫瘤形成的抑制作用，將粒線體呼吸作用與長久以來有關

細胞分化與致瘤性的爭議相連結。**分化的出現與維持需要的呼吸作用，而呼吸作用的喪失會導致醣解作用、反分化與無拘束的增生。**這些觀察呈現與在此的一般假設一致，也就是粒線體能量代謝的長時間損傷會造成腫瘤形成。從一個典型的角度來看，這代表這個疾病的一個表觀遺傳起源。以能藉由呼吸作用產生足夠能量的正常粒線體來取代受損粒線體，就能重置分化狀態。

## 細胞核與細胞質轉換實驗的總結

綜觀所述，這些發現提供了令人信服的證據，說明正常粒線體能夠抑制致瘤性。而且所審視的證據支持瓦爾堡的癌症理論，也就是癌症是一個呼吸作用不足的疾病。正常粒線體會逆轉瓦爾堡效應，因為這個效應是源自呼吸作用不足。而未牽涉到呼吸作用重置的「逆瓦爾堡效應」（reverse Warburg effect）的說法是無法與呈現在這裡的資訊吻合的。正常粒線體會抑制呼吸作用功能失常與致瘤性，而異常粒線體無法抑制呼吸作用功能失常或致瘤性。

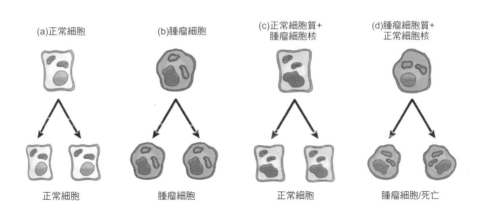

圖 **11.3**：細胞核與細胞質轉換實驗與腫瘤起源總結。這張圖總結了在這一章中所呈現的實驗性證據。正常細胞以較淡色的陰影描繪，其粒線體與細胞核形態分別代表正常呼吸作用與細胞核基因表現。腫瘤細胞則以較暗色陰影描繪，其異常粒線體與細胞核形態代表異常的呼吸作用與基因組不穩定。（a）正常細胞會生出正常細胞。（b）腫瘤細胞會產生腫瘤細胞。（c）腫瘤細胞核傳送到正常細胞質中會產生正常細胞，儘管有著持續的腫瘤相關基因組異常。（d）正常細胞核傳送到腫瘤細胞質中會產生腫瘤細胞或導致細胞死亡，但是不會產生正常細胞。這些結果顯示細胞核基因組缺陷本身無法造成腫瘤，且正常粒線體會抑制腫瘤形成。來源：傑佛瑞·凌（Jeffrey Ling）與湯瑪斯·西佛里德的原圖授權。見彩色插頁。

根據瓦爾堡理論，可預見的是腫瘤細胞中正常粒線體的存在，會重置細胞氧化還原狀態、關閉粒線體壓力反應與減少或去除發酵作用的需求來維持生存力。換句話說，**正常粒線體功能會維持分化狀態因而抑制致瘤性，而功能失常的粒線體會增強反分化因而促進腫瘤形成**。庫耶茲法與里斯托的生化研究也顯示正常粒線體呼吸作用會抑制致瘤性。癌症粒線體起源的證據是受到大範圍實驗數據的支持。圖 11.3 總結了這個現象。

　　總歸來說，致癌作用的起源是存在於細胞質中的粒線體，而非細胞核中的基因組。但怎麼會有如此多在癌症領域中的人，看似不知道支持這個概念的證據？怎麼會有如此多在癌症領域中的人，忽視了這些發現卻擁抱有瑕疵的基因理論呢？或許佩頓‧勞斯（Payton Rous）在談到「體細胞突變理論對相信它的人來說，它就像是鎮靜劑一樣」時是對的。對於過去超過四十年與癌症的戰爭中，沒有任何實質進展，我將其歸咎於體細胞突變理論的有瑕疵概念，以及無法認知到粒線體功能失常是癌症起源的一個可信的科學解釋。這個無法認知是一個難以寬恕的悲劇，最終要為上百萬癌症病患的死亡負責。

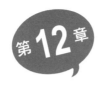

第12章

# 生長控制、端粒酶活性、細胞凋亡與血管生成的異常與粒線體功能失常有關

## Abnormalities in Growth Control, Telomerase Activity, Apoptosis, and Angiogenesis Linked to Mitochondrial Dysfunction

　　哈納翰與懷伯格認為基因組不穩定是顯現癌症特徵的一個必需的啟動特性（enabling characteristic）。不過，我認為 **OxPhos 不足才是癌症起源的一個必需啟動特性**。我們最近的假設定義了，癌症的後天能力如何能夠具體的與受損的能量代謝連結。克雷默（Kroemer）與波懷斯格勒（Pouyssegur）也對如何連結哈納翰與懷伯格的癌症特徵與癌細胞的傳訊級聯反應（signaling cascades）以及代謝重新編程，提供了一份很好的概述。雖然克雷默與波懷斯格勒的評論與我的專論有討論到類似的主題，我對呼吸作用損傷在癌症起源中的角色看法與他們不同。克雷默與波懷斯格勒用富內斯等人的研究來說明瓦爾堡的呼吸作用損傷假說並無法普遍適用到所有癌症，我認為呼吸作用不足，是所有癌症的普遍表現。我在第七章中描述過癌細胞都沒有正常呼吸作用的研究，並排除胺基酸發酵作用的替代解釋。而富內斯與其同僚也沒有考慮到粒線體胺基酸發酵作用是腫瘤細胞 ATP 來源的可能性。我也不同意克雷默與波懷斯格勒認為腫瘤細胞相對於正常細胞有著生長優勢的觀點。我會在第十七章中關於生長優勢這個主題做更多的討論。

## 🫘 生長傳訊異常與無限複製能力

　　將生長傳訊與複製能力異常以及受損能量代謝連結，是要認知粒線體與

後生動物二者的預設狀態（default state）是增生的，而非靜息（quiescence）。
細胞的預設狀態是當細胞從任何主動控制中解放之後細胞所出現的狀態。在
成熟器官系統中會呼吸的細胞大部分是靜息的，因為它們的複製能力受到正
常粒線體功能作用下的負面控制（netative control）。**呼吸作用會維持分化與
靜息**。諸如 p53 與 pRB 視網膜母細胞瘤蛋白等抑瘤基因也能協助維持靜息。
由於 p53 的功能與細胞呼吸作用有關聯，長時間呼吸作用不足將會逐漸減少
p53 的功能，因而讓 p53 與其他抑瘤基因對細胞增生的負面控制失去活性。
**相較於哈納翰與懷伯格認為細胞的預設狀態是靜息的觀點，我認為增生才是
細胞的預設狀態**。而索南夏因與索托提供了一份傑出的評論描述為何增生是
後生動物細胞的預設狀態。

　　呼吸功能的持續損傷會觸發 RTG 反應，主要是為了維持 $\Delta$ G'ATP 來
保持生存力，因此會將所需要的發酵作用上調，這為必須的反應。RTG 反
應會活化許多致癌基因，例如 MYC、Ras、HIF-1$\alpha$、Akt 與 m-Tor，因為
呼吸作用不足需要這些致癌基因來維持發酵作用的主要能量來源。葡萄糖
與麩醯胺酸的能量，主要是經由醣解作用與 TCA 循環受質層次磷酸化作
用來驅動發酵作用。薩爾瓦‧多蒙卡達（Salvadore Moncada）與其同事顯
示葡萄糖與麩醯胺酸如何與細胞循環及增生連結。這很重要，因為葡萄糖
與麩醯胺酸的發酵作用是腫瘤生長所需要的主要能量代謝物。

　　除了藉由發酵作用與受質層次磷酸化作用來促進葡萄糖與麩醯胺酸的代
謝之外，MYC 與 Ras 也能刺激細胞增生。這個機制的一部分也包括 pRB 的
去活化，其作用取決於粒線體的活性與細胞氧化還原的狀態。pRB 傳訊路徑
中斷會造成細胞增生與腫瘤形成。細胞增生與發酵作用有所連結，而靜息則
與呼吸作用有所連結。不像增生後會啟動呼吸作用的正常細胞，腫瘤細胞維
持依賴葡萄糖與麩醯胺酸來產生發酵作用，因為它們的 OxPhos 不足以維持
衡平。因此，腫瘤細胞的生長傳訊異常與無限複製能力可直接與發酵能量的
要求相連結，而發酵能量的要求最終來自呼吸作用受損或不足。

　　同樣有趣的是 RTG 的反應是出芽酵母菌複製壽命延長的基礎。酵母
菌的壽命與母細胞在死亡前所產生的芽數有關。在酵母菌中，粒線體功能

喪失愈多，RTG 反應就會愈大，而壽命（芽產生）就會愈長。由於粒線體能量效率會隨著年齡減少，為了補償呼吸作用不足，就必須靠發酵能量。如果一個細胞要繼續活著，就必須依賴發酵作用。對於受質層次磷酸化作用有較大的依賴性會誘發致癌基因表現與不受控制的增生，這是酵母菌壽命延長的部分原因。不過，當這個程序發生在哺乳類細胞時，這個現象被稱為瘤的形成（neoplasia）或新生物（new growth）。我們認為酵母菌的複製壽命延長與腫瘤細胞中的無限複製能力，與受損粒線體功能有關。酵母菌的長壽與癌症的起源都源自呼吸作用不足。

## 端粒酶活性之間的關聯細胞能量與癌症

「端粒酶」是一種核糖核蛋白酶複合體，經由端粒的維持而與細胞不死（immortality）有關。端粒酶在大約 90% 的人類癌症中是活化的，代表腫瘤形成的角色。有新的證據顯示粒線體功能失常可能是端粒酶在粒線體中重新定位的原因，在粒線體中端粒酶似乎有保護的角色；而在細胞核中，端粒酶是維持無限複製能力所需的端粒完整性。有趣的是，當細胞高度增生時，早期胚胎發育下的端粒酶活性也高，但在大部分細胞都已分化與靜息的成年組織中端粒酶活性是低的。

這些發現顯示端粒酶活性與能量代謝之間的連結。端粒酶的活性在主要使用發酵作用產生能量的正常細胞或腫瘤細胞中是高的，但在主要使用 OxPhos 產生能量的非致瘤性分化細胞中，是微弱的或沒有的。這些發現顯示細胞能量狀態支配了端粒酶的活性程度。因此腫瘤細胞中端粒酶的活性提高是癌症的一個作用而非成因。需要進一步的研究來確認端粒酶表現與次細胞定位的改變，如何與腫瘤細胞的粒線體功能失常、發酵作用提高以及無限複製有相關聯性。

# 計畫性細胞死亡（細胞凋亡）的迴避

細胞凋亡是一個受協調的程序，會在各種細胞受傷害後啟動細胞死亡。粒線體能量生成的損傷對觸發細胞凋亡程序是一種傷害，其最終牽涉到粒線體色素細胞 C 的釋放、細胞內凋亡蛋白酶的活化與死亡。**相較於正常細胞，細胞凋亡的後天抵抗性（即失常的細胞不願凋亡）是大部分癌細胞的特徵**。在長時間致癌作用的過程中，因呼吸作用受損利用發酵作用與受質層次磷酸化作用來產生能量的腫瘤細胞，細胞凋亡的迴避是可預見生理反應。但只有那些在呼吸作用不足後，有能力做出從呼吸作用到發酵作用能量移轉的細胞，才有辦法迴避細胞凋亡。而無法做出這個能量移轉的細胞將會死亡，也不會變成腫瘤細胞。一個細胞以發酵作用取代呼吸作用的能力是瓦爾堡理論的宗旨。

許多顯示發酵作用上調與維持所需的基因與傳訊路徑本身就是抗細胞凋亡（antiapoptotic）。例如，持續的醣解作用與麩醯胺酸發酵作用需要 mTOR、MYC、Ras、HIF-1$\alpha$ 與 IGF-1/PI3K/Akt 傳訊路徑的參與。這些基因與路徑的上調，加上啟動細胞凋亡所需諸如 p53 等抑瘤基因的不活化，則會解除細胞凋亡的傳訊級聯，因此避開了計畫性細胞死亡。

粒線體外層膜與內層膜電位（$\Delta\Psi m$）的異常也會誘發已知抗細胞凋亡基因（Bcl2 與 Ccl-XL）的表現。只要腫瘤細胞能取得維持發酵能量所需的葡萄糖與麩醯胺酸，它們就會持續迴避細胞凋亡。然而，對醣解型腫瘤細胞，若針對它們的葡萄糖供給來處理，會立即表現出旺盛的細胞凋亡現象。我們清楚的顯示飲食或卡路里限制能大幅度增加實驗大腦腫瘤中凋亡細胞的數量。這也被認為是飲食能量縮減在治療人類神經膠質母細胞瘤的療癒作用上的部分原因。因此，腫瘤細胞中細胞凋亡的迴避能直接連結到對發酵作用與受質層次磷酸化作用能量取得的依賴性，而這依賴性本身是受損呼吸功能的一個結果。

## 🫧 持續的血管化（血管生成）

　　血管生成（angiogenesis）牽涉到新生血管（neovascularization）或從既存血管所形成的新微血管，且與組織發炎、傷口癒合與腫瘤形成的程序有關。圖 1.3 強調血管生成在腫瘤進程中的角色。通常在腫瘤生長超過約 0.2-2.0mm 大小時就需要血管生成來提供腫瘤必需的能量營養素，包括葡萄糖與麩醯胺酸，並移除像乳酸與氨等有毒腫瘤廢棄物。

　　除了在缺氧時上調醣解作用的角色之外，HIF-1α 也會刺激血管內皮生長因子（vascular endothelial growth factor，VEGF）的主要轉錄因子（見圖 17.11 與 17.16）。HIF-1α 是 IGF-1/PI3K/Akt 傳訊路徑的一部分，也會間接影響 β 纖維母細胞生長因子（β fibroblast growth factor，FGF），是另一個主要的血管生成因子。許多驅動血管生成的基因與代謝物都源自腫瘤細胞發酵的次級結果。因此，腫瘤的持續血管化在機制上能與腫瘤存活所需的發酵作用與受質層次磷酸化作用的代謝需求互相連結。

　　綜觀所述，這一章中所呈現的資訊提供了令人信服的證據，將許多哈納翰與懷伯格的癌症特徵直接與腫瘤細胞中的呼吸作用不足相連結。同樣有趣的是，這一章中所討論的癌症特徵並不侷限於惡性腫瘤，也出現在良性腫瘤中。事實上，生長控制、端粒酶活性、細胞凋亡與血管生成的異常，在許多不具侵入性與轉移性的腫瘤中都有出現。而且，我認為很簡單就能知道呼吸作用不足是這些腫瘤特徵的成因。

# 轉移

## Metastasis

　　轉移是癌症最重要的現象，因此我對這個主題投入很多的關注。對於轉移的知識來自我們在 VM 老鼠株中自發性大腦腫瘤的深入研究。如同我在第三章所述，VM 株獨特的地方在它能發展出自發性大腦腫瘤的機率很高。這些自發性腫瘤的細胞生長在大腦外時具有高度轉移性。這些腫瘤細胞的轉移行為與許多人類全身轉移性癌細胞中所看到的非常相似。

　　我長時間研究許多癌症特徵的化學誘發大腦腫瘤，但是沒有一個顯現出在人類大腦腫瘤中所看到的那種高度侵入性特質。事實上，大部分的老鼠癌症模型很少表現出在人類身上所看到的侵入性與轉移性行為（第三章）。只有在我們將這些腫瘤分離並在許多獨立 VM 大腦腫瘤中描述其特徵之後，我們才理解到這些腫瘤在解釋轉移性癌症的細胞起源與特徵上的重要性。整件事對我來說逐漸變得清楚，這些 VM 大腦腫瘤不只是表現出人類神經膠質母細胞瘤（最常見的惡性大腦癌症）最明顯的特徵，也表現出大部分人類轉移性癌症最顯著的特徵。我們對自發性 VM 老鼠大腦腫瘤的研究，改變了我們對轉移性癌症起源的看法。

## 轉移概述

　　轉移（metastasis）是用來描述癌細胞從原發腫瘤擴散到周遭組織與遠處器官的一般術語，而且是癌症發病率與死亡率的主要成因。據估計轉移占約有 90% 的癌症死亡數。這個預估數字在過去超過 50 年中沒有太大的改變。雖然全身性轉移占了癌症死亡的 90%，但大部分癌症的研究並

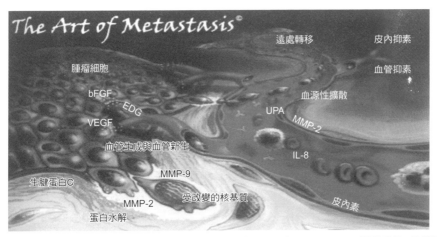

圖 13.1：描繪出轉移性皮膚癌（黑色素瘤）的轉移美術作品。來源：Oncogene 授權重印。見彩色插頁。

沒有牽涉到活體的轉移。每天約有一千五百人死於癌症，進一步證明這個疾病一旦擴散到其他器官就無法治療了。

轉移牽涉到一系列的連續與相關的步驟。為了轉移的完整串聯步驟，癌細胞必須從原發腫瘤脫離、溢入（intravasate）到循環與淋巴系統中、逃避免疫系統的攻擊、溢出（extravasate）到遠處的微血管內以及侵入遠處器官並在其中增生。轉移性細胞也會建立一個微環境來促進血管生成與增生，最後成為肉眼可見的惡性續發腫瘤。圖 13.1 提供了轉移性皮膚癌的圖像（黑色素瘤）。網路上也有描繪影片，能幫助描述轉移的現象（http://www.youtube.com/watch?v=rrMq8uA_6iA）。如此簡化的轉移概述所產生的誤解之一是，轉移細胞無法輕易在循環中所遭遇的多重危險下存活。我會在本章稍後解釋這個誤解。

描繪轉移細胞起源的困難大都因缺乏來自能顯示全身性轉移的動物模型。如同我在第三章所提，天生具有轉移性的腫瘤細胞應該不需要靜脈注射來啟動轉移現象。轉移的主要表現是腫瘤細胞自然從原發腫瘤部位擴散到續發位置（secondary location）。然而，大量的研究人員以靜脈腫瘤細胞注射模型來研究轉移。雖然這些模型對腫瘤細胞在循環中的存活能提供資訊，但這個資訊是否與自然轉移腫瘤細胞的存活有關，並不清楚。

如果被研究的腫瘤細胞並非自然轉移性，那為什麼它們會被當作轉移的模型。根據雷瑟比克，我們對轉移所知道的內容大都來自與良性腫瘤有更多共通性的模型，而非來自轉移性惡性腫瘤的模型。如果用來研究轉移本質的模型並沒有正確勾勒這個現象，那在治療轉移上，沒有進展不會讓人驚訝了。

試管內模型的缺點在於無法複製活體全身性轉移所需要的所有步驟。雖然轉移的主要步驟已有大量文獻記載，但我們對轉移細胞如何從原發腫瘤的非轉移細胞群中衍生出來的過程，大都還是不了解。因此先概略了解目前對轉移細胞起源的看法，是會有所幫助的。且目前已發展出許多觀點來解釋轉移的起源。

## 💙 轉移的細胞起源

### ・*上皮到間葉轉化（EMT）*

上皮到間葉轉化（epithelial to mesenchymal transition，EMT）。假設轉移細胞是源自上皮幹細胞或分化的上皮細胞，藉由基因突變的逐步累積最終將上皮細胞轉化成具有間葉特質的腫瘤細胞。這個觀點是來自許多癌症起源於上皮組織的發現，在上皮組織的腫瘤進程中會發生細胞與細胞或細胞與基質相互作用的異常。最後，腫瘤細胞會以看似間葉細胞的方式出現，但在缺乏細胞與細胞的黏著（adhesion）、在形狀上畸形以及擴散到遠處器官。這個極度複雜的現象事實上是如何發生的呢？

約翰・保羅・希爾瑞（Jean Paul Thiery）提供了 EMT 如何會造成轉移的全面性概論（圖 13.2）。最近的研究也認為只要兩個基因的共表達（coexpression）誤置（異位，ectopic）可能就足以在某些神經膠質瘤上造成 EMT，雖然這個程序極度複雜。不過，轉移的 EMT 假說有大量的爭議，因為 EMT 在腫瘤病理樣本中不常被檢測到。EMT 主要被認為是一個試管內環境的現象。而這個轉移的試管內模型中的現象是否在活體模型中也會出現，目前仍有爭議。

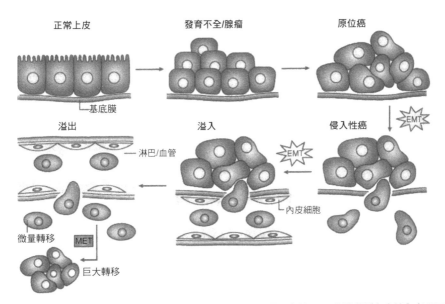

圖13.2：腫瘤轉移的上皮到間葉轉化（EMT）模型。癌的浮現與進程中的 EMT 與間葉到上皮轉化（MET）的部位。根據約翰・保羅・希爾瑞，有一層基底膜的正常上皮會局部的增生而造成腺瘤。因為表觀遺傳改變與基因改變而造成的進一步轉換會導致原位癌（carcinoma in situ）的發生，其外部仍然有一層完整的基底膜。進一步的改變會誘發癌細胞可能會藉由 EMT 而發生局部擴散，而基底膜就會變得碎片狀。細胞可以因此溢入淋巴或血管，導致它們被動的被運送到遠處器官。在續發部位，孤立的癌細胞會溢入，並維持孤立（微轉移）或它們可以藉由 MET 形成一個新的瘤。來源：參考資料第 16 條授權重印。欲檢視此圖的彩色版，請參訪：ftp://ftp.wiley.com/public/sci_tech_med/cancer_metabolic_disease。

　　EMT 的想法源自於，必需在後生動物形態發生中的正常細胞行為，與腫瘤進程中的癌細胞行為之間找出相似處的各種嘗試。將 EMT 納入癌症基因理論意味著，這轉移是一連串基因組改變與株系選擇的終點。而這讓腫瘤細胞相較於正常細胞有著生長優勢。很難理解的是一堆基因突變的集合，其中許多是隨機發生，因此如何能產生具有以下能力的細胞：「與原發腫瘤脫離、溢入循環與淋巴系統、迴避免疫攻擊、溢出到遠處微血管床、並在遠處器官侵入以及增生之後再重現上皮細胞特徵」。這些能力對一個雜亂無章的基因組細胞來說，無疑是十分偉大的事蹟。

　　在遠處續發部位的上皮細胞特徵再現（recapitulation）被稱為間葉 - 上皮轉化（mesenchymal-epithelial transition，MET），被認為是造成 EMT 改變的逆轉。當腫瘤細胞在遠處部位重現上皮細胞表型時，造成瘤性間葉

表型的基因組不穩定、多重點突變與染色體重排，如何能被逆轉或抑制，對這點沒有人提出任何的解釋。如果大部分細胞核基因突變沒有被逆轉，它們怎麼可能一開始會造成 EMT 呢？我認為一個人的想像力得被無限放大才能接受 EMT/MET 是轉移的一個可靠解釋，且與這個解釋以及戲劇性逆轉相關的細胞行為與形態上的改變在某些地方就像狼人一樣。

我們最近研究顯示轉移的起源並不需要隨機突變與 EMT。EMT 假說相關的巨大複雜性大部分都是人為的（man-made），尤其是在嘗試將此現象描述為是由基因驅動的程序部分。如果仔細看，在轉移性癌症中所觀察到的許多基因表現輪廓，在與免疫系統中的巨噬細胞或其他融合細胞的相關功能相似。而許多與 EMT 相關的基因改變也能在大部分良性腫瘤中發現。**我們現在知道癌症不是一個基因性疾病，而是一個牽涉到粒線體功能失常與呼吸作用不足的代謝性疾病**。因此，轉移的一項可信的機制必須在癌症起源是粒線體呼吸疾病的基礎下來構思。而 EMT/MET 理論做不到這點。

### • *轉移的幹細胞起源*

許多研究人員認為轉移性癌細胞是源自組織幹細胞族群。大部分的組織含有半分化狀態的細胞，能取代因自然耗損而死亡或受損的細胞。這些未分化或半分化細胞通常被稱為組織幹細胞，而且被很多人認為是轉移性癌症的起源。基因表現與生物特徵上的相似處，時常能在幹細胞與癌細胞中看到。而有關腫瘤細胞表現出未分化幹細胞特徵的觀察，是來自胚胎幹細胞與腫瘤細胞大部分都是使用厭氧能量（發酵作用）來代謝的這個事實。如同在第十二章中所提，在腫瘤細胞中表現出很高的端粒酶活性，也與發酵作用能量有關。因此很多基因與生物表型會共同出現在腫瘤細胞與幹細胞上，這並不會讓人感到意外，因為大部分的腫瘤細胞也是使用發酵作用的能量。

由於幹細胞是以它們在組織形態的發生與分化時的增生以及移動能力而聞名，因此可以合理假設幹細胞的基因損傷會在不同組織造成轉移性癌症。然而，許多有幹細胞特徵的腫瘤細胞並沒有表現出全身性轉移。實際上，這幾年我在許多老鼠身上以化學物質誘發所發展的大腦腫瘤都表現出

幹細胞特徵，但卻沒有出現廣泛的侵入與轉移。大部分這些腫瘤也表現出許多哈納翰・懷伯格癌症的特徵。但只有那些表現出巨噬細胞特徵的腫瘤細胞會顯示出全身性轉移。

　　神經膠質母細胞瘤的唯一起源是來自幹細胞的說法，已開始受到質疑。儘管轉移性癌症會表現出幹細胞的特徵，但幹細胞特徵的表現本身並不等同遠處侵入與轉移的表現。不過，衍生自造血幹細胞的腫瘤可能是例外。造血幹細胞會產生骨髓細胞，而骨髓細胞是我們認為大部分轉移性癌症的細胞起源。據我的假說，轉移性癌症是源自造血幹細胞或者像巨噬細胞或淋巴球等造血幹細胞的譜系後代的呼吸作用不足。發炎微環境中的慢性缺氧會永久性損壞巨噬細胞中粒線體的呼吸作用。然而轉移性癌症源自骨髓細胞的證據是什麼？

### ・骨髓細胞作為轉移的起源

　　利安・郝斯特勞特博士（Dr. Leanne Huysentruyt）與我最近審視了依項研究結果，其中顯示骨髓細胞的許多特徵在大部分人類轉移性癌症中也看得到。事實上，瘤性大腦巨噬細胞（小神經膠質）也能代表神經膠質母細胞瘤中最具高度侵入性的細胞。

　　骨髓細胞本來就是間葉細胞，因此其轉移並不需要 EMT 中所建議的複雜基因機制。巨噬細胞是源自骨髓細胞譜系，且長久以來被認為是人類轉移性癌症的起源。巨噬細胞在發炎微環境中能與上皮細胞融合，因而在融合雜種中會同時出現上皮細胞與巨噬細胞的特徵。造血幹細胞是源自骨髓細胞，因此造血幹細胞的轉移性癌症起源也與骨髓假說一致。最近在對於轉移的傑出評論中，大衛・塔霖說：「似乎腫瘤轉移最初是出現在與淋巴球起源同時較低階的脊椎動物上，這可能代表必需直到一個有機體演化出淋巴球運輸的基因後，轉移才能發生。」根據我們的假說，應是造血幹細胞本身或其譜系的後代，藉由在發炎微環境中直接轉變或與瘤性腫瘤細胞融合下，變成轉移性細胞。

　　轉變後的骨髓細胞能在腫瘤中產生侵入性與轉移性細胞的觀念尚未被

廣為認知。因此沒有被認為是瘤性細胞族群的一部分，許多研究人員反而認為巨噬細胞與其他骨髓細胞是腫瘤基質（stroma）的一部分。出現在腫瘤中的巨噬細胞一般被稱為腫瘤相關巨噬細胞（TAMs），且通常含有大量滲透在腫瘤中的發炎細胞。TAMs 在增強腫瘤發炎與血管生成的同時，也會建立轉移前的利基（premetastatic niche）。TAM 的特質會促進腫瘤發展與進程。雖然某些 TAMs 確定是基質的一部分，而且我們最近審視了證據顯示人類腫瘤也帶有巨噬細胞特徵的瘤性細胞。

必需提及的是，轉移細胞的巨噬細胞起源，一般在鼠類腫瘤移植模型中找不到。大部分在化學物質誘發腫瘤中所看到的巨噬細胞是來自TAMs，如同之前所顯示生長在脅腹的原位或皮下實驗老鼠大腦腫瘤。我認為鼠類組織對腫瘤植入的反應像是急性感染或創傷。這牽涉到 TAM 的侵入與局部巨噬細胞的活化。也可能是融合雜種會由腫瘤細胞與宿主巨噬細胞形成，但這不太可能會對巨噬細胞粒線體造成傷害。

相較於在老鼠身上所看到的急性情況，瘤性轉變在人類身上是一個長時間的過程。換句話說，鼠類骨髓細胞對腫瘤植入的反應是急性的，而在發炎微環境中的人類骨髓細胞對腫瘤所啟動的傷害反應是慢性的。目前真的不清楚為什麼類似那些在人類身上看到的高度轉移性腫瘤很少在實驗鼠類腫瘤中發現。

## 🫧 巨噬細胞與轉移

那些讓巨噬細胞成為轉移起源的主要嫌疑人的特徵是什麼？從巨噬細胞能移動、改變形狀與分泌生長因子與細胞介質的角度來說，巨噬細胞是身體中變化最多端的細胞之一。這些巨噬細胞行為也是轉移性細胞被認知的特徵。巨噬細胞會顯現出兩種不同的極化表型：典型活化（M1 表型）與替代活化（M2 表型）。在促發炎分子的反應下巨噬細胞會表現出 M1表型，並釋放發炎細胞介質、活性含氧物與一氧化氮。相對的，在諸如IL-4、IL-3 與 IL-10 等抗發炎分子或凋亡細胞的反應下，巨噬細胞會表現

表 13.1　表現出巨噬細胞特徵的腫瘤

| 腫瘤 | 吞噬作用 | 融合性 | 基因表現 |
|---|:---:|:---:|:---:|
| 膀胱 | (73) | | |
| 大腦 | (36, 74-82) | (83-85) | (36, 82) |
| 乳房 | (86-93) | (94-98) | (99-101) |
| 未知原發腫瘤 | (102) | (103) | |
| 子宮內膜 | (104) | | |
| 纖維肉瘤 | (93) | | |
| 膽囊 | | (105) | |
| 肝臟 | | (106) | |
| 肺部 | (88, 107-110) | (95) | (111-113) |
| 淋巴瘤 / 白血病 | (114-116) | (117-119) | |
| 黑色素瘤 / 皮膚 | (120-124) | (45, 125) | (124, 126-128) |
| Meth A 肉瘤 | (129) | (129) | (129) |
| 多發性骨髓瘤 | (130) | (131) | |
| 卵巢 | (93, 132) | | (133) |
| 胰臟 | (134, 135) | (136) | (135) |
| 直腸 / 結腸 | | (29, 137) | (138) |
| 腎臟 | (139) | (140, 141) | (139) |
| 橫紋肌肉瘤 | (142, 143) | | |
| 評論 | (144-147) | (15, 42-44, 46, 98, 118, 148-151) | |

來源：這張表是由先前所出版的版本修訂而來。

出 M2 表型。M2 巨噬細胞會促進組織重塑（remodeling）與修復，但本身具有免疫抑制性，而且是位不好的抗體提供者。雖然 M1 與 M2 巨噬細胞在腫瘤發生與惡性腫瘤進程中扮演不同的角色，但兩者都會牽涉到巨噬細胞與上皮細胞融合。

　　M1 巨噬細胞藉由創造一個會對細胞核與粒線體造成傷害的發炎性微環境來促成腫瘤形成的早期階段。但在腫瘤進程中，TAM 也能經由表型交換變成 M2 表型。含有 M2 巨噬細胞的 TAM 族群會清除細胞碎塊、促

進腫瘤生長並增強血管生成。M2 巨噬細胞也會與腫瘤細胞融合，而且會被認為是轉移的促進者。不過，一直很難確定 TAMs 是正常基質的部分或惡性細胞族群的一部分，尤其是在人類癌症中。

愈來愈多證據顯示許多在人類腫瘤中所看到的骨髓細胞與巨噬細胞也是惡性細胞族群的一部分。艾克爾（Aichel）在一世紀前主張腫瘤進程牽涉到白血球與體細胞的融合（在 Ref. 44 中審閱）。許多的人類轉移性癌症表現出巨噬細胞的多重分子與行為特徵，包括吞噬作用、細胞與細胞融合與抗原表現（表 13.1）。塔霖也認為骨橋蛋白（osteopontin，OPN）與 CD44 的表現在與轉移相關的調節基因組／網絡中是非常重要的。但有趣的是，有強烈的證據顯示在不同的生理與病理狀態下，單核球與巨噬細胞都表現出 OPN 與 CD44。我們主張來自骨髓細胞的轉移起源能解釋許多轉移性癌症的間葉特徵。因此，不需要引用 EMT 來解釋轉移。

但是，當對組織損傷或疾病作出反應時，巨噬細胞卻會表現出轉移性腫瘤細胞的大部分特徵。例如，單核球（源自造血骨髓細胞）會從血管溢出，並經由受損組織所釋放的細胞介質被傷口吸收。在傷口中，單核球會分化成替代活化的巨噬細胞與樹突細胞後，再釋放各式各樣的促血管生成分子（proangiogenic molecules），包括血管內皮生長因子、纖維母細胞生長因子與血小板衍生生長因子。M2 巨噬細胞也會積極的吞噬死亡細胞與細胞碎塊。另外巨噬細胞偶爾會經由同型融合（homotypic fusion）而變成吞噬作用能力增強的多重細胞核的巨大細胞。而在這些傷口癒合活動之後，巨噬細胞會溢入回到血液循環中，再移動到淋巴結去參與免疫反應，也有一些吞噬性的巨噬細胞也會移動到淋巴結並分化成樹突細胞。

這些發現顯示正常巨噬細胞有能力表現出轉移性癌細胞的所有特徵，包括組織侵入、促血管生成分子／細胞介質的釋放、在缺氧與壞死環境中存活、溢入到循環／淋巴系統以及從這些系統溢出到遠處位置。都不需要 EMT 來解釋這些行為，因為他們本來就是巨噬細胞與骨髓來源的細胞所演化出的計畫行為。

## • 吞噬作用：巨噬細胞與轉移性細胞的共有行為

　　吞噬作用牽涉到細胞外物質的吞沒與攝入，而且是 M2 巨噬細胞與其他吞噬細胞的專門行為。這個程序是維持組織衡平所必需的，會清除凋亡細胞、細胞碎塊與入侵的病原。與 M2 巨噬細胞一樣，許多惡性腫瘤細胞在活體內與試管內都具有吞噬作用（表 13.1）。

　　腫瘤細胞吞噬作用是在超過一個世紀以前首先被描述出來，是來自對有新月形狀細胞核的癌細胞中，細胞質內的外來細胞體中的組織病理學上的觀察。這個細胞表型源自所攝入物質將細胞核推至吞噬細胞的周邊。這些細胞一般稱為「鳥眼」（bird's-eye）或「印戒」（signet-ring）細胞。雖然這種吞噬性／自溶同類相食性（phagocytic/cannibalistic）現象，常見於餵食微生物上，且細胞自溶同類相食（cell cannibalism）在惡性人類腫瘤細胞中也能看見。費（Fais）與其同僚提供了腫瘤細胞吞噬作用的戲劇性證據，顯示惡性黑色素瘤如何吞食 T 細胞（圖 13.3）。這是很不尋常的，因為 T 細胞被認為會針對腫瘤細胞並且殺死它。

　　也有證據顯示某些腫瘤細胞會吞食 NK 細胞。如果巨噬細胞衍生的轉移性細胞能吞食 T 細胞，甚至，也可能吞食 NK 細胞的話，那很可能牽涉到這類細胞的免疫療法在某些轉移性癌症的長期治療上就不會那麼有效。事實上，癌症免疫療法在減少晚期轉移性癌症的年死亡率上幾乎沒有影響。對於黑色素瘤與其他癌症的潛在免疫療法，要如何處理具吞噬作用的轉移性巨噬細胞的問題，並不常被提及。

　　黑色素細胞是皮膚的常駐巨噬細胞。具有吞噬作用的黑色素瘤細胞中的細胞自溶酶（cathepsins）B 與 D 的表現也會提高，就像在惡性黑色素瘤中所見到的一樣。不要將這些腫瘤細胞的吞噬性／自溶同類相食性的行為，與自噬作用混淆在一起。**自噬作用是一種細胞自我消化的程序，通常與飢餓狀況有關**。許多人類癌症與某些鼠類癌症能吞噬其他腫瘤細胞、紅血球、白血球、血小板、死亡細胞、以及細胞外粒子（表 13.1）。因此，吞噬作用的特徵在常駐皮膚巨噬細胞與惡性黑色素瘤中看起來類似。

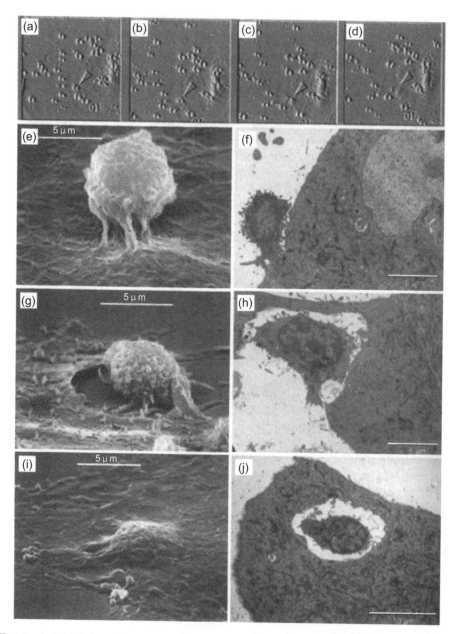

**圖 13.3**：自溶同類相食中的淋巴球與黑色素瘤細胞相互作用。（a-d）活的自體 CD8+ T 淋巴球與轉移性黑色素瘤細胞共培養（黑色素瘤細胞與淋巴球比例為 1:2.5）的時間推移攝影分析。活的自體 CD8+ T 淋巴球與轉移性黑色素瘤細胞共培養（黑色素瘤細胞與淋巴球比例為 1:2.5）的掃描電子顯微鏡（e、g 與 i）與投射電子顯微鏡（f、h 與 j）。（e 與 f）淋巴球與黑色素瘤細胞的初始接觸。（g 與 h）淋巴球被黑色素瘤包住。（i 與 j）內化後的淋巴球。來源：參考資料第 120 條授權重印。

### 吞噬性癌症

　　許多報告描述了在侵略性人類癌症中所看到的吞噬性行為（表13.1）。我們在之前所描述的兩種自發的侵入性／轉移性鼠類大腦腫瘤（VM-M2與VM-M3）也會表現出許多巨噬細胞特徵，包括吞噬作用。這些轉移性腫瘤細胞能吞沒螢光珠。這些自然老鼠大腦腫瘤的眾多有趣的特徵之一是，當它們生長在中樞神經細胞之外時的轉移性行為。在植入大部分的顱外部位（extracranial sites）之後，這些細胞會擴散到多重器官系統中。雖然中樞神經系統腫瘤的顱外轉移並不常見，許多神經膠質瘤，尤其是多形性神經膠質母細胞瘤（GBM），如果能進入到顱外組織的話，會是高度轉移性的。事實上，許多研究人員記錄了惡性大腦癌症的轉移性行為，特別是GBM。因此，VM-M2與VM-M3是腫瘤複製了GBM行為的這個特質。

　　有一份報告顯示一位器官捐贈接受者在接受來自罹患GBM的捐贈者器官後，就發展出轉移性癌症。顯示來自這個GBM的瘤性細胞從大腦轉移並滲透到神經外（extraneural）組織，都沒有被檢測到。由於神經外組織在死於GBM的病患上通常不會被檢驗，所以不清楚這是否是一個罕見的案例，或是更普遍現象的一環。幹細胞領域的領導者，布蘭特·雷諾茲博士（Dr. Brent Reynolds）向我提及循環的轉移性細胞在GBM病患身上並非不常見（個人往來）。甚至，大腦腫瘤的顱外轉移預告著極低的存活率，絕大部分的病患從轉移性GBM被診斷出來開始算起，活不過6個月。因此廣泛認為GBM不會發生轉移的觀點需要被重新評估。許多GBM病人在被檢測出全身性轉移之前就死亡了。但重點是GBM患者不應該捐贈器官！

　　雖然很難證明侵入性GBM細胞的骨髓起源，但大量證據顯示瘤性GBM細胞的亞族群會展現出巨噬細胞／小神經膠質細胞的吞噬行為。由於小神經膠質細胞是大腦的常駐巨噬細胞，因此我們認為在這些腫瘤中的一些細胞，可能是源自瘤性小神經膠質細胞／巨噬細胞。人類GBM含有數種瘤性細胞種類的混合，它們之中許多都帶有間葉特質，並不會表現出膠質原纖維酸性蛋白質（glial fibrillary acidic protein，GFAP），而且其來源不明。事實上，威爾蕭在十九世紀的原始觀察（1863/1865）將神經

膠質母細胞瘤描述為間葉起源的神經膠肉瘤（gliosarcomas）。雖然許多間葉細胞頻繁見於 GBM 中，但在人類 GBM 中所有腫瘤細胞種類的具體分類充其量仍然是含糊不清。

根據我的假說，許多在 GBM 中所看到的瘤性間葉細胞，是源自與瘤性幹細胞融合轉變後的巨噬細胞或小神經膠質。這類雜種細胞代表腫瘤中大部分侵入性瘤性細胞。這能解釋為何在貝伐單抗（癌思停）治療後的腫瘤復發普遍都具有致命性。一旦大家認知到相同的特徵會源自小神經膠質／巨噬細胞的瘤性轉變，那 GBM 間葉特徵複雜的 EMT 解釋就不需要了。

許多人類癌症的報告都有顯示吞噬行為，包括皮膚癌、乳癌、淋巴瘤、肺癌、腦癌、卵巢癌、胰臟癌、腎臟癌、子宮內膜癌、橫紋肌肉瘤、骨髓瘤、纖維肉瘤與膀胱癌（表 13.1）。對大部分這些腫瘤來說，吞噬表型主要侷限在那些同時也是高度侵入性與轉移性的細胞。因此，腫瘤中具有致命力的細胞是那些有巨噬細胞特徵的細胞。

盧奇尼（Lugini）與其同事測量衍生自原發人類黑色素瘤（n=8）與轉移性病變（n=11）的細胞系的吞噬行為。有趣發現，衍生自轉移性病變的所有細胞系吞噬行為與巨噬細胞控制組的行為類似，而衍生自原發黑色素瘤的細胞系中沒有發現任何的吞噬行為。活體轉移性黑色素瘤病變的組織學檢驗確認有吞噬性腫瘤細胞的出現。

許多吞噬性腫瘤細胞在轉移性乳癌病變中被發現，但並沒有在同一位病患的原發腫瘤中觀察到。這與在其他乳癌患者身上的續發轉移性病變中所觀察到的吞噬性印戒細胞的出現類似。此外，在腫瘤基質中所呈現的吞噬性腫瘤細胞數量與乳癌惡性與級數有相關聯性。因此，吞噬作用是在許多轉移性人類癌症中所常見的巨噬細胞表型。

## • RAW 264.7 老鼠巨噬細胞的轉移行為

RAW 264.7 細胞被認為是一個正常的老鼠巨噬細胞系，而且被廣為使用在研究大範圍巨噬細胞特徵上。RAW 264.7 細胞是衍生自 BALB/c 老鼠，並與艾伯爾森白血球病毒（Abelson leukemia virus）一同轉化而來。已

知病毒會損害粒線體功能（第九章）。我們以 RAW 264.7 細胞作為轉移性 VM-M2 與 VM-M3 轉移性細胞的一個控制細胞系。利用螢光微粒，我們發現轉移性 VM-M2 與 VM-M3 腫瘤細胞的吞噬活性與 RAW 264.7 巨噬細胞系類似。不僅只有RAW細胞與轉移性VM腫瘤細胞在吞噬行為上的相似性，這些細胞在它們的形態、基因表現與脂質組成上也是類似的（圖 13.4）。

怎麼可能 RAW 巨噬細胞會與轉移性 VM 細胞如此的相似，卻又被認為是正常細胞呢？為了確認這些細胞的正常性，我要求我的學生將 RAW 264.7 細胞皮下植入免疫缺陷 BALB/SCID 老鼠的脅腹部，來確認它們不會形成腫瘤。結果令人震驚。RAW 264.7 細胞不只形成腫瘤，而且來自這些腫瘤的細胞也轉移到老鼠全身！

我們在以腦內與皮下移植到 SCID 老鼠後，發現 RAW 264.7 巨噬細胞系是具有高度轉移性的。RAW 264.7 細胞的轉移性特徵與我們的 VM-M2 與 VM-M3 細胞系類似，都在肺部、肝臟、脾臟與腎臟形成轉移。

RAW 細胞的轉移性行為看起來也與凱貝爾等人所描述的腫瘤轉移性行為相似。就像 VM-M2 與 VM-M3 腫瘤細胞系一樣，當在大腦之外生長時，RAW 264.7 細胞表現出極少的 GM3 神經節苷脂，且會轉移到多重器官系統（肝臟、脾臟、腎臟、肺部與大腦）。GM3 神經節苷脂會抑制血管生成並阻擋腫瘤細胞入侵。

這些發現提供直接證據顯示帶有巨噬細胞特徵的細胞會造成轉移性癌症，不論這些細胞是如何被分類的。我們甚至發現一個單一的機制造成轉移性表型的原因，不論細胞起源為何。我們認為這個機制牽涉到粒線體損傷與呼吸作用不足發生之後或同時下的融合雜交（fusion hybridization）。

## • 融合性：巨噬細胞與轉移性細胞的共有行為

融合型是一個細胞透過細胞質膜的合併與另一個細胞融合的能力。如同會產生抗體的融合瘤的形成中所看到，這個程序能在試管內產生。然而，融合在人類細胞中是一個受到高度調控的程序，對受精（精蟲與卵子）

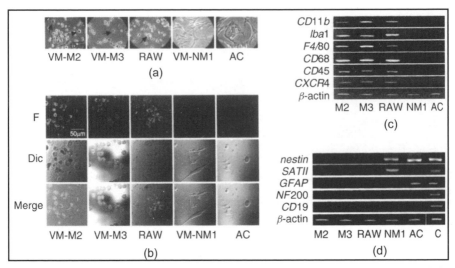

**圖 13.4**：老鼠轉移性癌細胞的特徵。VM 腫瘤與控制細胞系的試管內形態（a），吞噬行為（b），與基因表現（c 與 d）。吞噬行為的評估是來自螢光（F）造影與微分干涉相差（differential interference contrast，DIC）造影的結合（Merge）（b）。C 標示控制組織。胚胎大腦用在 nestin 與 SATII、成體大腦用在 GFAP 與 NF200、以及脾臟用在 CD19。β-actin 則作為控制。轉移性癌細胞中的總脂質組成與巨噬細胞相似，顯示其來源相同。（a）與（b）中的比例尺在其組中的所有影像是相同的。每一個實驗至少分析了三份獨立樣本。來源：參考資料第 36 條授權重印。見彩色插頁。

與骨骼肌肉（肌原細胞，myoblasts）與胎盤（滋胚層，trophoblast）的形成是必需的。在這些發展程序之外，細胞與細胞的融合在正常情況下是侷限在骨髓起源的分化細胞上的（在參考資料 148 中評論）。在分化過程中，巨噬細胞的亞群會相互融合在骨骼中，形成一個多核的蝕骨細胞或對外來物的反應形成多核的巨大細胞。而蝕骨細胞與巨大細胞則會增加細胞容積以促進吞噬大型細胞外物質。

巨噬細胞也被認為在組織修復過程中會與受損體細胞融合。除了同型（homotypic）融合之外，巨噬細胞已知會與腫瘤細胞進行異型（heterotypic）融合。艾克爾（Aichel）在 1911 年認為體細胞與白血球之間的融合可能會誘發非整備性而導致惡性增加的腫瘤（在參考資料 45 中評論）。在將近六十年之後，麥克勒（Mekler）等人與華納（Warner）主張關鍵腫瘤細胞與宿主骨髓細胞的融合，會產生足以移動到全身並入侵遠處器官的腫瘤。在來自王（Wong）與其同僚的最近研究中，描述了巨噬細胞是如

何與腫瘤上皮細胞融合。除了發炎之外，放射線也會提高融合雜交的程序。因此有無可能某些照射放射線的癌症病患長期存活率的降低是源自巨噬細胞與上皮融合雜種的生成增加？我們表達了人類大腦應該要避免放射線照射的想法其因為放射線會造成大腦腫瘤復發。

約翰・波維雷克（John Pawelek）與同儕強烈的支持轉移性癌症起源的融合假說。他們提供了令人信服的證據顯示融合雜種是腫瘤中觀察到細胞表型多樣性的原因。瘤性腫瘤細胞與骨髓細胞的融合，以及隨後的細胞核融合，會在沒有新突變的情況下產生新的表型，其因雜種細胞會表現出兩種親代細胞的基因與功能特徵。這些瘤性雜種擁有巨噬細胞的能力，溢入、溢出與移動到遠處器官，並同時擁有癌細胞的無限增生能力。且因為骨髓細胞是免疫系統的一部分，所以腫瘤雜種細胞也能避開免疫監控就不是件難懂的事了。

### 融合性癌症

許多腫瘤細胞是融合性的。而融合性的腫瘤細胞在各種癌症種類中可以發現，包括黑色素瘤、乳癌、腎臟癌、肝癌、膀胱癌、淋巴瘤與腦癌（表13.1）。腫瘤細胞雜種可以在試管內或活體內由二個腫瘤細胞之間或是一個腫瘤細胞與一個正常體細胞之間融合而成。腫瘤細胞融合雜種的最早報告之一顯示，人類神經膠質瘤細胞在植入倉鼠臉頰後，會自發性的與非致瘤性宿主細胞融合，形成轉移性雜交人類與倉鼠腫瘤細胞。許多有關融合性癌症的早期報告描述了在淋巴瘤與骨髓細胞之間的融合。例如，在非轉移性老鼠 MDW4 淋巴瘤與宿主骨髓細胞之間的融合，形成非整備轉移性腫瘤細胞。

沐恩雜洛瓦（Munzarova）等人在了解到巨噬細胞所表現出的許多特點後，也會表現在轉移性黑色素瘤細胞上，並認為腫瘤轉移可能源自腫瘤細胞與巨噬細胞之間的融合。波維雷克與其同事測試以誘發培養的非轉移性克勞德曼（Cloudman）S91 黑色素瘤細胞與老鼠腹膜巨噬細胞之間的融合來測試這個假說。當生在活體中時，所得到的巨噬細胞與黑色素瘤雜種

的大多數都顯現出轉移能力的增加。進一步的研究揭露克勞德曼 S91 黑色素瘤細胞與活體中老鼠宿主細胞進行了自發性融合，造成大部分由腫瘤宿主細胞雜種所組成的次級病變。**腫瘤細胞與宿主骨髓細胞的融合是一個令人信服的解釋。**

人類單核球與老鼠黑色素瘤細胞的人工融合顯示出所獲得的雜種會同時表現出人類與老鼠的基因。其他的研究人員也顯示當老鼠 Meth A 肉瘤細胞在與宿主細胞產生自發性的活體融合之後，會表現出巨噬細胞特定抗原 F4/80 與 Mac-1。有趣的是，乳膠微珠（latex bead）吞噬作用也會表現在 Meth A 肉瘤和宿主細胞融合雜種上。因為這些融合雜種同時表現出親代細胞的基因型與表型，看來非轉移性腫瘤細胞能在沒有新的突變下取得侵入性或轉移性表型。這類的發現與轉移的 EMT 假說並不一致。

大量文獻顯示 TAMs 會藉由細胞介質與促血管生成與促轉移性分子的釋放來促進腫瘤進程（評論在參考資料 35 與 47）。不過，癌細胞與組織巨噬細胞的融合也會加速腫瘤進程。人類實性瘤中腫瘤細胞間的融合很難被察覺。許多報告提供了在人類骨髓移植（bone marrow transplant，BMT）接受者中的腫瘤細胞與骨髓細胞融合的證據，這類的融合將會加速腫瘤進程。

王與其同事最近執行了異種共生（parabiosis）實驗，將一隻老鼠以手術的方式與另一隻老鼠結合，來顯示一隻老鼠的骨髓衍生細胞如何與另一隻老鼠的腸道腫瘤細胞融合。他們甚至指認巨噬細胞是這個過程的驅動者。他們也顯示融合雜種細胞保留了親代衍生細胞的總轉錄本（transcriptome）身份特徵，並同時顯示出獨特的轉錄本（transcript）。這些發現顯示在發炎受傷環境中巨噬細胞與腫瘤細胞之間的融合，如何造成癌細胞的轉移性表型，並增快腫瘤進程。

很重要且需要認知的是，放射線療法與免疫抑制兩者，都會提高轉移性癌症的發生率。來自 BMT 之後被診斷出腎細胞惡性腫瘤孩童的轉移性細胞微解剖 DNA 分析顯示，在轉移性細胞中同時有來自 BMT 捐贈者與接受者兩者的 DNA。骨髓與腫瘤細胞雜種也在一位接受來自男性捐贈者

的 BMT 後，罹患腎細胞惡性腫瘤的女性身上發現。這些報告提供了自發性融合會在人類骨髓細胞與腫瘤細胞之間發生的基因證據。如同我在前面所述，對施予在許多癌症病患身上的放射線療法，可能反而加重轉移的形成與疾病的進程不。

巨噬細胞與巨噬細胞的融合也可能會誘發融合雜種中的非整備性。許多試管內研究與活體報告顯示，骨髓雜種是許多癌症轉移進程的原因。多核性巨大細胞，雜種形成的一個特徵，頻繁的在人類癌症中發現，顯示細胞融合並非罕見（表 13.1）。無論其機制為何，轉移性細胞表現出間葉／骨髓細胞的許多行為，如果探討利用，可能會為轉移性癌症治療發展出新的治療策略。

### • 腫瘤細胞所表現出的骨髓生物標記

骨髓細胞會表現出其個體發生（ontogeny）與功能所獨特的各種生物標記。例行的組織學上與免疫組織化學上（immunohistochemical）的分析，時常被執行用來評估腫瘤與級別。因為 TAMs 時常與不好的病患預後有關聯性，腫瘤組織切片檢查頻繁的被用來評估巨噬細胞標記。在腫瘤基質中的巨噬細胞抗原表現細胞通常會被分類為 TAMs。但許多報告顯示，巨噬細胞特定抗原與生物標記也會表現在各種人類癌細胞中（表 13.1）。

其中最有趣的研究之一是拉夫（Ruff）與波爾特（Pert）的研究，他們顯示許多巨噬細胞抗原（CD26、C3bi 與 CD11b）會表現在自小細胞肺部惡性腫瘤（small cell lung carcinoma，SCLC）的腫瘤細胞中。表現的層級與那些在單核球控制組中所見到的類似。重要且需要注意的是巨噬細胞抗原也會表現在培養的腫瘤細胞中。這個腫瘤細胞表現從活體組織樣本中被確定，排除了抗原表現是來自 TAMs 的可能性。這些研究人員的結論是，他們樣本中的 SCLC 腫瘤細胞並非肺部上皮起源，而是「骨髓起源」。他們提出來自抽菸相關組織損傷的骨髓細胞惡性轉變，來作為骨髓／巨噬細胞特徵腫瘤細胞起源的解釋。雖然這個解釋有爭議性，但他們顯示出這些腫瘤細胞額外的骨髓特徵，來支持他們的巨噬細胞起源假說。拉夫與波

爾特顯示 SCLC 會表現出骨髓細胞表型的發現，在這類腫瘤的其他獨立研究中也受到確認。基於以上的討論，也有可能 SCLC 的骨髓特徵是衍生自巨噬細胞與非瘤性肺上皮細胞的融合。

除了 SCLC 之外，骨髓相關抗原（CD14 與 CD11b）也表現在五種轉移性乳癌細胞系中。但這些乳癌細胞系中沒有任何一個表現出 B- 或 T- 細胞的生物標記。他們認為不同細胞種類之間有共有的常見抗原，可能與常見的細胞相互作用有關。轉移性癌症間葉起源的進一步證據來自一百二十七位乳癌患者的組織微陣列（microarray）分析。CD163 巨噬細胞清道夫受器（scavenger receptor）表現在 48% 病患的腫瘤細胞中，而 MAC387 巨噬細胞標記表現在 14% 病患的腫瘤細胞中。而在病理學確認標記染色是定位在腫瘤細胞，並不是只定位在滲入腫瘤的巨噬細胞上。有趣的是，那些含有 CD163 表現腫瘤細胞的癌症，有著較晚期的組織學分級、遠處轉移的高發生率以及病患存活率的減少。這份報告顯示表現出巨噬細胞抗原的腫瘤細胞在超過一半的乳癌患者身上發現，這是這類發現的第一份報告。

類似的研究也在直腸癌病患身上執行。就像乳癌患者一樣，CD163 也表現在許多直腸癌患者的腫瘤細胞中。甚至，在手術前放射線治療組別的直腸癌患者中有 31% 被發現有 CD163 表現，但在非放射線治療組別中只有 17%。帶有 CD163 陽性反應癌細胞的患者比帶有 CD163 陰性反應癌細胞的患者，預後狀況更差。發炎與放射線已知會增加巨噬細胞與上皮細胞融合雜種的形成。除了這些在人類癌症上的研究之外，曼尼茲奇（Maniecki）等人在 2011 年美國癌症研究學會（AACR）的會議上提出他們的發現，顯示 CD163 的表現可能是源自腫瘤細胞與巨噬細胞之間異型細胞融合的許多轉移性癌症的常見表型。在這些轉移性癌症中的發現與源自巨噬細胞融合雜交細胞的轉移性細胞起源是一致的，而且巨噬細胞融合雜交細胞，會因為放射線與發炎而增加。

這些發現提供額外的證據證明，放射線療法對病患長期的存活率是有害的。雖然放射線療法能幫助一些癌症病患，但放射線療法也會增加粒線

體損傷與融合雜交，因而讓疾病潛在惡化。這些發現與放射線在誘發腫瘤細胞與巨噬細胞融合與加劇某些癌症的轉移性上的角色是一致的。另外，某些抗血管生成藥物，例如貝伐單抗與西地尼布（cediranib）實際上會增加大腦腫瘤中帶有巨噬細胞特徵的侵入性細胞的數量。基於這裡所呈現的發現，我認為這些藥物會挑選帶有巨噬細胞特徵的侵入性腫瘤細胞，這對病患來說並無益處。綜觀以上，這些研究顯示與轉移的增加及不好的預後有關的巨噬細胞抗原會表現在乳癌、膀胱癌、直腸癌與腦癌病患的腫瘤細胞上。

## • 細胞自溶酶、Ezrin 與上皮鈣黏蛋白

巨噬細胞會表現出大量富含胞溶體的細胞自溶酶（lysosomal-enriched cathepsins），並在吞噬作用或胞飲作用（pinocytosis）發生之後，促進所攝入蛋白質的消化。這是很有趣的，因為胞溶體細胞自溶酶 D 與 B 被視為癌症病患的預後因子。事實上，在頭部與脖子、乳房、大腦、結腸、或子宮內膜等腫瘤中，高含量的這些酵素被認為是高度惡性、高轉移性與整體預後不佳的徵兆。除了細胞自溶酶之外，活化的巨噬細胞也會表現出 ezrin 作為與 radixin 以及 moesin 所合成的一種蛋白複合體的一部分。Ezrin-radixin-moesin 是一個分子家族，會藉由將細胞表面、肌動蛋白細胞骨架連結與促進訊息傳遞路徑，而在組織重塑上扮演必需的角色。有愈來愈多的發現顯示 ezrin 也會表現在轉移性細胞中，代表其在癌細胞轉移表型中有個重要的角色。來自 EMT 的轉變與細胞黏著分子上皮鈣黏蛋白（E-cadherin）的下調有關。很重要且必需知道的是，上皮鈣黏蛋白在巨噬細胞中不是沒有表現出來，就是表現的幅度極低。綜觀以上，這些發現提供了進一步的證據，將巨噬細胞表型與轉移性癌症的特徵連結在一起。

## • 轉移性癌症中的貧血與鐵調素提高

缺鐵性貧血是許多罹患轉移性癌症病患身上的一種合併症（comorbid）特徵。鐵調素（hepcidin）是藉由控制腸上皮細胞（enterocytes）、肝細胞

（hepatocytes）、巨噬細胞的鐵質排出以及鐵質輸出者，運鐵素（ferropor-tin）的內化與降質，來作為鐵質代謝與細胞質鐵濃度的一個主要調控者。克里斯‧塞勒皮斯（Chris Tselepis）、道格拉斯‧華德（Douglas Ward）與其同事們認為，**鐵調素藉由在巨噬細胞層級中活化，而造成直腸癌患者身上的全身性貧血**。活化的巨噬細胞會表現出 IL-6，而 IL-6 會誘發鐵調素的表現。巨噬細胞是負責全身性鐵質回收的主要細胞種類。因此華德等人的發現與我們的假說一致，**亦即轉移性癌症是一種骨髓細胞的疾病，尤其是骨髓細胞中的巨噬細胞**。一旦大家認知到轉移性癌症是一種巨噬細胞代謝性疾病，轉移性癌症的許多特徵就能被解釋了。因此，在衍生自轉化後巨噬細胞或衍生自巨噬細胞融合雜種的轉移性癌症上，缺鐵性貧血應該是可以被預期的。

## 🫐 不明的癌症

起源未知原發腫瘤（carcinoma of unknown primary，CUP）是一種無可辨識原發腫瘤的全身轉移性疾病，其預後狀況通常不佳。在所有新診斷出的癌症中大約有 5% 被分類為 CUP。這些癌症通常被分類為腺癌（adenocarcinomas）、鱗狀細胞癌（squamous cell carcinomas）、低分化癌（poorly differentiated carcinoma）與神經內分泌癌（neuro-endocrine carcinoma）。一般認為這些癌症是在原發腫瘤尚未發展成肉眼可見的病變之前就轉移的癌症。印戒細胞在某些 CUP 中會被發現，顯示這些癌症的亞群，像其他轉移性癌症一樣出現吞噬行為。有趣的是，70% 的 CUP 腺癌中會出現非整備性，但大約有 30% 的腫瘤中看不到。非整備性一部分源自細胞融合事件。有非整備性腫瘤的病患其存活率比有兩倍體腫瘤的病患來的高，顯示有兩倍體腫瘤的病患並沒有較好的預後。而且在一些發現中認為非整備性事實上會減緩細胞生長，因為它們具有高度侵略性，兒我們認為某些 CUPs 可能源自巨噬細胞融合雜種。

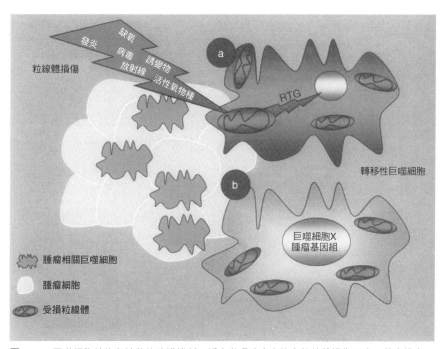

圖 **13.5**：巨噬細胞轉換與轉移的建議機制。腫瘤微環境含有許多粒線體損傷元素，其會損害 TAM 與組織巨噬細胞中的粒線體能量生成。這最終會藉由粒線體壓力或 RTG 反應而產生基因不穩定（a）。巨噬細胞之間或巨噬細胞與癌幹細胞之間的融合會導致細胞同時表現出腫瘤與巨噬細胞的基因組（b）。最終結果就是能夠在缺氧環境生存、能增生與能藉由循環擴散到多重部位的細胞。來源：參考資料第 26 條授權重印。見彩色插頁。

## 🔵 許多轉移癌症表現出多重巨噬細胞特徵

　　許多轉移性癌症會表現出多重骨髓特徵（表 13.1）。例如，許多吞噬性或融合性腫瘤也會表現出骨髓抗原，進一步支持這些轉移性癌症的骨髓起源。重要的是，骨髓特徵是表現在腫瘤細胞本身，不應該與 TAM 中所表現的骨髓特徵混淆，後者也會出現在腫瘤中，但並非瘤性細胞群的一部分。波維雷克、雷瑟比克與王等團隊，累積了令人信服的證據顯示，在與巨噬細胞相關的細胞融合事件可以產生會轉移的細胞。相對於轉移的 EMT/MET 解釋，轉移的巨噬細胞的細胞融合解釋，不需要極度複雜的基因調控系統的誘發與逆轉。骨髓融合的假說，要成為癌症轉移的主流解

釋，只是時間問題而已。

## 轉移與粒線體功能失常連結

如同我在前幾章提到大量證據顯示，癌症是一種源自呼吸作用不足的粒線體疾病。當永久的呼吸作用損傷發生在骨髓來源的細胞，包括造血幹細胞與它們的融合雜種，轉移就會是一個潛在的結果，我們沒有必要去責怪突變或發明複雜的基因調控系統來解釋轉移的現象。

許多研究顯示各種轉移性癌症中的粒線體是異常的，而且無法藉由正常呼吸作用來產生能量。發酵作用所產生的能量是所有癌症最常見的單一特徵，包括那些有轉移能力的癌症。如前所述，這個表型是源自粒線體功能失常。粒線體損傷會源自最初腫瘤發炎微環境中的任何一個細胞，包括TAM、造血細胞的同型融合雜種或巨噬細胞與瘤性上皮細胞的異型融合雜種。最終結果就是有轉移能力的細胞。雖然在不同系統器官中的轉移性細胞形態不同，但它們都有呼吸作用不足的問題。來自骨髓細胞與融合雜種的轉移性癌症起源，可以解釋在不同種類的腫瘤中，所看到的明顯形態與基因的多樣性。對我來說很清楚的是，轉移會源自承受者不可逆粒線體損傷的巨噬細胞融合雜種（圖 13.5）。

### • 粒線體的抑瘤作用

我在第十一章中評論了大量的證據，顯示正常粒線體功能會抑制腫瘤形成。這些發現如何在與巨噬細胞與其他細胞融合之後的轉移性癌症起源有所關聯呢？如果正常巨噬細胞與瘤性幹細胞融合，巨噬細胞的正常功能難道不會抑制融合雜種中的致瘤性嗎？雖然正常粒線體一開始會抑制融合雜種中的致瘤性，但微環境中的持續發炎最終會損壞融合雜種中的大部分粒線體，反而會導致開啟轉移的大門。由於巨噬細胞也演化成能在缺氧與發炎環境中生存，可能需要大量的時間才能損壞這些來自環境融合雜種中的粒線體。不過，在非缺氧或非發炎環境中融合雜種中的粒線體損傷不太

可能發生。但值得提及的是暴露在放射線之下，不僅會提高融合雜種的形成，也會損壞呼吸作用。所以在許多接受放射線治療癌症的病患中，長期存活率的下降或更具侵略性腫瘤的復發，就不會太讓人驚訝了。

由於呼吸作用負責維持基因組穩定性與分化狀態，呼吸作用不足最終會誘發無限制增生的預設狀態。如果這發生在骨髓起源的細胞中，例如巨噬細胞，那有增強的轉移能力細胞的出現，就是一個可預見的結果。巨噬細胞在基因編程上就是會離開循環系統，並進入與離開組織。雖然骨髓起源的細胞在傷口癒合與殺死致病細菌時，會是身體的最好朋友，但如果它們在腫瘤形成中被轉變，同樣的這些細胞也會變成身體最壞的敵人。

## 重新審視轉移的「種子與土壤」假說

大量文獻顯示轉移性腫瘤細胞不會隨機侵入遠處器官。而是，轉移性癌細胞會以肺部、肝臟與骨骼作為主要轉移部位的非隨機形態來侵入。英國外科醫師史蒂芬・佩吉特（Stephen Paget）在他的乳癌轉移的「種子與土壤」假說中，是第一個記錄這個現象的人。他主張某些腫瘤細胞（種子）對於某些器官（土壤）的侵入具有優先傾向性。

雖然轉移性癌細胞的非隨機散播，在數十年來吸引了許多研究人員的注意，但沒有任何可靠的基因機制能解釋這個現象。如果癌症被視為是基因型疾病，那種子與土壤假說是非常難解釋的，而在遠處器官的非隨機侵入與轉移性細胞中，發現的基因變異之間，沒有任何清楚的關聯性。另一方面，如果癌症被視為是一種與巨噬細胞有關的粒線體疾病，那種子與土壤假說的可靠解釋就會浮現。

基本上，骨髓起源細胞中的呼吸作用不足，能解釋種子與土壤假說。這來自顯示單核球起源（巨噬細胞）的成熟細胞，以一個非隨機的模式來進入並植入組織的發現。巨噬細胞在基因上的編程就是會離開循環系統，並在傷口癒合與常駐骨髓細胞的替換時，優先進入不同的組織。肝臟中的某些巨噬細胞群會定期的被骨髓衍生單核細胞取代，而其他巨噬細胞群則

較為永久而不需要太多的替換。這可以合理的假設，衍生自巨噬細胞或單核細胞與上皮細胞融合的轉移性癌細胞，也會優先的選擇那些天生就需要常駐巨噬細胞定期替換的組織為家。

預測來自許多轉移性細胞表現出巨噬細胞特徵的發現。巨噬細胞替換率在諸如肝臟或肺部的組織會比較大，因為這些組織的細菌暴露性與常駐巨噬細胞群的損耗是非常大量的。這可以解釋為什麼這些器官是許多轉移性癌細胞的優先土壤。骨髓應該也是轉移性細胞的一個常見目標，因為這個部位是造血幹細胞的起源，而造血幹細胞產生骨髓細胞。肝臟、肺部與骨骼也是 VM 老鼠腫瘤細胞的轉移性散佈的優先部位。這也是為什麼 VM 老鼠中的自然腫瘤，優先以這些組織為家，所以是轉移性癌症優良模型的一個理由。

由於轉移性細胞表現出呼吸作用不足下的補償性發酵作用，這些細胞會進入它們增生的預設狀態，就像任何瘤性細胞一樣。除了那些有巨噬細胞高替換率的器官之外，巨噬細胞也會以發炎與損傷的部位作為目標。而有趣的是，**有些發現顯示在拔牙後或活體組織切片後的針孔沿線下，在口腔中會出現來自肺部與乳房的轉移性細胞。而一個未癒合的傷口是巨噬細胞滲入的最佳土壤。這個現象被稱為「發炎致癌趨性」**（inflammatory oncotaxis），而且可以解釋一部分的種子與土壤假說。如果轉移是骨髓細胞的代謝性疾病的話，那轉移性細胞出現在近期拔牙或傷口中就可以被預見了。雖然這些現象的詳細機制還需要進一步的檢驗，但他的一般原則是清楚的。轉移到內臟器官、骨髓與傷口（土壤）的非隨機模式與轉移的巨噬細胞（種子）起源是一致的。

## 🌑 重新審視間葉上皮變異（MET）

相對於 EMT，MET 牽涉到在遠處部位的溢出、侵入與增生之後的上皮細胞特徵的增生與再表現（圖 13.2）。MET 被認為是 EMT 的逆轉。怎麼可能隨機體細胞突變就能精心設計出與 EMT 相關的一連串成精密行為，

然後在 MET 的時候再讓大部分的這些行為逆轉呢？這解釋看似荒謬絕倫，並凸顯出癌症基因理論無法為這些現象提供可靠的解釋。然而，骨髓細胞的起源則提供了轉移一個較可靠的解釋。

來自骨髓細胞融合的轉移性細胞，會保留需要用來在已辨識部位進出循環系統的基因架構。不需要建構以突變為基礎的複雜調控系統來解釋這些現象。巨噬細胞天生就會進出循環與淋巴系統。循環系統對巨噬細胞系的細胞來說並非一個「不友善」的環境。這些細胞也表現出在目標器官溢出所需的細胞與表面黏著分子（選滯蛋白，selectins）。他們已經表現出基底膜降解與侵入所需的一群金屬蛋白酶。當這些功能與受損呼吸作用一起發生時，失調的增生就是一個可預期的結果。雖然這些特質確定顯示骨髓細胞是轉移性細胞的起源，骨髓細胞的融合性特質也能解釋轉移性細胞如何在續發部位重現原發瘤的上皮細胞特徵（圖 13.6）。

融合雜種的先前研究顯示在細胞融合之後，功能性肝細胞能衍生自骨髓細胞衍生巨噬細胞或間葉細胞。里茲維（Rizvi）等人也顯示在骨髓衍生細胞與正常上皮細胞或與瘤性腸道上皮細胞之間的融合雜種中，也發現上皮細胞特徵的表現。最近，王與其同事研究顯示巨噬細胞與上皮細胞雜種，如何能重現上皮細胞表型，並同時保留巨噬細胞的特徵。非常清楚的，上皮細胞與巨噬細胞表型能被維持在巨噬細胞與腸道上皮腫瘤細胞的融合雜種中。這些特徵甚至會藉由體細胞遺傳而傳遞到子細胞上。

原發腫瘤微環境中的活化巨噬細胞與上皮細胞的融合，會將融合細胞的降解基底膜、進出循環與淋巴系統與重現原發腫瘤的上皮細胞特徵等，能力移轉到遠處續發部位上。續發部位的失調生長是這些細胞受損呼吸作用的結果（第十章）。因此，轉移性細胞的起源是源自粒線體功能失常的巨噬細胞融合雜種，能解釋轉移的現象（圖 13.6）。

## 🫘 癌症轉移的基因異質性

藉由比較原生長部位的腫瘤組織與遠處轉移組織，能觀察到大量的基

因異質性。基因異質性不僅在有類似組織病理學的患者身上可見，也在同一位病患身上的不同部位生長的腫瘤之間發現（圖 13.7）。幾乎可以想像到每一種基因的異質性，從點突變到重大基因組重排等，都可以在轉移性與高度侵入性癌症中發現，包括乳癌、腦癌與胰臟癌。

這些腫瘤中突變的大部分不平均分布與以下的發現是一致的，也就是**任一個腫瘤的每一個瘤性細胞有獨特的改變檔案，其與同一個腫瘤中的其他任何細胞都不相同**。甚至，如果轉移性細胞擴散到某些器官（例如肝臟或肺部）的發生時機，比擴散到其他器官來得早，那就有可能這些器官中的基因異質性，比疾病進程中稍後才接收到轉移性細胞的器官來的早。這是可以預見的，如果較早抵達這些器官的腫瘤細胞的分裂數量，比那些較晚抵達其他器官的腫瘤細胞的分裂數量來的多的話。就能解釋為什麼基因組異質性在某些器官比其他器官或原發腫瘤要更具多樣性。而這些枝節難題會讓嘗試定義腫瘤細胞的株系起源（clonal origin）模糊化。

在對胰臟癌所觀察到的基因組異質性的分析中，坎貝爾（Campbell）等人的結論是，「造成這些基因組不穩定形態的生物路徑仍是模糊的」。由於基因組穩定性是取決於正常粒線體功能，如同我在第十章所述，對於坎貝爾等人所描述的「癌症中基因變化的豐富性」的存在就不會感到驚訝。這個豐富性可能是各自基因結構不同的融合雜種族群中，受損呼吸作用的結果。突變的不平均或隨機分布是源自這些雜交細胞移轉到其他器官所造成的。

驅動轉移性現象則並非基因，而是由巨噬細胞或它們的融合雜種中的呼吸作用不足。如同我在第十章所描述，基因突變是源自下游附帶現象。由於基因組不穩定與粒線體功能失常的連結，並沒有在任何上述的癌症基因研究中被提及，我只能假設這些研究人員不知道這個連結。很不幸的是如此多勤奮的研究人員將這麼多的注意力放在腫瘤的基因組不穩定性上，而基因組不穩定大部分卻是這個疾病的下游附帶現象。只有當癌症領域破除其對基因理論的成癮性，並認知到粒線體損傷在癌症起源與進程中的中心位置後，這場癌症戰爭才能有真正的進展。

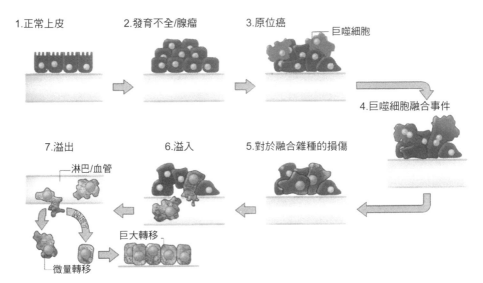

**圖13.6**：癌細胞轉移的融合雜種假說。根據我們的假說，轉移性癌細胞源自瘤化上皮細胞與骨髓細胞（巨噬細胞）之間的融合雜交發生之後。巨噬細胞已知會將原位癌視為未癒合傷口而侵入。這會製造一個長時間的發炎微環境而導致瘤化上皮細胞與巨噬細胞之間的融合雜交。融合雜交可以在不援引突變下解釋EMT的現象。發炎會損害粒線體而導致發酵作用的增強與微環境的酸化。粒線體損傷變成上皮細胞與融合雜種瘤性轉化的原因（圖13.5）。由於巨噬細胞原本就是天生擁有進（溢入）出（溢出）血液循環能力的間葉細胞，瘤性融合雜種將會表現的像是流氓巨噬細胞。巨噬細胞的融合性特質也可以解釋轉移性細胞如何在續發微轉移性生長部位重現原發腫瘤的上皮特徵。這個程序能夠在不援引突變抑制機制下來解釋EMT現象。見彩色插頁。

## 傳染轉移性癌症

　　傳染性癌症是那些可以藉由肢體接觸將癌症從一個動物傳遞到另一個動物的疾病。最有名的就是犬類傳染性性器腫瘤（canine transmissible veneral tumors）以及袋獾（塔斯馬尼亞魔鬼）腫瘤疾病（Tasmanian devil tumor disease，DFTD）。這些腫瘤時常會藉由與原發部位的接觸而擴散到其他遠處器官。這些傳染性腫瘤的轉移性行為基本上與那些在非傳染性人類轉移性癌症中所看到的一樣。先前的研究顯示犬類傳染性腫瘤與組織球（巨噬細胞的一種）有許多共同的特徵。事實上，許多這些腫瘤同時表現出巨噬細胞與上皮細胞的特徵。這樣的觀察意味著來自巨噬細胞與上皮細胞融合雜種的一個株系起源。

　　默奇森（Murchison）等人最近顯示DFTD源自表現出許旺（Schwann）

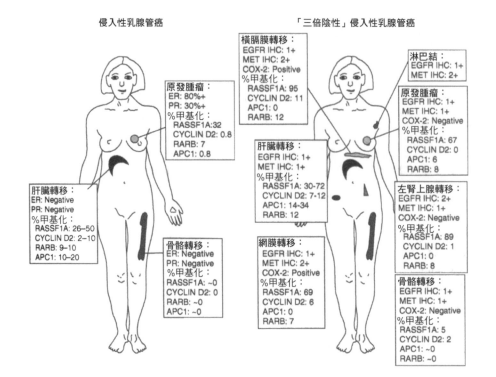

侵入性乳腺管癌

原發腫瘤：
ER: 80%+
PR: 30%+
%甲基化：
　RASSF1A:32
　CYCLIN D2: 0.8
　RARB: 7
　APC1: 0.8

肝臟轉移：
ER: Negative
PR: Negative
%甲基化：
　RASSF1A: 26–50
　CYCLIN D2: 2–10
　RARB: 9–10
　APC1: 10–20

骨骼轉移：
ER: Negative
PR: Negative
%甲基化：
　RASSF1A: ~0
　CYCLIN D2: 0
　RARB: ~0
　APC1: ~0

「三倍陰性」侵入性乳腺管癌

橫膈膜轉移：
EGFR IHC: 1+
MET IHC: 2+
COX-2: Positive
%甲基化：
　RASSF1A: 95
　CYCLIN D2: 11
　APC1: 0
　RARB: 12

淋巴結：
EGFR IHC: 1+
MET IHC: 2+

原發腫瘤：
EGFR IHC: 1+
MET IHC: 2+
COX-2: Negative
%甲基化：
　RASSF1A: 67
　CYCLIN D2: 1
　APC1: 6
　RARB: 8

肝臟轉移：
EGFR IHC: 1+
MET IHC: 1+
%甲基化：
　RASSF1A: 30-72
　CYCLIN D2: 7-12
　APC1: 14-34
　RARB: 12

左腎上腺轉移：
EGFR IHC: 2+
MET IHC: 1+
COX-2: Negative
%甲基化：
　RASSF1A: 89
　CYCLIN D2: 1
　APC1: 0
　RARB: 8

網膜轉移：
EGFR IHC: 1+
MET IHC: 2+
COX-2: Positive
%甲基化：
　RASSF1A: 69
　CYCLIN D2: 6
　APC1: 0
　RARB: 7

骨骼轉移：
EGFR IHC: 1+
MET IHC: 1+
COX-2: Negative
%甲基化：
　RASSF1A: 5
　CYCLIN D2: 2
　APC1: ~0
　RARB: ~0

圖 13.7：來自快速解剖檢驗計畫的代表性病例。這些圖像與數據是從吳（Wu）等人的研究編輯而來。轉移（Met）是在 10 為病患死亡後四個小時內所獲得，並與其對應的原發腫瘤相比較。來自二個病例的結果圖示在上。動情素受器（estrogen receptor，ER）與黃體酮受器（progesterone receptor，PR）的免疫組織化學（IHC）染色是根據陽性細胞的比例，其對於 EGFR（表皮生長因子受器）與 c-MET（MET）是 0 到 3+ 強度等級，而還氧合酶 -2（COX-2）則是陽性 / 陰性。基因啟動子的 DAN 甲基化百分比是由定量多重甲基化特異性 PCR 測定（quantitative multiplex methylation-specific PCR assay）來決定。HIN1、Twist 與 Era 基因的甲基化在所有樣本中都相對一致。來源：參考資料第 14 條授權重印。欲檢視此圖的彩色版，請參訪：ftp://ftp.wiley.com/public/sci_tech_med/cancer_metabolic_disease。

細胞與上皮細胞特徵的細胞。尤其是造血幹細胞在受傷情況下能發揮類似許旺細胞的表型。有可能這些傳染轉移性癌症是源自與骨髓細胞與上皮細胞相關的融合雜種嗎？需要進一步的研究來確認這些轉移性癌症是否源自類似巨噬細胞與上皮細胞融合雜種的轉移起源機制。

　　就像所有的癌症，粒線體功能失常與呼吸作用不足會是這些傳染性癌症可預見的驅動表型。不過，居住在島上西部的袋獾對於這個疾病有抵抗力。看起來這個抵抗力是來自這些動物的粒線體中一個獨特的 DNA 多型性

（polymorphism）。因為有發現顯示傳染性癌症偶爾會從宿主身上取得粒線體。這有可能是粒線體的特質決定傳染性疾病的起源嗎？這需要進一步的研究來評估融合雜交與傳染性癌症中，粒線體角色之間的連結。

## 🧩 冠癭植物腫瘤轉移的缺乏

　　植物中的冠癭（crown-gall）疾病與動物中的腫瘤有許多共同的特徵。冠癭腫瘤源自進入到植物受損部位的細菌感染而造成的植物細胞增生。細菌在植物上誘發冠癭疾病的機制，與動物身上病毒誘發腫瘤的機制類似。羅賓森（Robinson）是最先認為瓦爾堡的癌症理論可能可以解釋在細菌損壞影響植物細胞的呼吸作用後，冠癭腫瘤中所發生的異常細胞增生。事實上，粒線體形態與能量代謝的缺陷，之後也被發現在冠癭腫瘤中出現。

　　**有趣的是冠癭腫瘤表現出哈納翰與懷伯格腫瘤特徵中的四個，也就是細胞生長信號傳導的自足性、對於生長抑制物質（抗生長因子）的遲頓化、計畫性細胞死亡（細胞凋亡）的迴避與無限的複製能力。** 然而，這些腫瘤不會表現出侵入或轉移。除了侵入與轉移的例外之外，冠癭疾病中的生長與生理變異與動物腫瘤中的生長與生理變異類似。如果就像我在前面所說的轉移是源自巨噬細胞或它們的融合雜種中受損的呼吸作用，那為什麼冠癭腫瘤儘管表現出其他的腫瘤特徵，卻又不會顯示侵入或轉移，就變得非常清楚了。冠癭腫瘤不會轉移，因為它們沒有巨噬細胞或骨髓細胞作為它們的免疫系統的一部分。在冠癭中的發現也與塔霖的假說一致，「**直到一個有機體演化出淋巴球運輸的基因後，轉移才能發生。**」就我所知植物並沒有演化出這些基因。根據我們的解說，轉移主要發生在會表現出巨噬細胞特徵的細胞中。

## 🧩 章節總結

　　從上皮細胞到間葉細胞的轉化，被認為是轉移的特徵。但不太可能藉

由一個達爾文選擇過程所獲得的隨機突變，就能產生完成轉移串連步驟，這所需要的是所有間葉細胞行為。作為對一系列的功能取得突變與株系選擇的替代解釋，我主張轉移性間葉表型主要源自巨噬細胞或上皮細胞與巨噬細胞融合雜種中的呼吸作用損傷。發炎與放射線損傷會增加雜交，並在長時間下，會同時損壞粒線體功能。我的看法是轉移的間葉起源是轉移起源與癌化過程是最令人信服的解釋。一旦這個解釋變得更廣被接受後，我期待在轉移性癌症的治療上會有重大的進步。

# 粒線體呼吸功能失常
# 與癌症的染色體外起源

## Mitochondrial Respiratory Dysfunction and the Extrachromo-
## somal Origin of Cancer

　　任何理論解釋一個複雜現象的可信性，取決於這理論能否解釋與該現象相關的所有或觀察的程度。如同我在前幾章所述，在癌症的體細胞突變理論中有許多嚴重的不一致處。這些不一致破壞了這個理論解釋癌症起源的可信性。基因理論已達不被相信的關鍵點。目前對基因理論作為癌症解釋的接受度，來自意識形態居多，而非推理思考。

　　這不像達爾文，把對物種起源的大部分觀察納入他的天擇理論中，瓦爾堡沒有解釋他的粒線體損傷理論如何解釋轉移或為什麼某些癌細胞可能看起來像是會呼吸。這些疏忽，一部分造成瓦爾堡理論無法變成癌症起源的主流解釋原因。然而，沒有數據能駁斥瓦爾堡的中心假說，也就是呼吸作用受損或不足是癌症的起源。如同在第七章與第八章的討論，腫瘤粒線體中的胺基酸發酵作用與厭氧呼吸作用，會造成需氧呼吸作用的外觀，但事實上，它並不是需氧呼吸作用。

　　在第十三章中，我討論了粒線體功能失常是如何造成巨噬細胞融合雜種中的轉移現象，以及在第七章與第八章中，胺基酸發酵作用是如何假冒OxPhos。這個證據更強烈的支持癌症是一個代謝性疾病，而不是基因型疾病。支配腫瘤形成的起源，是粒線體，而非細胞核，現在已無可爭辯了。瓦爾堡效應（需氧醣解作用）在大部分的癌症中都能看到。源自粒線體損傷的呼吸作用不足，如何造成瓦爾堡效應以及所有與這個疾病相關的其他現象，現在是愈來愈清楚了。**壓倒性的證據支持癌症是一個粒線體呼吸作**

用不足的疾病。由於粒線體組成了一個典型的染色體外表觀遺傳系統，所以癌症可以被認為是一個表觀遺傳代謝疾病。

## 🔵 將聯結串連起來

根據前面幾章所評論的證據，圖 14.1 描繪了從正常細胞生理到表現出所有主要癌症特徵的惡性行為路徑。與我們最先發表在「營養與代謝」（Nutrition & Metabolism）期刊上的原始圖解相比，這圖解已做些微的修正。在會損壞細胞的呼吸能力，但並沒有嚴重到會殺死細胞的任何不特定

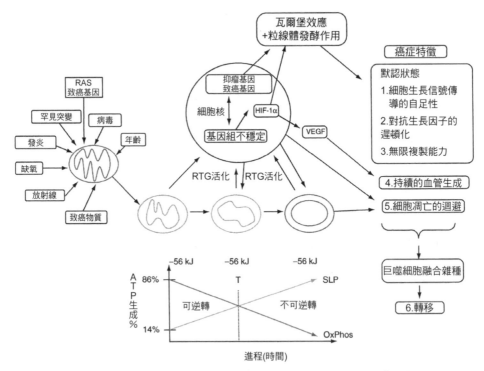

**圖 14.1**：粒線體呼吸作用功能失常是癌症的起源。癌症可以源自長時間下會損壞細胞呼吸能力的任何數量的非特定事件。致癌作用只會發生在那些有能力藉由 SLP（發酵作用）來提高能量生成的細胞上。儘管從呼吸作用轉移到發酵作用，ATP 水解的 △G' 仍差不多維持在 -56kJ。當呼吸作用受到損傷時，必須要有致癌基因的上調與抑瘤基因的去活化來維持初始癌細胞的生存力。轉移源自骨髓與巨噬細胞起源的細胞中的呼吸作用損傷。這個狀況將所有的癌症特徵與呼吸作用功能失常連結在一起。修訂與重印自參考資料第 4 條。見彩色插頁。

情況，都有開啟通往惡性癌症道路的可能。呼吸能力的降低源自對任何粒線體蛋白質、脂質或 mtDNA 的損傷。會損壞細胞呼吸能力眾多的不特定情況中的某些狀況，會因此而引發致癌作用，包括發炎、致癌物質、放射線（游離或紫外線）、間歇缺氧、罕見生殖系突變、病毒感染與年齡。

發炎長久以來就被認為在癌症的發生與促進上有其作用。發炎會產生 ROS 並提高 TGF-$\beta$，TGF-$\beta$ 會損壞粒線體並同時干擾組織形態場（第十與十二章）。除了造成突變之外，致癌物質也會產生 ROS（第九章），會干擾 OxPhos 以及對粒線體造成永久性的傷害。主要是致癌物質對於粒線體能量生成，所造成的影響才會開啟癌症的生成，而不是它的致突變性。可惜的是艾美斯試驗（Ames tests）只針對致癌物質的致突變性作用，而不是這些物質的粒線體傷害作用。放射線不只會造成突變，也會傷害粒線體（第七與第九章）。放射線會造成壞死細胞死亡與發炎。是放射線的 ROS 生成以及對 OxPhos 的傷害作用導致癌症的發生。雖然放射線確實會殺死癌細胞，但放射線也會經由對於粒線體能量生成的作用而開啟癌症的發生。這與發炎類似，缺氧會在微環境中產生高濃度的 ROS，會損壞粒線體呼吸能力，而促進癌症的發起與進程。雖然我們在癌症誘發物質的原始討論中沒有包括年齡，但它確實是一個癌症風險因子。隨著年齡增加的 ROS 累積，會損壞粒線體呼吸作用能量生成。根據我的中心假說粒線體損傷是癌症的起源，那癌症風險會隨著年齡而增加是可預見的。最後，罕見生殖系突變會藉由對粒線體功能的直接影響而增加癌症風險（第九章）。因此，這麼多會增加癌症風險的已知非特定因子，全部都能經由它們對粒線體功能的長時間與有害的影響而連結在一起，因為它們對粒線體的影響會導致呼吸作用不足。

## 🐝 解決致癌悖論

聖捷爾吉曾經說：

「組織的惡性轉變牽涉到一個悖論，而就我所知這個悖論在之前從未

被說出來。這個轉變是一個非常特定的程序，必須是個非常特定的化學方法來造成這些非常特定的改變。因此，人們會期待只有非常特定的程序能造成這樣的轉變，就像鎖只能被自己的鑰匙打開一樣。與此相反是，諸如石綿、高能量放射線、刺激、化合物、病毒等，非特定影響就能造成惡性轉變。愈來愈難找到某樣東西沒有致癌性。一個非常特定的程序必須由如此非特定的方法來誘發，這本身就是一件非常意外的事。」

根據我在這本專論中所呈現的證據，能造成發酵作用上調的細胞呼吸能力長時間損傷，能解釋大部分聖捷爾吉所說的悖論。

會使損壞呼吸作用的粒線體結構與功能的慢性損傷，會在受損細胞呼吸作用中活化粒線體 RTG 反應（第十章）。而 RTG 反應是一種表觀遺傳系統，會上調那些啟動發酵作用能量生成所需要的基因。發酵作用牽涉到藉由細胞質中的醣解作用與粒線體中的胺基酸發酵作用所產生的受質層次磷酸化作用（SLP）（第八章）。未更正的粒線體損傷會需要牽涉到 SLP 的發酵作用來持續產生補償性能量，以維持大約 -56 kJ/mol 的 $\Delta$G'ATP。而這個 ATP 水解的標準能量是細胞生存力所必需的。這個 ATP 水解大部分時候會維持穩定，不論這個 ATP 是藉由呼吸作用或發酵作用而合成的。

雖然發酵能量能暫時補償呼吸作用所受的干擾，來維持細胞生存力，但藉由發酵作用的持續能量生成，則會破壞細胞分化。腫瘤細胞需要藉由發酵作用來產生能量，因為它們的粒線體呼吸作用不足以維持能量衡平。如果它們的呼吸作用是充足的，發酵作用就不會持續發生。而有一些混淆是來自於會模擬正常呼吸作用特徵的胺基酸發酵作用。癌細胞看起來像是在呼吸，但卻同時發酵葡萄糖（需氧醣解作用）。因此，腫瘤細胞與正常細胞不同，因為它們需藉由發酵作用來產生大量的能量（第八章）。

當不可逆呼吸作用損傷下的發酵作用就會變成腫瘤細胞的永久補償性能量來源時，就會與腫瘤進程連結在一起。如同圖 14.1 所描繪，當粒線體皺摺的形狀從盤旋形改變為平滑形的時候，就代表從呼吸作用到發酵作用的轉變。持續與累積的粒線體損傷是癌症發起與進程的原因。為了進一步描繪這一點，我也在圖中的進程（時間）線上加入了一個門檻（threshold）。門檻（T）會經過 OxPhos 線與 SLP 線的交叉點。這個概念是根據瓦爾堡的發現，亦即在經過一段長時間之後，發酵作用會逐漸取代呼吸作用。根據我們的模型，只有當發酵作用補償了大部分的總細胞能量生成後，腫瘤進程才會變得不可逆。然而，**只要還有一些粒線體呼吸作用仍然維持功能，腫瘤進程就能被逆轉。粒線體增強療法能幫助重置受損呼吸作用**（第十七到十九章）。無法重置呼吸作用能量，再加上對發酵作用能量較大的依賴，包括瓦爾堡效應在內所有癌症特徵的發生原因。除了驅動醣解作用所需的葡萄糖到乳酸鹽的發酵之外，許多癌細胞可能也會在粒線體中發酵麩醯胺酸。主要是葡萄糖與麩醯胺酸的發酵導致腫瘤進程的發生，以及讓腫瘤細胞對於大部分的傳統療法不會產生反應。

大部分與腫瘤進程相關的基因改變都是直接或間接源自於呼吸作用不足與發酵作用提高的結果。為了要提高發酵作用所需要的代謝路徑作用，使致癌基因的上調以及抑瘤基因的下調，就變得極為重要。如果驅動細胞發酵作用所需的致癌基因沒有表現出來，那細胞就會因為沒有能量而死亡。致癌基因的表現是在呼吸作用損傷後維持生存力所必需的。這個觀點回答了 NCI 挑戰性問題第 22 題（ provocativequestions.nci.nih.gov）。藉由粒線體麩醯胺酸發酵所產生的琥珀酸鹽是讓 HIF-1$\alpha$ 穩定的原因之一（第八章）。HIF-1$\alpha$ 是維持葡萄糖攝取的提高與醣解作用的所需。為了提高發酵作用補償性能量生成，所需的基因調控改變是由呼吸作用損傷所造成的。是呼吸作用不足造成致癌基因的表現，而非相反的說法。

由於 DNA 修復機制取決於呼吸作用能量生成的效率，呼吸作用的持續損傷最終會減弱細胞核基因組的完整性，導致在腫瘤細胞中所看到的突變表型與大量的體細胞突變。具體來說，細胞核基因組的完整性，取決於正常的細胞呼吸作用。當細胞呼吸作用受到損傷，基因組不穩定性就會增加。致癌基因的活化、抑瘤基因的不活化、以及非整備性，是長時間粒線體功能失常下的自然結果（第九章）。這些基因異常會造成累積性的粒線體功能失常，並同時增強上調與維持發酵能量所需的那些能量路徑。長時間下對發酵作用與 SLP 的依賴度愈高，惡性的程度就會愈大。

由於需要呼吸作用來維持細胞分化，所以呼吸作用的喪失會導致反分化與增生預設狀態的回歸。聖捷爾吉將這個細胞狀態視為地球上生命歷史中存在於 $\alpha$ - 期間（$\alpha$ -period）的狀態：

「為了讓生命可以常久，生命系統，在這段期間內，必須以情況所允許的最快速度增生。這個增生所需要的能量必須來自發酵作用，因此 $\alpha$ -期間也可以被稱為無限制增生的發酵期間。」

癌症的前三個特徵就是細胞回歸到 $\alpha$ - 期間的存在模式下的結果（第二章）。這自然會牽涉到需氧醣解作用的提高與對細胞凋亡的抗拒。大量的發酵中細胞也會產生過量的乳酸鹽與琥珀酸鹽，這自然的會造成一個酸性微環境。且血管生成是對傷口癒合以及腫瘤微環境中代謝狀態的反應，這些癌症特徵都是呼吸作用不足與腫瘤細胞發酵的結果。

根據雷瑟比克最近的評論，除了侵入與轉移之外的所有癌症特徵，都可以在良性腫瘤或非轉移性癌症中發現。我也在第十三章中提及五個癌症特徵中的四個，都可以在植物的冠癭腫瘤中被發現。不同於動物癌症，冠癭腫瘤不會侵入或轉移。因此，**主要讓癌症變成如此一個致命疾病，它的特徵就是侵入與轉移。**

雖然 EMT 目前被視為癌細胞侵入與轉移的可靠解釋，但這個假說並沒有將轉移與粒線體缺陷連結，而是連結到發展調控編程的改變。作為轉移 EMT 解釋的替代假說，我已在第十三章中顯示巨噬細胞與瘤性上皮細胞的融合雜交如何能合理的解釋轉移串連步驟的所有特徵。在轉移性癌症中所觀察到的許多基因表現樣態，與那些免疫系統的巨噬細胞或其他融合性細胞的功能表現樣態相似。這些融合雜種的受損呼吸作用，是癌細胞中所發現到的侵入與轉移特徵的來源。

## 🫐 癌症是能量代謝的多樣性疾病還是單一疾病？

**如果所有的癌症都受到呼吸作用不足所害，那呼吸作用不足就會成為癌症的中心特徵。** 將癌症視為是許多疾病的大雜燴的當前觀點，從這個疾

病的中心缺陷來看是有其根本上的錯誤。只有從癌症的組織學外觀與基因組改變的角度來看，癌症才會看似許多疾病的組合。我將癌細胞的組織學外觀與基因表現樣態視為「**焦點轉移**」（"red herrings"）（譯按：原文為「紅鯡魚」，意指「不存在的東西」。）**當從能量代謝的角度來看時，癌症是呼吸作用不足的一種單一疾病。**

支持我的看法最有說服力的證據來自，**當腫瘤發酵葡萄糖與麩醯胺酸的能力受到中斷後，所有的腫瘤生長會因而減緩的反應**（第17至19章）。需要多久的時間癌症領域才會認知到所有的癌細胞都承受著某種程度上的呼吸作用受損？我的看法是，在這個事實尚未被廣為認知與接受之前，在癌症治療上，不會有真正的進展。

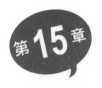

# 癌症生物學沒什麼道理，除非從進化論的角度來看

Nothing in Cancer Biology Makes Sense Except in the Light of Evolution

　　這章的標題是改寫自費奧多西·多布然斯基（Theodosius Dobzhansky）的著名文章而來，該文章在描述達爾文的進化概念時，並非與宗教信仰相衝突，而是與神創論者（creationists）的進化觀點相衝突。這篇文章專注在有機體的生物多樣性，只會源自於達爾文在其原始理論中所述的物競天擇（natural selection）程序。許多癌症領域的研究人員嘗試將腫瘤進程的現象強行納入達爾文理論的概念中。但如果癌症真的是一個基因性疾病，那癌化過程可能會遵循達爾文進化論的法則。另一方面，如果癌症並不是一個基因性疾病，而是一個代謝性疾病，那當嘗試著連結達爾文概念到癌症發展上時，重大的不一致處就會變得明顯。除了達爾文的理論之外，約翰·巴蒂斯特·皮埃爾·安托萬·德·莫奈，德拉馬克騎士（Jean-Baptiste Pierre Antoine de Monet, Chevalier de la Marck）也在其「動物哲學」（Philosophie zoologique ou exposition des considerations relatives a l'histoire naturelle des animaux）一書中討論進化觀念。雖然拉馬克的理論在作為物種起源的解釋上已不被採納，他的獲得性特徵理論（theory of acquired characteristics）在癌症的起源與進程上是有關聯的。我會在解釋癌症與達爾文理論的不一致處之後，再描繪拉馬克的想法與癌症問題的相關性。

　　根據癌症是一個達爾文式程序的觀點，大量的突變在擴張腫瘤的不同細胞中累積。這些突變中的一些突變被認為會將生長優勢傳給某些細胞。

換句話說，一些腫瘤細胞由於擁有獨特的基因組損傷與重排（驅動者），而比其他的腫瘤細胞生長的較為快速。然後這些突變細胞的後代隨著腫瘤進程而在腫瘤族群中形成更多數量的細胞，因而擴充了腫瘤細胞的基因異質性與適應性。而一些研究人員也認為充滿突變的腫瘤細胞，會比宿主的自然靜息或分化的正常細胞有著生長優勢。因此癌化過程是一種達爾文進化過程的看法，是根植於癌症是一個基因型疾病的前提。

## 🔵 重新審視腫瘤細胞的生長優勢、突變與進化

　　癌化過程會仿照達爾文進化的概念，可以從那些擁護這個看法的評論中得到最佳的領會。約翰・凱恩斯主張致癌物質會誘發基因中的突變，再進一步增強突變作用。這些突變被認為會產生比正常細胞更好的適合性（fitness）（更能生存）與適應性（adaptability）的細胞。根據凱恩斯的看法，在癌化過程中，物競天擇藉由選擇能賦予細胞提升生存力優勢的危險性突變，而變成一個負擔。這個看法基本上與那些已建立的進化概念剛好相反，達爾文在陳述這些概念時說：「……我們可以確定的是，任何最小程度的變化傷害都將會被嚴厲的摧毀。這個有利變化的保留與傷害性變化的剔除，我稱之為物競天擇。」（第81頁）。相對於達爾文的看法認為物競天擇會清除族群中的傷害性變化，並同時保留有利的變化，而凱恩斯認為物競天擇會選擇那些增強適合性與存活力的傷害性突變。但怎麼可能根據達爾文物競天擇的理論，從大自然中清除不適合的有機體，卻又根據凱恩斯的假說選擇腫瘤中基因受到最大傷害的細胞呢？很明顯凱恩斯的看法與達爾文的理論不一致。

　　對我來說很難理解任何有多種傷害性突變的細胞，如何能被認為比那些不含有這些突變的細胞是更合適、更能生存的？單純因為腫瘤中充滿基因受損的細胞，並不代表這些細胞比那些不含有基因傷害的細胞更合適，因為大部分的突變本質都有傷害性。麥庫希克（Mckusick）的人類先天性缺陷目錄（catalogue of human inborn errors）把這個事實表現的很清楚。

遺傳到有害突變的人類，相較於沒有遺傳到這類突變的人類，其適合性與存活力一般都是較差的。當突變發生在生殖細胞系並表現在有機體的所有細胞中時，我們難道要將突變視為不利於生存嗎？而當突變藉由體細胞遺傳而發生在癌細胞中時，我們卻要將它視為有生存優勢嗎？基於達爾文理論，這完全沒有道理。雖然在某些壓力情況下細微的基因組改變可能會提高細胞的存活率，但就細胞強度與生存力來說，大量的缺失、複製、破損染色體與非整備性，並不能被認為是有利的特質。

根據我的看法，癌細胞會增生與存活並非因為他們的基因組不穩定，而是因為他們的呼吸作用不足。而呼吸作用不足會提高發酵作用與基因組不穩定，並導致細胞進入無限制增生的預設狀態。哺乳類胚胎在表現出癌細胞中所看見的突變種類時會出現流產，而與哺乳類胚胎不同的是，癌細胞在這些突變下會存活與生長。這些突變不會致命而且被容忍，是因為癌細胞更依賴發酵作用而非呼吸作用來取得能量。醣解作用所衍生的丙酮酸鹽也會提高 p- 醣蛋白的活性。P-醣蛋白負責將有毒藥物噴出細胞外，當被活化後，會造成腫瘤細胞對大部分化療出現抗性。這通常被稱為多重抗藥性（multidrug resistance，MDR）表型，這個表型是依賴醣解作用的。因此，癌細胞抗藥性在這方面上是源自醣解作用表型的一個結果。

尤其所累積的突變是源自不合適呼吸作用與補償性發酵作用的下游作用。由於基因組修復機制是取決於粒線體呼吸作用的完整性，而突變與基因組不穩定是長時間從呼吸作用到發酵作用能量轉換下，這是可預期的結果。突變是在粒線體損傷之後發生，且大部分與癌症的起源無關，儘管有相反的報告。不過，突變造成癌化過程與疾病是不可逆的（第十四章）。

如果突變會導致癌症，那怎麼可能正常胚胎可以從基因組不穩定的腫瘤細胞核產生呢（圖 11.5，第十一章）？腫瘤細胞核的表觀遺傳重新編程會導致生長的放棄而非腫瘤。正常組織可以從癌細胞的細胞核中衍生出來的事實提供了令人信服的證據，駁斥體細胞突變是癌症起源或會導致這個疾病的產生的看法。在達爾文的學說中沒有任何可想到的解釋可以說明，表現出多種有害突變的有機體能提高該有機體本身的存活率。如果這個說

法正確，那當癌細胞表現出巨大的基因組不穩定性時，癌細胞又如何能存活與增生呢？

腫瘤細胞在缺氧環境中的存活與增生，並不是因為它們所表現出來的突變種類或數量，而是因為發酵作用取代了呼吸作用。在缺氧的環境中，能適應發酵葡萄糖與麩醯胺酸的細胞，比起那些需要呼吸作用才能存活的細胞更能生存。發酵作用的適應是癌症發起與進程中長時間呼吸作用損傷的結果。**發酵能量是一種原始的能量，它與無限制增生有關。體細胞突變不會驅動這個程序，而是這個程序所造成的結果。**我認為**體細胞癌症中所發現的所有突變都是「伴因」，沒有一個是「導因」**。這可能不是 NCI 挑戰性問題第 10 題（provocativequestions.nci.nih.gov）所期待的那種答案。而是需要一些時間，癌症領域才會體會我在這個問題上的觀點。

尤其體細胞突變與非整備性會減少而非增加腫瘤生長的速率。突變對腫瘤生長的抑制性作用證據，來自大量文獻所記載的發現顯示，有著染色體 1p/19q 共同缺失、O6- 甲基鳥嘌呤甲基轉移酶（MGMT）基因的啟動子高甲基化或抑制異檸檬酸去氧酶基因 1 型（IDH1）基因有突變的病患身上，神經膠質瘤的進程一般會比較緩慢。表現出 Ki-ras 致癌基因中突變的老鼠肺部腫瘤，會比沒有表現出 Ki-ras 突變的肺部腫瘤生長的更緩慢。如果突變應該要賦予一個生長優勢，那為什麼含有這些突變的腫瘤會比沒有含有這些突變的腫瘤生長的比較慢？我們應該要把這些視為好的突變或是壞的突變呢？阿盟與康普頓團隊的研究成果顯示**非整備性會阻礙細胞生長**。這些發現也與突變會增加腫瘤細胞的適合性與生長優勢的看法並不一致。而一旦癌症被認為是一個粒線體代謝性疾病而非一個基因型疾病，這個悖論就會被解決了。

與凱恩斯的概念類似，諾維爾也勾勒出一個進化過程，其中突變與染色體重排會，產生出比正常細胞有著生長優勢的癌細胞。諾維爾在 1976 年「科學」期刊的文章中如此寫道：「從一個正常細胞到第一個瘤性細胞的改變，其本質……必須被任意的定義。為了這個模型的目的，「瘤性」被認為是從正常生長控制（不論這些控制是細胞內、局部「抑素」（chalones）

或是荷爾蒙）的某種逃脫，它卻會提供細胞一個優於其所衍生的正常細胞的一個選擇性生長優勢。在某些例子中，這個程序可能包括一個潛伏期，一直到被改變的細胞從一個靜息狀態（G0）被觸發進入增生的活化（G1）；在其他的狀況下，這個起始事件可能會牽涉到已經在分裂的幹細胞，其單純的提高存留在有絲分裂循環中的後代部分，而不是將分化進行到終結。這個初始步驟的基礎本質，以及在每一個腫瘤的特定程度，仍然是癌症研究中的一個基本問題。」這些概念圖解在圖 15.1 中，其與諾維爾在他論文中的圖 1 所說明的內容類似。

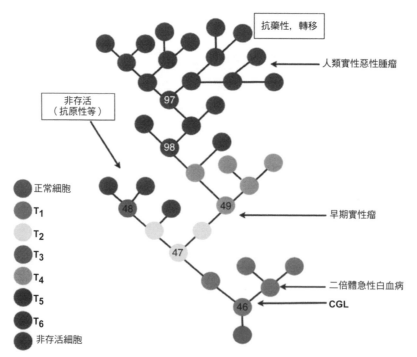

**圖 15.1**：腫瘤的株系進化（clonal evolution）模型（來自諾維爾）。在祖先正常細胞（N）中由致癌物質所誘發的改變會產生擁有生長優勢的二倍體腫瘤細胞（T1，46 個染色體），讓株系擴增得以開始。T1 細胞的基因不穩定導致變異體（以染色體數量改變的方式來描繪，T2 到 T6）的產生。大部分的變異體會因為代謝或免疫上的劣勢而死亡（黑圈）；其中偶爾體帶有額外的選擇性優勢（例如：T2，47 個染色體），而其後代變成主要的次族群一直到更有優勢的變異體（例如：T4）出現為止。每一個腫瘤的逐步序列是不同的（一部分是由環境對於選擇的壓力來決定），而導致在每一個完整成長的惡性腫瘤（T6）中都有不同、非整備的核型（karyotype）。腫瘤進程的生物學特徵（例如：分化的形態與代謝的喪失、侵入與轉移、抗藥性）與基因進化的階段一致。有著最少染色體改變的人類腫瘤（二倍體急性白血病、慢性顆粒細胞性白血病）被認為是屬於株系進化早期的腫瘤；一般是高度非整備性的人類實性癌被視為進化過程中晚期的腫瘤。來源：修正自參考資料第 9 條。見彩色插頁。

根據諾維爾的模型，有多餘染色體的腫瘤細胞較之有正常染色體的非瘤性細胞，擁有一個天擇下的生長優勢。最終癌細胞會浮現並表現出高度的惡性。諾維爾說：「重點並不在於染色體重排的特定性或非特定性，而是重大基因錯誤確實會在腫瘤細胞族群中，有足夠的發生頻率，而在長時間下允許突變次族群連續選擇出現的這個事實。」

根據諾維爾的論述，即為哪一種基因組缺陷出現在腫瘤細胞中，得以提供一個選擇性優勢，是沒有任何差別的，只要基因組缺陷存在即可。這樣的說法，在當前嘗試要定義腫瘤細胞中，基因組改變細節的大型癌症基因組計畫之下，所代表的意義為何呢？諾維爾的論述等於認為在癌化過程中沒有特定的「導因」基因的存在，而是只要任何的基因組異常都可以有效的啟動這個過程。根據諾維爾的假說，癌症基因組計畫就會是沒有任何作用，因為癌細胞中基因組缺陷的特定性，就癌化過程來說並不被認為是重要的。有趣的是，因為諾維爾的發現加上波法瑞的早期研究，兩者被認為是需要癌症基因組詳細研究的理由。諾維爾也提及瘤性細胞中導致突變性增加的機制是不明的。基於我專論中所累積的資訊，對於諾維爾的觀察的一個合理解釋現在則是有可能存在的。

腫瘤細胞較正常細胞有明顯的生長優勢，但這並不真的是一個優勢，而是一個異常的表型。正常細胞如果需要擴充其族群來對一個傷口或生理壓力產生的反應，那它們就可以像任何腫瘤細胞生長的那樣快或更快。我的看法來自迪恩・博克的發現，他是第一位顯示正常幹細胞在再生時與癌化過程中的肝腫瘤細胞的生長速率類似。因此，認為癌細胞相較於沒有生長編程的正常細胞有著生長優勢是錯誤的。任何組織的正常細胞會遵循其基因編碼程序來達到分化狀態。**快速成長一般不是這個編碼程序的一部分，但如果為了組織修復而使生長變得必要，那正常細胞就能快速生長。**

腫瘤細胞的生長失調，是來自它們與發酵作用提高相關的異常代謝狀態下的結果。如同我在上面與前幾章所述，發酵作用與無限制增生有關。當細胞從積極的負面控制下被解除時，無限制增生就會是後生動物細胞的預設狀態。

活化的呼吸作用會藉由 RTG 傳訊系統來維持分化狀態與基因組完整性（第十章）。癌症中的染色體異常與基因突變，源自呼吸作用損傷與粒線體壓力反應的下游附帶現象。細胞核基因組修復機制的保真性，是取決於粒線體呼吸作用的完整性。致癌物質會誘發粒線體損傷，最終導致基因組不穩定。事實上，博克與瓦爾堡顯示了腫瘤惡性的程度與腫瘤細胞內發酵作用的程度有相關的影響。雖然諾維爾描述在圖 15.1 的狀況並沒有如其所認為的那樣完整的與達爾文基因進化的階段一致，但他對基因組不穩定性在癌化過程中會增加的看法，與前幾章中所描述癌症是一個粒線體代謝疾病的證據相符合。**發酵作用愈大，基因組不穩定、發炎與微環境的干擾就會愈大。**

諾維爾與凱恩斯對突變在癌症進化中所扮演角色的看法，基本上反應在勒布與其同事的看法中。我在這裡完整呈現他們在其評論的圖 3 中描繪癌症是一個體細胞進化過程的圖示（圖 15.2）。薩爾克（Salk）等人的癌症進化模型也與費倫以及沃格爾斯坦的看法「步伐一致」（lock step），**認為癌化過程基本上是一個線型過程。**雖然沒有在他們的評論中提及，但這個模型也與轉移的上皮 - 間葉轉化（EMT）一致。我已在第十三章中評論了 EMT 作為轉移的合邏輯解釋上的謬誤。畢翠爾利（Petrelli）與其同儕的先前研究顯示在任何一個直腸瘤細胞中平均有 11,000 各基因組事件可能會發生。勒布團隊也暗示任何一個腫瘤中的癌細胞不太可能會出現完全一模一樣的突變。這個資訊可以解釋為什麼大部分以基因為主的標靶療法幾乎無法阻止這個疾病，而且不太可能對癌症治療會有重大的影響。人們什麼時候才會了解到這點？

在他們最近的評論中，斯特拉頓與其同事提及，從第一個體細胞突變在 HRAS 中被發現之後，在四分之一個世紀裡大約有 100,000 來自癌症基因組的基因突變被發現。他們預估在接下來的幾年內，癌症基因組的大規模、完整的定序下，還會有數億個突變被發現。尤其所收集到的數據被預估會提供他們所謂的「顯示出作為我們最常見遺傳疾病基礎進化過程的一張細緻圖片，其能對癌症的起源提供新的視野，以及對癌症治療提出新的

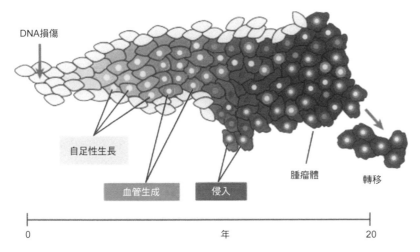

DNA損傷

自足性生長

血管生成　　侵入

腫瘤體　　轉移

0　　　　　　　　　　　　　年　　　　　　　　　　　　20

**圖 15.2**：顯示癌症如何重現進化的模型。在一個成長中的腫瘤中，因為未修復 DNA 損傷而造成突變的長時間累積。大部分的這些突變都是中性或有害的；只有少量的突變會賦予細胞生長與存活的益處。擁有這些有益變異的細胞會優先繁殖，而額外的突變會再發生，可能會讓其經歷進一步的選擇與擴張。腫瘤生長的優勢表型包括，獨立於細胞外訊號分裂的能力（淺色陰影）、取得血液供給的能力（灰色陰影）與侵入附隨與遠處組織的能力（暗色陰影）等等。來源：薩爾克等人授權重印。見彩色插頁。

方向。」我認為沒有什麼比這個離事實更遠了。

　　**目前確認 Ras 致癌基因會損壞粒線體而誘發細胞老化**。從呼吸作用到發酵作用的轉變會讓腫瘤細胞得以規避 Ras 所誘發的老化檢查站。這也讓腫瘤細胞得以在高氧化壓力生成下存活。**Ras- 誘發致癌基因轉變的起源是受損粒線體**。細胞核基因組完整性，在長時間呼吸作用功能失常的結果下被破壞。癌細胞中所收集到的大量突變是呼吸作用受損下的結果，而非成因。專注在癌症突變上是不太可能對於癌症治療有任何的影響。雖然大規模的癌症基因組計畫對有效癌症藥物的開發，沒有什麼影響，但這些計畫大幅度提升了我們為 DNA 定序的能力，如同琳達‧陳（Linda Chen）博士在 2011 年 AACR 會議中的大會報告上所述。但不清楚的是，DNA 定序效率是否是癌症基因組計畫所預設的目的。大型癌症基因組計畫確實為數學家與生物資訊學（bioinformatics）領域提供了大量的新資訊，但對那些正受這個疾病折磨的人來說尚未提供太多的益處。

　　根據我的假說，維持基因組穩定性與 DNA 修復需要呼吸作用，而呼

吸作用損傷會導致基因組不穩定，與對於發酵作用能量來源的依賴。這發酵作用的轉變是細胞獨立分裂能力的基礎，也是血管生成提高的主因。轉移則是發生在瘤性細胞與骨髓細胞（巨噬細胞）的融合雜種中呼吸作用損傷之後。

與凱恩斯、諾維爾和勒布對癌化過程中，有利突變角色的觀點，幾乎完全一致的是哈納翰與懷伯格的看法。在他們對這個主題的最新評論中，他們說：「雖然在不同種類的腫瘤中，基因改變的細節有巨大的差異，文獻已詳載，人類腫瘤中的大量基因組維持與修復的缺陷，再加上基因複製數量與核苷酸序列廣泛不穩定的大量證據，說服我們基因組的不穩定性，是絕大部分人類癌細胞中本來就存在的。然後再引導出以下結論，亦即基因組維持與修復的缺陷，是物競天擇下的優勢，並因此對腫瘤進程有所幫助的，只要這些選擇能加速演化中癌前細胞累積有利表型的速率。如此一來，基因組不穩定性很清楚的是一個能力賦予的特徵與癌症特徵的取得能力有著因果關係。」

很清楚的這個觀點與之前癌症是一個達爾文進化過程的觀點，沒有太大的出入，因此這個觀點也與達爾文原始理論有不一致之處。明顯的從這段陳述中可以知道癌症中基因組不穩定的細節，相較於會造成進程的基因組不穩定存在的事實，前者是較不重要的。這基本上是諾維爾論述的重現。如果不論不同種類腫瘤間的基因組差異有多大，癌化過程都會發生，那麼特定的基因組缺陷能有多重要呢？只要癌症被視為是一種基因型疾病，在癌化過程的討論中這類的不一致處就會持續存在。

癌症是一個進化過程，更全面的觀點之一是馬里（Maley）與其同事的觀點。這些研究人員在連結進化論與癌症問題上有傑出的表現。雖然他們的專論也贊同癌症是一個基因型疾病的看法，但他們提出一些超過這個謬誤本身的重要問題。尤其在他們對於腫瘤中「合適性景觀」（fitness landscape）以及微環境角色上的討論。他們說：「表型的合適性，也就是合適性景觀的地形（topography），取決於局部微環境，包括其他共存細胞的生態。」根據我的觀點，合適性的外觀源自以發酵作用取代呼吸作用。

這可以被視為是一種體細胞進化，但那是種大部分由表觀遺傳（粒線體功能失常）所驅動，而非細胞核基因突變所驅動的。

最近，戴維斯（Davies）與萊恩維佛（Lineweaver）對癌症的進化起源提出了深刻的見解。他們認為癌症是一種多細胞生命的返祖（atavistic）狀態，其中長期被抑制的上代細胞功能，被再活化或開啟。根據他們的看法，癌症的基因或表觀遺傳突變，將裝有允許癌細胞在缺氧環境中存活的既存適應性的古老「工具箱」給解鎖了。戴維斯與萊恩維佛的癌症進化觀點在一些地方與我的假說、索南夏恩與索托的觀點以及聖捷爾吉的觀點一致。而無限制增生是後生動物細胞的預設狀態。無限制增生存在於物種進化過程中氧氣稀少的 α 期間。這也是一個高度還原的狀態，由發酵作用的古老路徑主宰細胞生理的驅動。氧氣的出現造就氧化狀態與呼吸作用的浮現。呼吸作用的浮現促成了生物系統中更大的複雜性。

呼吸作用維持後生動物細胞的大部分分化狀態。呼吸作用的不可逆損傷，加上發酵作用的巧合崛起，將會在低氧環境中存活所需，既存適應性的工具箱解鎖。根據我的觀點，**長時間呼吸作用損傷會造成補償性發酵作用或返祖狀態，以維持細胞生存力**。突變與基因組不穩定並非這個程序的成因，而是這個程序的作用。沒有必要將這些現象強行納入達爾文進化論的模型。

## 🐾 從瑞克·帕茲進化理論來看腫瘤細胞縮小

帕茲（Potts）是史密斯森研究協會（Smithsonian Institution）的古人類學家，他認為我們這個物種在進化上的成功大部分是因為生殖細胞系的遺傳特徵賦予了我們適應的變通性（adaptive versatility）。適應性的定義是：一、有機體堅持渡過重大環境改變的能力。二、擴散到新的棲息地。三、對其環境能以新的方式反應。這些特徵經過數百萬年的磨練，讓人類能快速適應現實環境的突然改變，包括溼度、溫度、食物來源等的改變。對於突然環境改變的適應性是基因組的一個特質，這個基因組是經過物競天擇以確保我們在極端環境下能存活。

這個假說是達爾文原始理論的延伸（物競天擇，第四章），可以適用到有機體的單一細胞上，而有機體是以細胞的一個整體群集的方式存在。因此，在處理環境壓力與疾病上的成功，取決於有機體中所有細胞的整體行為。再者，這整體行為取決於每一個細胞基因組的彈性，而這彈性會根據有機體的需求來對其內在與外在訊號產生反應。更具體的說，只有那些在營養素利用上擁有彈性的細胞，才能在營養素壓力之下存活。在環境的脅迫而選擇對改變最具適應能力以維持代謝衡平的基因組。

這個被廣為接受、認為腫瘤細胞相較於正常細胞有著生長優勢並更為合適的觀念，不僅與達爾文的理論不一致，也與帕茲的適應變通性概念不一致。 很難想像在癌細胞中所看到的非一致性基因組不穩定，能提高癌細胞的適應性。只要腫瘤細胞能取得發酵作用所需的代謝燃料，它們就會出現比正常細胞有生長優勢的外觀。根據達爾文與帕茲理論，能賦予一個選擇性優勢的突變，是那些會在環境壓力下提高存活率的突變。如果多重致病的突變、染色體重排與粒線體異常能賦予腫瘤細胞合適性或存活率上的優勢，那腫瘤細胞在環境壓力下的存活率就會比正常細胞來得高。但這並非這個假說被測試時所實際發生的狀況。

舉例來說，當罹患腫瘤的老鼠或人類以飲食能量縮減（dietary energy reduction，DER）的方式處於能量壓力之下時，許多腫瘤細胞會死亡而正常細胞則能存活。事實上，正常細胞的健康與生存力在 DER 下會隨著時間改善，而腫瘤細胞則會死於細胞凋亡。我的觀點支持來自於我們以飲食能量壓力，治療帶有大腦腫瘤老鼠的許多實驗（提供在第十七章）。很明顯的是正常細胞對環境壓力的適應性比腫瘤細胞高。同時也解釋暴露在有毒放射線或癌症藥物後，為什麼腫瘤細胞的細胞死亡一般會比正常細胞來的大。不同於 DER，放射線與有毒藥物有創造出對於藥物與放射線具有高度抵抗力腫瘤細胞的風險。這大一部分來自對周遭癌前細胞的呼吸作用損傷。這些細胞時常是那些最終會變成高度依賴發酵作用能量的細胞。我會在第十七章討論腫瘤治療時，對這個部分提出更多的說明。

正常細胞對能量壓力比腫瘤細胞有更大的適應性，是根據達爾文與帕

茲的理論來預測的。**適應變通性是一個複雜的表型**，由衍生自生殖細胞系遺傳的多重調控系統所調控。代謝彈性允許有機體對環境壓力以協調的方式來反應。能量壓力會強迫所有正常細胞一起運作，以維持整個群體的存活。當腫瘤細胞被置於代謝壓力之下時，腫瘤細胞中的基因組不穩定會減低它們的彈性。任何種類的基因組不穩定都應該會減少代謝彈性。換句話說，基因組缺陷的特定性，相較於基因組缺陷存在的事實，是較不重要的。基因組缺陷在能量壓力之下會干擾代謝彈性，因而抑制適應性。我的觀念與諾維爾的觀念相同，不同的是我將基因組不穩定視為一個負擔，而非對進程的一個優勢。由於腫瘤細胞會發酵而不是呼吸，它們依賴可發酵燃料（葡萄糖與麩醯胺酸）的供給。當被置於能量壓力下時，正常細胞會將代謝從葡萄糖轉換成酮體與脂肪。而這是依賴基因組穩定性才能達成。

**酮體與脂肪在哺乳類細胞中是不可發酵燃料。當葡萄糖較少的時候，腫瘤細胞要使用酮體與脂肪作為燃料是有困難的。**由於腫瘤細胞缺乏基因組穩定性，因此它們比正常細胞更無法適應代謝環境的改變。這類細胞的存活對整個群體的存活來說，是沒有益處的，因此它們會為了整個群體的利益而被消滅。

我們在有大腦腫瘤老鼠身上的研究就是這個原則的證明，也就是當處於能量壓力下的時候，腫瘤細胞較正常細胞有較少的適應性。能量壓力下的細胞凋亡，腫瘤細胞比正常細胞來得多。

癌細胞只有在能藉由受質層次磷酸化作用的發酵作用，所需要燃料的生理環境下，才能存活與複製。如果這些燃料受到限制，腫瘤細胞在存活與生長上會出現困難，不論其整體基因組改變的內容為何。多重基因缺陷會降低基因組彈性，因此增加在環境壓力下細胞死亡的可能性。無論基因組缺陷在何時與如何與腫瘤的發起以及進程產生關係，這些缺陷可以被利用來摧毀或治療腫瘤。癌化過程是一種達爾文式程序的觀點，是與事實不符的。

# 癌症發展與拉馬克的遺傳學

　　**生物學上的思想成長取決於想法的進化**。當生物上事實支持一個想法，新的一般化就會產生。如果支持癌症的起源與進程的事實與達爾文的進化論概念不一致，那麼哪一個進化論概念可能會與事實相符呢？

　　若如同我在這本專論所描述的癌症被視為一個粒線體代謝性疾病，那拉馬克的一般概念可能比達爾文的概念更適合解釋這個現象。我的看法是，牽涉到器官的使用與廢棄（不使用就退化）以及獲得性遺傳特徵的拉馬克理論，比達爾文的觀點更能解釋癌症的起源與進程。根據拉馬克，環境會產生生物結構上的改變。藉由適應與差別性的使用，這些改變會導致結構上的修正。而這些修正會再被以特徵獲得的方式傳給繼承的後代。

　　根據拉馬克，受到更多持續與頻繁使用的任何動物器官，會以其被使用的時間長短比例被增強。另一方面，持續的廢棄則會弱化一個器官的功能，直到其消失為止 [62，　第 355 頁 ]。拉馬克進化論的合成是基於他對先天傾向性的信念而來，也就是一個傾向於提高組織複雜或進程的先天特性。使用或廢棄的程度與適應性獲得的遺傳一起形塑了生物的進化。拉馬克的想法也能納入表觀遺傳學的主宰角色與水平基因轉移，作為幫助進化進程的因子。以細胞融合與水平基因轉移作為形式的表觀遺傳機制，也會導致癌化過程與轉移。

　　拉馬克的進化論概念如何與癌化過程的現象連結呢？如果我們以器官取代有機體，並將細胞質遺傳視為特徵獲得的體細胞遺傳，就能看見這個連結。考量到粒線體在規律下的融合與分裂的動態行為，粒線體結構與功能上的異常就能藉由細胞粒線體網絡快速的散播，並藉由細胞質遺傳再以體細胞的方式傳遞到子細胞中。隨著對發酵作用適應力的提升，粒線體呼吸功能的程度會隨著每一次的細胞分裂而逐漸變少。

　　癌症的體細胞進程因此會獲得性遺傳的概念。惡性最大的癌細胞會幾近完整的以發酵作用取代呼吸作用。這個過程可以被視為拉馬克遺傳。雖然拉馬克認為獲得性特徵的遺傳，是為了增強生物複雜性與完美性。當這

個進化概念適用到癌化過程時，相反的作用會發生。更具體的說，拉馬克的觀點能解釋在癌化過程中，所看到生物混亂的升高情況與突變的非一致性累積。因此，拉馬克的進化論概念比達爾文的進化論概念更能解釋腫瘤進程的現象。

## 目的論可以解釋癌症？

我對於目的論的原因與解釋，偶爾會在與癌症相關的科學出版品上被提及，而感到不尋常。目的論牽涉到有目的的設計，是智慧設計論（intelligent design）以及神創論（creationism）相關論述的基礎。對複雜現象的一個目的論解釋是假設受檢視的系統本身，含有一個預期的目的，而系統是設計用來達成這個目的的。進化是在沒有目的之下運作的，是因為基因偶然或環境需求而產生。

在闡述設計創造上的目的論述，除了威廉・帕里（William Paley）牧師（1743-1805）之外無人能出其右。有時候被用來描述癌症傳訊系統複雜性的控制論型態圖表，也可被認為是一種「目的論」解釋。雖然目的論解釋在表面上看似有吸引力，但它們混淆了受調查現象的機械論解釋。意圖與目的並不在機械論的解釋中。癌細胞有其動機、選擇去做某些事情或具有一個理念等描述都是目的論的例子。我的看法是目的論解釋不太可能對癌症的起源或進程能提出太多深入的認識。

# 癌症治療策略

## Cancer Treatment Strategies

### 🫐 癌症治療的現狀

目前手術、化療與放射線療法是大部分治療惡性腫瘤的標準程序。雖然這些療程確實能提供良性或非轉移性腫瘤的長期治療，但它們在許多晚期轉移性癌症的長期控制上就沒有太多效果。許多新的、有效的療法紛紛都主張可以醫治癌症，但如果是正確的，那為什麼每年的死亡率始終都沒有改變呢？不只是大部分惡性轉移性癌症的治癒率很低，許多目前的療法事實上還會讓這個疾病惡化。在嘗試要治癒病患時，有必要以手術讓他們破壞外貌、下毒藥或用「核武」攻擊嗎？化療與放射線療法會讓病患生病與虛弱，因此增加他們對感染與疾病的患病性。雖然這些程序在短期內（幾個月到幾年）能消除這個疾病，但長時間下來會提高全身性生理失調（熵）。熵的增加會加速老化程序因而縮短壽命。究竟有多少癌症病患是死於他們的疾病，還是死於用來治療他們疾病療法的毒性作用呢？

美國食品藥物管理局（US Food and Drug Administration，FDA）最近批准了免疫療法藥物「易普利姆瑪」（ipilimumab，"ipi"）用來治療惡性黑色素瘤。易普利姆瑪的副作用包括嚴重腹瀉、結腸炎（結腸發炎）與內分泌干擾。這些副作用一般是以類固醇來治療。事實上，類固醇藥物「地塞米松」被廣泛使用在接受化療的許多癌症病患上，用來抑制噁心與嘔吐。但類固醇會大幅度的提高血糖濃度，因而增加腫瘤細胞的存活率與抗藥性（第十七章）。在 540 位接受易普利姆瑪治療的病患中，只有 3 位完全治癒，有 14 位病患死於這個藥物的治療中。這些發現顯示死於易普

利姆瑪治療的機率比被治癒的機率高了五倍。以易普利姆瑪治療的病患可以期待比以其他藥物治療的病患多存活平均大約 4 個月。易普利姆瑪是在三個月的期間內,以四次注入的方式來施行,預估成本平均每一位病患 120,000 美金(約 360 萬台幣)。如果易普利姆瑪沒有立即將病患殺死,病患約預期每月要支付大約 30,000 美金(約 90 萬台幣)讓自己在地球上多存活約 4 個月。大部分罹患晚期癌症的病患,真的認為這個藥物是治療他們疾病的最佳希望嗎?

除了易普利姆瑪之外,BRAF 激酶抑制劑「威羅菲尼」(vemurafenib)也獲得 FDA 的批准,可以用來治療那些腫瘤 V-RAF 鼠肉瘤病毒同系物 B1(BRAF)致癌基因中帶有 V600E 突變的黑色素瘤病患。約 50% 腫瘤中有這個突變的病患對這個藥物的反應良好,但有大約 50% 帶有這個突變的病患對藥物的反應不良。雖然短期存活率上,接受威羅菲尼的病患比接受控制藥物(達卡巴仁,decarbazine)的病患來得好,可是在 12 個月後的整體存活率,兩種藥物是相似的。與威羅菲尼有關的常見副作用是關節疼痛、皮疹、疲勞、掉髮、鱗狀細胞癌、光敏感、噁心與腹瀉。如果威羅菲尼能藉由針對受損致癌基因來治療黑色素瘤,為什麼一些病患會承受這麼多令人虛弱的副作用。看來威羅菲尼可能不僅只針對 BRAF V600E 突變,其作用其實更多。不過,對那些要量不要質的病患來說,副作用的耐受性或許還能接受。

我很難對新的免疫療法藥物感到興奮,特別是在我們顯示了免疫系統本身(骨髓細胞)造成許多轉移性癌症之後(第十三章)。根據最近華爾街日報的一篇報導,目前有大約 23 種癌症免疫療法正在開發中。一間公司的行政人員,伊拉‧梅爾曼(Ira Mellman)說:「我們不需要說服大家這是個好主意。」我不確定有哪些人被說服說這是個好主意。我保持懷疑。在我所知道關於癌症的起源與進程的知識下,我可以預測這些免疫療法藥物在長期癌症治療上會有幾個實質的進展,除非它們也能針對腫瘤能量代謝來發揮作用。不過,在一些案例中,免疫療法是能針對能量代謝的。

比方說,任何癌症免疫療法同時也能在病患身上產生發冷與發燒,這

可能可以有效的造成腫瘤退化。發燒會在身體造成全身性的壓力，其會間接針對能量代謝發揮作用。我會在第十七章說明能量壓力是如何具體的針對癌細胞發揮作用。癌細胞比正常細胞較不能適應體溫過高（hyperthermia）的能量壓力。威廉·科里（William Coley）曾在研究結果中發現在疫苗誘發的發燒會造成癌症退化。因此，昂貴的新免疫療法的療癒作用，是否來自基因引導機制或發燒的單純誘發呢？我預測在那些經歷發冷與發燒的病患身上，其無進程存活率（progression-free survival）會比沒有經歷發冷與發燒的病患來的高。

行銷的炒作一定會讓許多免疫療法藥物賺大錢，直到它們最終顯示出無效並被其他昂貴與毒性藥物取代。在癌症被認知為是一個代謝性疾病之前，新療法是不會有真正的進展。不過，一旦大量的腫瘤以代謝療法被減少之後，我並不排除一些低劑量免疫療法在針對存活的腫瘤上發揮療效的可能性。以昂貴、有毒性並大部分無效的藥物來治療病患的當前現狀，是無法被接受的。

最近的一份研究顯示皮疹與腹瀉的副作用會以些微增加大腦癌症病患存活率的「吉非替尼」（Gefitinib）有關，吉非替尼是一種表皮生長因子受器（epidermal growth factor receptor，EGFR）酪胺酸激酶的小型分子抑制劑。在沒有皮疹與腹瀉的合適控制組下，很難解釋這樣的一個發現。換句話說，存活率的些微增加是因為吉非替尼的作用，還是因為皮疹與腹瀉的作用？由於許多癌症療法對細胞與組織都具有毒性，使得毒性變成新療法的規範而非例外。不幸的是，許多病患必須忍受這些無效的毒性療法，直到腫瘤領域了解癌症是一個代謝性疾病需要代謝性的解答為止。

癌症領域持續以放射線或有毒藥物療法的新組合來從事昂貴的臨床試驗，冀望能找到一個有療效改善的療癒方法；肺癌治療的 BATTLE（肺癌根除標靶療法的生物標記整合方法，Biomarker-integrated Approaches of Targeted Therapy for Lung Cancer Elimination）系列造就了大量的炒作，到目前為止卻幾乎沒有成功。根據愛德華·金博士（Dr. Edward Kim）於 2010 年在華盛頓的 AACR 會議上的簡報，大約有 46% 受治療的病患在 8

週的治療後有所控制，並且比沒有接受治療的病患多存活了平均 2.7 個月。換個角度看，那些接受治療的病患中有 54% 仍然無法控制。為什麼拒絕腫瘤醫生建議的癌症病患人數在增加，對此請不要感到驚訝。

BATTLE 療法被認為是一種個人化療法，因為它使用諸如 EGFR 與其他腫瘤細胞分子缺陷的不同腫瘤細胞生長因子受器的雞尾酒混合藥劑來治療病患。換句話說，BATTLE 的治療策略是架構在癌症是一個基因型疾病的觀點。然而，我們從勒布與斯特拉頓與其他人的研究成果知道，腫瘤中所發現的分子異常，在大部分的惡性腫瘤中每一個細胞都可能不同。根據我的專論認為癌症是一種代謝性疾病而不是基因性疾病，我預測 BATTLE 療法在治療任何晚期轉移性癌症上，都不可能扮演一個重要的角色。但不幸的是，在我的預測所根據的基礎被認知之前，有更多的癌症病患會死亡。

我對於有如此多的癌症病患被招募加入有毒、可能致命、並對長期臨床結果改善沒有太大希望的療法感到不可思議。病患通常會從他們的腫瘤醫療小組獲知，一個特定的新藥組合會比先前的組合有更高的存活率。但是支持這類說法的數據通常是過分誇大。那為什麼癌症病患無法獲得正確的訊息呢？

超過 40 年的臨床研究顯示，這類型的療法在延長晚期癌症病患的存活率，或改善其生活品質上大部分是無效的。儘管有過去失敗的證據，免疫療法的重新啟用就是個例子。不應該追求會產生副作用與減少生活品質的癌症治療方法，特別是當更有效且較少毒性的代謝性替代療法存在時。由於轉移性黑色素瘤與大部分的轉移性癌症是源自能量代謝有缺陷的巨噬細胞（第十三章），我認為是以能量限制，針對葡萄糖與麩醯胺酸，會是一個比任何用來治療這些癌症的當前藥物，都更有效的長期療法（第十七與十八章）。

癌症療法從 1960 年代延伸到現在，是最可以被形容為一個無知的野蠻時期。雖然有些人會覺得我的說法很苛刻，但很難去忽視許多目前療法的不可接受毒性作用或表 1.1 中的死亡統計。大量的心理與生理折磨伴隨著許多新治療策略而來。只要癌症被視為除了代謝性疾病之外的其他任何

東西，目前治療時代就會持續存在。一旦癌症被認知為一個代謝性疾病，那更有效且毒性較少的療法就會浮現。

## 🐾 神經膠質母細胞瘤的「標準治療」

目前多形性神經膠質母細胞瘤（GBM）的標準治療，是最能用來說明癌症治療的狀態。我以 GBM 作為一個例子，主要是因為我對於這個疾病比其他惡性癌症來的熟悉許多。不過，在治療 GBM 上的低成功率與在治療其他侵入性和轉移性癌症的低成功率差不多，例如肺癌、胰臟癌與肝癌等。眾所皆知的還有 GBM 的轉移性行為與許多其他轉移性癌症一樣兇猛，一旦 GBM 細胞離開中樞神經系統向全身擴散。不同於其他轉移性癌症，GBM 通常會顯現出全身性轉移之前就會導致病患死亡。包括 GBM 在內的大部分轉移性癌症都源自於骨髓細胞的呼吸作用損傷（第十三章），在治療策略上所碰到的問題也會與所有或大部分轉移性癌症類似。

GBM 是最常見的原發成人大腦腫瘤，其診斷後的存活中大約是 12-14 個月。續發 GBM 也會源自較低度的星狀細胞瘤，且在治療介入之後發生。許多用來治療低度神經膠質瘤的刺激性程序（手術、放射線、化療）會造成 GBM 的逐漸發展。如同我們先前所提，人類的大腦應該要極度避免，如果無法完全避免，被暴露在高劑量放射線之下。GBM 患者的存活時間在過去 50 多年來幾乎沒有改變。就像其他許多惡性癌症一樣，GBM 目前的標準治療包括手術的極大化切除、放射線治療與化療。幾乎 99% 的 GBM 病患接受手術前後的（perioperative）皮質類固醇（地塞米松）作為標準治療的一部分，類固醇的服用有時會延伸到疾病的整個過程。

GBM 在細胞組成上是出名的異質性，其組成有腫瘤幹細胞、間葉細胞與宿主基質細胞。GBM 中有巨噬細胞與單核球特徵的細胞數量有時會與腫瘤細胞的數量一樣多。這些細胞有時被稱為腫瘤相關巨噬細胞（TAMs），但它們的起源是基質細胞還是瘤性細胞則仍有爭議。我們最近認為許多看似 TAM 的細胞，事實上是瘤性細胞族群的一部分。TAMs

會藉由促發炎與促血管生成因子的釋放，來造成腫瘤進程。GBM 中的許多瘤性細胞具有高度遷徙性，會遠超過主要腫瘤體的侵入大腦，讓完全手術切除變得極為罕見。儘管到目前為止最好的治療，只有 5-10% 的 GBM 患者是長期存活（36 個月）。

**雖然 GBM 有其生物學上的複雜，葡萄糖與麩醯胺酸是驅動快速生長所需的主要能量代謝物。**就像將在第十七章中顯示的一樣，**葡萄糖與麩醯胺酸是驅動大部分惡性癌症生長的主要燃料。**在正常生理情況下幾乎所有大腦功能都需要葡萄糖。腫瘤細胞會將麩醯胺酸代謝成麩胺酸鹽，再被代謝成 $\alpha$-酮戊二酸在粒線體中做進一步的代謝（第四章）。不同於顱外的組織中麩醯胺酸是最大量的胺基酸，在大腦中麩醯胺酸經由參與神經傳導的麩胺酸鹽-麩醯胺酸循環中被緊密的調控著。

**麩胺酸鹽主要是一種的興奮性神經傳導物，其在突觸釋放之後必須很快的被清除，以避免對於神經元的興奮性毒化破壞。神經膠質細胞持有清除細胞外麩胺酸鹽的運輸蛋白，麩胺酸鹽再被代謝成麩醯胺酸用以送回神經元。神經元將麩醯胺酸代謝成麩胺酸鹽，其再被重新包裝到突觸囊泡中以備未來釋出**（圖 16.1）。麩醯胺酸-麩胺酸鹽循環在正常神經元薄壁組織中，維持低細胞外濃度的麩胺酸鹽與麩醯胺酸。對這個循環的干擾會提供瘤性 GBM 細胞取得麩醯胺酸的機會。除了作為瘤性腫瘤細胞的代謝燃料之外，麩醯胺酸也是骨髓來源細胞的一個重要燃料，骨髓來源細胞，包括巨噬細胞、單核球與小神經膠質細胞。只要 GBM 細胞能取得葡萄糖與麩醯胺酸，腫瘤就會生長，讓長期治療變得困難或不可能。

與正常神經膠質不同的是，一些瘤性神經膠質瘤細胞會分泌麩胺酸鹽。神經膠質瘤麩胺酸分泌被認為是造成神經元興奮性毒性與腫瘤擴張的一部分原因。機械性創傷（手術）、放射線治療與化療所產生的神經元毒性，會提高細胞外麩胺酸鹽濃度而造成腫瘤進程。神經膠質母細胞瘤能量代謝的相關訊息與這個疾病的進程，以及與這個腦瘤的標準治療有何關聯性呢？

大量文獻顯示放射線與化療會誘發壞死與發炎，兩者都會增加組織中

麩胺酸鹽的濃度。且局部星狀細胞會快速清除細胞外麩胺酸鹽，將其代謝成麩醯胺酸作為釋出給神經元之用。在死亡或死亡中的神經元，存活的腫瘤細胞與 TAM 會使用星狀細胞衍生麩醯胺酸作為其能量與生長之用（圖16.1）。

對腫瘤細胞粒線體的放射線破壞，會加速其對葡萄糖與麩醯胺酸的依賴，以維持瘤性細胞的生長與存活。放射線療法已知會上調 PI3K/Akt 路徑，這個路徑會驅動神經膠質瘤醣解作用、血管化與化療藥物抗性。尤其放射線療法會提高由腫瘤細胞到正常細胞的水平基因轉移，因而增加融合雜種的形成，並會侵入整個大腦。除了 GBM 之外，放射線療法也會刺激其他癌症的侵入性與轉移性行為，包括乳癌、直腸癌與子宮內膜瘤。雖然放射線在短期間會有療效，但長時間下來會提高腫瘤生長復發的風險。

放射線已知會導致癌症，因此像是牙醫師要進行口腔照 X 光的病患會為其披上鉛防護衣。而許多人會害怕核子反應爐，是因為暴露在滲漏到環境的放射性物質下會有罹癌風險。為什麼放射線接觸對大部分的人來說是不健康的，但在許多罹患癌症的人身上卻是可以接受的呢？數以千計的癌症病患定期接受高劑量放射線來治療他們的癌症。儘管放射線療法對某些低度非轉移性癌症能提高五年存活率，但它卻會提高癌症復發的風險。因此我們需要比放射線療法更好的替代方案。

高劑量皮質類固醇（地塞米松）一般會開給病患，用來降低與放射線所造成的腦腫脹與腫瘤水腫。但有大量文獻顯示，地塞米松會大幅度的提高血糖濃度。這類血糖的提高會變得類似罹患第二型糖尿病患者身上所看到的那樣。葡萄糖是正常大腦代謝的主要燃料，但它同時也會驅動依賴醣解作用的腫瘤細胞以及麩醯胺酸的合成。醣解作用衍生的丙酮酸鹽也會提高 P-醣蛋白的活性。P-醣蛋白負責將有毒藥物從細胞內排出，當被活化之後，會讓腫瘤細胞對大部分的化療產生抗性。藉由提高血糖與提供醣解作用所需的燃料，類固醇會造成腫瘤細胞的抗藥性。更具體的說，用來減少組織腫脹與水腫的類固醇藥物，會保護腫瘤細胞不被化療殺死。腫瘤醫生在開類固醇給患者時，應該要把這點納入考慮。

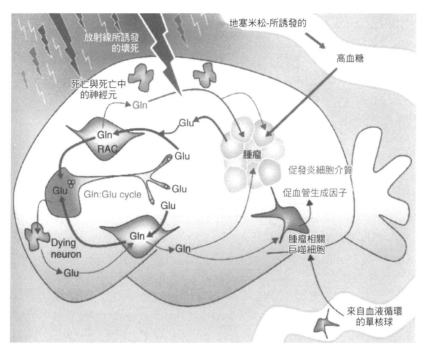

圖 **16.1**：標準治療如何會刺激 GBM 的侵略性生長。GBM 含有多重瘤性細胞種類以及會釋放促發炎與促血管生成因子的腫瘤相關巨噬細胞（TAMs）。所有的這些細胞將會使用葡萄糖與麩醯胺酸（Gln）作為它們生長與存活的主要代謝燃料。儘管缺乏支持性的血管分布，這些燃料在缺氧環境下能夠被發酵來產生能量。麩胺酸鹽（Glu）濃度的提高會在放射線與藥物誘發的壞死後產生。活性星狀細胞（RACs）會吸收麩醯胺酸鹽並將其代謝為麩醯胺酸，而高血糖在皮質類固醇（地塞米松）治療下不會發生。整體來說，這些標準療法將會提供一個會促進 GBM 生存和生長的環境。我們對於其他癌症的目前治療也提出類似的情況預測。詳細說明請見本文。來源：Lancet Oncology 授權重印。見彩色插頁。

　　大量文獻顯示在體內有較高濃度循環葡萄糖的動物與病患中，相較於體內葡萄糖濃度循環較低的動物與病患，前者大腦腫瘤的生長更快，且其預後一般會是更差。根據這個證據，當我閱讀到麥基爾特（McGirt）等人關於腫瘤進程中葡萄糖角色論文結尾處，琳達・廖（Linda M. Liau）的評論時，我感到非常驚訝。廖博士提及：

　　「高血糖無法直接與腫瘤復發的死亡率產生連結，其可能只是反應整體醫療狀況。這裡的關聯性只在高血糖與較短的整體存活率，並沒有與腫瘤狀態相關的縱向數據（亦即時間對腫瘤進程或無進程存活率）。有嚴重、慢性、未控制高血糖的病患可能比較沒有能力忍受全身性化療、需要長時

間類固醇的使用或可能死於與腫瘤復發無關的原因。」因此，高血糖對腫瘤控制的直接影響是未知的。

這些評論讓我認為廖博士並不熟悉瓦爾堡的癌症理論。我推測癌症領域中許多研究人員缺乏與瓦爾堡理論有關的知識。因此，當造成癌症的基礎機制不為人知時，在治療 GBM 或其他高度侵入性與轉移性癌症上沒有什麼進展的事實也不會讓人太驚訝。

但有趣的是，地塞米松也會施用在接受 CTLA-4（易普利姆瑪）的癌症病患。如前所述，這是一種用來治療惡性黑色素瘤與腎細胞癌的免疫療法。與 GBM 患者的情況一樣，地塞米松是給罹患黑色素瘤與腎細胞癌病患用來降低癌症療法的毒性副作用。雖然地塞米松能快速的減少組織水腫，且造成有效治療效果的印象，但它最終會保護腫瘤細胞不會死亡，因而提高無法控制生長與晚期轉移的風險。不清楚的是到底哪一種療法對癌症病患是比較有害的；有毒的那個，還是用來降低毒性的那個！如果腫瘤醫生已經知道這些，當他們在開高劑量類固醇給病患時，他們在想什麼呢？

TAM 會將局部腫瘤環境視為尚未癒合的傷口來產生反應，因此會釋放促血管生成生長因子。當此狀況發生時就會是種生物混亂的升高情勢，其中 TAM 治療傷口的固有特質提高了大腦腫瘤細胞的增生、侵入與自我再生的能力。高葡萄糖濃度再加上未受限制的麩醯胺酸供給，將會在腫瘤內提供驅動這個升高情勢所需的能量。因此對為什麼 90% 的 GBM 患者在接受標準治療後很少活過 36 個月，不應該感到驚訝。而實際上在標準治療下存活的 10% 的 GBM 患者，是非常了不起的，也證明了人類身體的生理恢復力。

GBM 目前的標準治療，創造了確保大部分病患會死亡的副作用「完美風暴」。放射線療法提供了大量的麩醯胺酸，而地塞米松則提供了大量的葡萄糖。更糟的是，一些接受標準治療的病患也同時被給予貝伐單抗（癌思停）。在貝伐單抗治療後復發的 GBM 患者的死亡率接近 100%。雖然貝伐單抗會針對腫瘤血管分布產生作用，它會加劇放射線誘發的壞

死，也會增強腫瘤細胞的侵入性特質。這似乎也同樣發生在以西地尼布治療的病患身上，西地尼布是一種 pan-VEGFR 酪胺酸激酶抑制劑，其會增加有巨噬細胞特徵的細胞數量。

利安‧郝斯特勞特博士與我最近提出的證據顯示，許多擁有巨噬細胞特徵的細胞是瘤性細胞族群的一部分。由於擁有巨噬細胞特徵的細胞，其天生的編程就是發酵葡萄糖與麩醯胺酸，有可能貝伐單抗、西地尼布與其他抗血管生成藥物療法特別選擇了那些具有侵入性，並能在缺氧微環境存活的細胞。這樣子的細胞會變得比較不依賴血管分布來存活。這些腫瘤細胞能力會讓貝伐單抗與其他類似抗血管生成藥物在作為 GBM 的有效治療上，無法產生效果。最近有關西地尼布的發現支持我的主張。

由於會產生太多的副作用，貝伐單抗在德國被停止使用在腦癌的治療，並在美國被 FDA 撤回其作為乳癌療法的作用。鑒於其在病患身上所產生的副作用與驅動侵入性癌細胞的能力，不解的是為什麼這個藥物仍然被使用在治療 GBM 與其他癌症上。在孩童癌症治療上情況看起來似乎更糟。根據華爾街日報最近的一篇報導，貝伐單抗（癌思停）的生產商羅氏控股（Roche Holding）計畫遊說美國國會成員，確保癌思停會被繼續作為癌症用藥。

**然而癌症是一個很大的生意。**在閱讀華爾街日報的「評論與觀點」（Review & Outlook）單元（2011 年 6 月 29 日，星期三）中的「對抗療癒的比賽」（Race Against the Cure）一文時，我才清楚的理解到那些病患健康以外的因素，才是抗拒停止使用貝伐單抗與其他有毒藥物作為癌症療法的原因。我認為那些建議使用貝伐單抗或以貝伐單抗作為癌症治療的人，是缺乏知識、道德有問題或兩者都有。我為 FDA 局長瑪格麗特‧漢姆波格（Margaret Hamburg）與癌症藥物主任理查‧帕茲杜（Richard Pazdur）在保護癌症病患上的作為喝采，癌症病患尤其容易受到癌症製藥產業欺騙性不誠實的傷害。如果腦癌患者知道我所知道關於癌症起源的資訊，他們會像遠離瘟疫一樣的避開貝伐單抗。

雖然 GBM 目前的標準治療能短期（少於一年）提高病患存活率，但

這個治療計畫最終會加速 GBM 的能量代謝與進程。任何會增強腫瘤細胞能量代謝的療法，都有減少病患長期存活率的風險。圖 16.1 總結放射線療法與地塞米松對 GBM 的影響。GBM 的長期預後在短期間內不太可能會有所改變，因為那些採用標準治療的人，並不知道造成疾病發生的代謝機制。我不知道高度神經膠質瘤領域中的人還會堅持多久，在尋找會刺激這個疾病而不是控制這個疾病的療法。

如果 GBM 與其他晚期轉移性癌症，目前的標準治療是有毒性的，而且長時間下來，可能會加速腫瘤生長，那有什麼替代的治療方法能阻止惡性腫瘤生長呢？我們認為能針對腫瘤細胞能量代謝的療法，在減少腫瘤生長與延長病患長期存活率上，會比目前的標準治療來的更有效。我會在第十七章中凸顯以非毒性代謝療法作為癌症治療的證據。

# 癌症的代謝治療

## Metabolic Management of Cancer

　　如果癌症主要是一種能量代謝的疾病，那麼癌症治療的合理策略，應該能從那些針對腫瘤細胞能量代謝療法中找到。這些治療策略應該能適用在大部分的癌症上，不論其組織起源為何，因為幾乎所有癌症都有同樣的基本失調，也就是——受損呼吸作用下的補償性發酵作用。在這一章中，我審視顯示葡萄糖與麩醯胺酸供應上的改變，如何能夠同時針對腫瘤細胞與腫瘤微環境來產生作用的資料。許多研究顯示飲食能量縮減（DER）是一種普遍的代謝療法，能大幅度減少許多腫瘤種類的生長與進程，這些腫瘤包括乳癌、腦癌、直腸癌、胰臟癌、肺癌與攝護腺癌。DER 會自然降低循環中的葡萄糖濃度，而葡萄糖是許多腫瘤在生長與存活上所仰賴的。大衛・克里切夫斯基（David Kritchevsky）、史蒂芬・賀斯汀（Stephen Hursting）與法蘭克・卡利（Frank Kari）提供了歷史概述與全面性的證據，顯示飲食卡路里縮減如何減少許多腫瘤的生長與進程。**所有的腫瘤醫生應該要知道飲食能量縮減是許多癌症的敵人。這個治療方法在癌症剛被診斷出來不久、病患處於健康狀態下時會產生最大的效果。**

　　在這一章中，**我以「飲食能量縮減」這個術語來代表「卡路里限制」**（calorie restriction，CR）或「飲食限制」（dietary restriction）。「卡路里限制」這個術語時常與「能量限制」這個術語共用，因為它們在對抗腫瘤上的療效，大部分都是來自對提供身體能量的食物上的縮減。在缺乏來自食物的能量分子下，身體會從內部儲存來獲得能量，這大部分牽涉到脂肪與蛋白質。用碳水化合物會藉由葡萄糖新生作用（gluconeogenesis）從前述兩種分子來合成。人類演化成能在長時間缺乏食物下，還能有效的運作。

療癒性斷食（therapeutic fasting）會增強全身性能量保存，來達成一個新的衡平狀態。呼吸作用不足與基因組不穩定會阻止腫瘤細胞進入這個新的能量狀態。

**DER 是經由飲食營養素的全面縮減而來，與飢餓（starvation）不同的地方在於 DER 是在不產生厭食或營養不良下，來減少總卡路里能量的攝取**。作為一個自然療法，DER 會改善健康、避免腫瘤形成與減少發炎。卡路里攝取減少非常適合作為一種在不產生傳統癌症療法的副作用下，減少腫瘤生長的療法。事實上，**斷食能減少某些化療的毒性作用**。來自蓋瑞·梅鐸斯（Gary Meadows）實驗室的研究也顯示腫瘤的代謝與生長能藉由某些胺基酸的限制而受到影響。我在第十八章會解釋惡病質（cachexia）的問題以及 DER 如何能用來處理這個能量狀態。

## 🫐 主要降低腫瘤生長的是飲食內容還是飲食結構？

艾伯特·坦南鮑姆（Albert Tannenbaum）首先顯示 DER 的抗癌作用大部分與 CR 本身有關，而非任何特定飲食成分的限制。根據他在 1953 年與賀伯特·希爾維史東（Herbert Silverstone）研究中的數據，坦南鮑姆說：「帶有自發性起源乳癌的老鼠，餵食不足或卡路里限制會提高它們的壽命、減少腫瘤生長的速率、妨礙額外乳房腫瘤的形成與降低肺部轉移的頻率。」從這些以及許多其他研究清楚的顯示 DER 的簡單程序會抑制腫瘤生長與轉移。我們也顯示了 DER 對腦癌的療效，在於它也會針對醣解作用發生效果的藥物合併下會明顯的提高。

我們在以生酮飲食（ketogenic diet，KD）的攝取減少來治療一系列的正位（orthotopic）老鼠大腦腫瘤模型下，並確認延伸了坦南鮑姆與其同事的發現。我們將這個稱為攝取限制或減少的生酮飲食（restricted or reduced intake ketogenic diet，KD-R）。KD-R 會產生類似 DER 的抗癌作用。我們顯示減少高碳水化合物飲食的攝取或減少高脂肪、低碳水化合物 KD 的攝取，都能將侵略性大腦腫瘤的生長減少到一個類似的程度（圖 17.1）。典

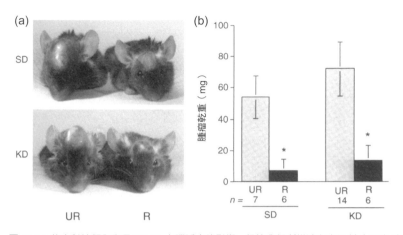

**圖 17.1**：飲食對於顱內生長 CT-2A 大腦腫瘤的影響。根據我們所描述在未限制（UR）或限制（R）餵食下以標準高碳水化合物飲食（SD）或生酮飲食（KD）餵食的 C57BL/6J 老鼠中腫瘤生長的視覺圖像（a）與計量評估（b）。未限制餵食與 AL 餵食是相同的。（b）中的數值以 95% 信賴區間平均數表示，n=每一組中所檢驗的老鼠數量。R 餵食老鼠的腫瘤乾重比未顯示 UR 餵食老鼠的乾重以 p<0.01 明顯的較低。結果顯示 DER 會大幅度的減少腫瘤生長，不論老鼠是餵食標準高碳水化合物飲食（SD）或高脂肪、低碳水化合物 KD。維持在 3 至 40%DER 的老鼠中沒有看到任何副作用。在兩個 UR 組中老鼠的體重是類似的，而二個 R 組中老鼠體重減少的幅度也是類似的。儘管在總體重上有降低，由走動性與刷洗行為來評估，R 餵食老鼠比 UR 餵食老鼠更健康與活躍。根據老鼠的標準狀況，在 DER 餵食的老鼠中沒有觀察到維生素或礦物質缺乏的跡象。這些發現與在人類與老鼠身上輕微到適量飲食限制的工人健康益處一致。來源：從參考資料第 33 條所提供的數據修正而來。見彩色插頁。

**表 17.1** 標準高碳水化合物飲食與典型生酮飲食的組成（％）

| 成份 | 標準飲食（SD） | 生酮飲食（KD） |
|---|---|---|
| 碳水化合物 | 62 | 3 |
| 脂肪 | 6 | 72 |
| 蛋白質 | 27 | 15 |
| 能量（大卡／公克） | 4.4 | 7.2 |
| F/(P+C) | 0.07 | 4 |

註解：F/(P+C) = 脂肪對蛋白質 + 碳水化合物的比例

型 KD 的能量組成與正常高碳水化合物、低脂肪飲食的比較在表 17.1 中。

　　主要是老鼠的體重在兩個未限制組中是相似的，而在兩個限制飲食組中則有類似程度的減少（約減少 20%）。這非常重要，因為某些老鼠株系在 KD 下會增重，而其他老鼠株系則可能會在 KD 下減重。如果飲食會差別性的影響體重，那就不可能能正確的比較不同飲食對於腫瘤生長的影響

了。等卡路里（isocaloric）飲食的使用只有當飲食在測試主體上維持相似體重的時候才有用。如果餵食等卡路里飲食的老鼠體重不同，那該飲食就不是相等代謝（metabolically equivalent）了。

我們所顯示的最好是體重而非 CR 的程度，來作為衡量 DER 對老鼠腫瘤生長影響的獨立變數。例如，20% 的 KD 減少相對於 20% 的高碳水化合物飲食的減少，前者會造成較少的體重降低。很難去比較一種飲食與另一種飲食對於腫瘤生長的影響，如果這兩種飲食的成分被代謝的方式不同。當體重被當作是獨立的變數時，數據的解釋會變得比較正確。我們的結果顯示腫瘤生長受到飲食能量內容的影響，大於受到飲食營養素組成的影響。

傑拉爾德・克里斯塔爾（Gerald Krystal）與其同事也顯示低碳水化合物、高蛋白質飲食會減緩腫瘤生長與防治癌症發起。他們的結果顯示，葡萄糖與體重的減少與腫瘤生長的減少有關。雖然這份研究在概念上有其重要性，但低碳水化合物飲食的治療效果，是否是來自碳水化合物的減少、高蛋白質或一般的 CR 並不清楚。體重與葡萄糖減少的發現，在我看來是顯示出來自 CR 的治療效果大於碳水化合物或蛋白質的限制。

## 🍂 囓齒動物和人類的膳食能量降低與醫療性禁食

DER 所誘發的老鼠大腦腫瘤生長的抑制，與葡萄糖濃度的減少以及酮體濃度的升高有直接的關聯性。當葡萄糖濃度降低時，酮體所產生的 $\beta$-羥丁酸鹽 $\beta$-hydroxybutyrate，$\beta$-OHB 與乙醯乙酸鹽 acetoacetate 就會成為組織能量代謝的替代燃料，這就是在攝取極低卡路里飲食或只喝水的斷食會發生的作用（圖 17.2）。丙酮也是酮體合成下的副產品，但丙酮並沒有被當作能量使用，而是從呼吸或尿液中釋出。$\beta$-OHB 是主要的循環酮體，而且在葡萄糖濃度減少時，主要會被用在能量代謝中。雖然 $\beta$-OHB 除了在肝臟之外的大部分組織中會被代謝成乙醯乙酸鹽，但是組織從血液循環中吸收 $\beta$-OHB 的速度，比吸收乙醯乙酸鹽要快。細胞對 $\beta$-OHB 比乙醯乙酸鹽有較多的表面受器可能是 $\beta$-OHB 吸收速度較快的原因。

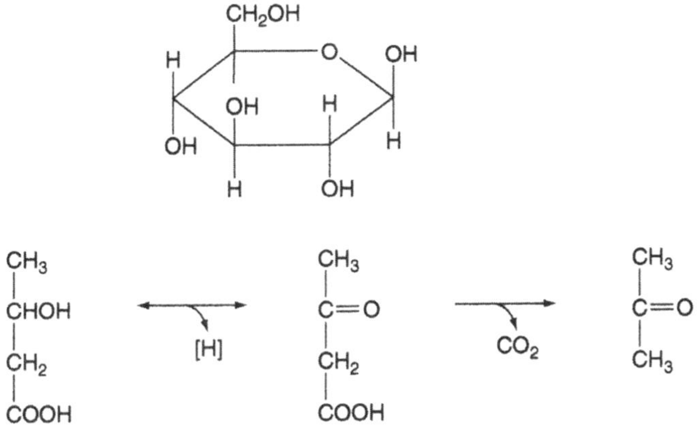

$CH_2OH$

H

O

OH

H

OH

H

OH

OH

H

H

OH

$CH_3$　　　　　　$CH_3$　　　　　　$CH_3$

CHOH　　←→　　C=O　　　　　C=O

[H]

$CH_2$　　　　　　$CH_2$　　　$CO_2$　　$CH_3$

COOH　　　　　　COOH

**圖 17.2**：葡萄糖與酮體。葡萄糖是大部分組織與細胞的主要代謝燃料，且是在正常生理條件下大腦的唯一燃料。當 DER 將葡萄糖濃度降低時，產生於肝臟的酮體會取代葡萄糖作為主要的能量代謝物。一個 [H] 從 β-OHB（左邊結構）被移除來形成乙醯乙酸鹽（中間結構）。一個碳分子與二個氧分子從乙醯乙酸鹽被移除來形成丙酮（右邊結構）。丙酮是酮體合成的非酵素性代謝物，會從肺臟被排除。

## 🫛 生酮飲食

　　KD 原先是用來治療孩童癲癇發作的方式，但它對治療腦癌也有效果，尤其以數量減少的方式施行，降低葡萄糖濃度。KD 的攝取在某些人身上也會降低血糖濃度，這通常是因為飲食上的自我限制所造成的。此外，KD 的高脂肪組成會藉由膽囊收縮素胜肽（cholecystokinin peptide）表現的作用，而降低整體攝取量。腸道細胞在高脂肪飲食的反應下會釋放膽囊收縮素。膽囊收縮素會活化迷走感覺神經元（vagal sensory neurons）來抑制進食行為。我們也顯示出單純以 DER 的形式餵食老鼠較少的總食物量，會降低循環葡萄糖濃度，並同時提高酮體的循環濃度。當飲食脂肪對碳水化合物與蛋白質合併下的比例是 4:1 時，KetoCal KD 的大腦癌症治療效果會達到最佳化（表 17.1）。這對高度仰賴葡萄糖生長與存活的大部分腫瘤來說，這個 4:1 的比例能針對其能量代謝發揮效力。葡萄糖供給的減少會針對需氧醣解作用與五碳醣磷酸分流（pentose phosphate shunt）發揮作用，後者是許多種類的腫瘤存活與增生所需的重要代謝路徑。

我們發現 KD 會減少老鼠星狀細胞瘤的生長與血管化，但只有在飲食是以數量減少的方式施行，而且數量減少也會讓體重降低。當「任意採食」（ad libitum，AL）或未限制攝取數量下，KD 對抗腫瘤生長並沒有治療效果。圖 17.1 中的數據顯示 KD 的未限制攝取，對老鼠星狀細胞瘤的生長沒有任何抑制效果。圖 17.3 的數據顯示在攝取未限制數量 KD 的老鼠身上的，其血糖濃度仍維持高峰。如果血糖濃度維持在高峰，就會影響體重維持穩定或增加。在以未限制數量的 KD 餵食老鼠時，其血糖濃度會維持在高檔且酮體大部分會從尿液中排出。不過，我們清楚的顯示出帶有腫瘤的老鼠在 DER 餵食下，比在 AL 餵食下的血液酮體較高。在 DER 下，酮體會被保留在體內作為代謝使用而非從尿液排出。這在設計腫瘤治療的代謝療法時，是非常重要的資訊。

尤其是阿德里安‧謝克博士（Dr. Adrienne Scheck）與其同事報告了以未限制數量 KD 餵食老鼠下，其 GL261 神經膠質細胞的生長抑制結果。這些發現顯示某些腫瘤對在無 CR 或葡萄糖減少的 KD 所產生的生長抑制效果較無抗拒力。謝克與莫罕穆德‧阿布德爾為哈布（Mohammed abdel-wahab）博士，在 2011 年美國癌症研究學會（AACR）的會議上也報告了KD 改善以放射線治療腦癌老鼠的存活率。不過，我相信 KD 在以較低量的飲食攝取下，比較高量的攝取在其抗血管生成的作用上會達到最佳，因為 KD 的未限制攝取會在其高脂肪內容下產生副作用。這些副作用在 KD 以限制數量的方式攝取時會減少。

圖 17.3 的結果顯示 KetoCal KD（KC-R）的較低攝取，會降低循環葡萄糖濃度。但如果 KD 是以未限制數量攝取時，帶有腫瘤的老鼠身上的血糖濃度並不會降低。這表示決定血糖的濃度是飲食攝取的數量，而非飲食的組成。很多人很難理解這個事實，他們通常認為低碳水化合物飲食就會造成低血糖濃度。很明顯的事實並非如此。我們在之前對於癲癇老鼠的葡萄糖與酮體研究中也報告了類似的發現。我們的數據顯示血糖濃度受到所攝取的卡路里數量的影響比受到所攝取的卡路里組成的影響來得大。在營養上，腫瘤醫師與癌症病患也需要知道這個資訊。

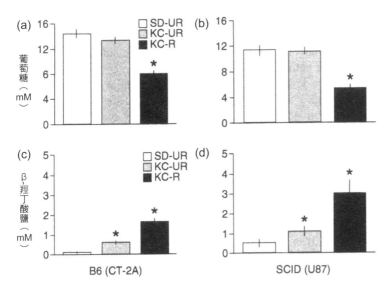

圖 **17.3**：飲食對於帶有原位實驗性大腦腫瘤老鼠的血漿葡萄糖與酮體（β-OHB）濃度的影響。老鼠是以標準高碳水化合物飲食（SD）或 KetoCal 生酮飲食（KC）來餵食的。（a 與 c）顯示對於帶有 CT-2A 星狀細胞瘤的 C57BL/6J 老鼠的飲食影響。（b 與 d）顯示對於帶有人類 U87 神經膠質瘤的 SCID 老鼠的飲食影響。數值是以平均數 +-SEM 來表示（n= 每組 12-14 隻老鼠），而星號代表數值與控制 SD-UR 組在 p<0.01 有所差異。來源：參考資料第 34 條授權重印。

　　雖然在攝取 KD 的老鼠身上比攝取標準飲食（SD）的老鼠身上的 β-OHB 濃度較高，但 β-OHB 濃度在攝取限制數量 KD（KC-R）老鼠身上比起前者來得更高。為什麼在食用較少 KD 的老鼠身上會比食用較多 KD 的老鼠身上的血液酮體濃度更高呢？答案很簡單。當葡萄糖濃度是低的時候。因為酮體會被留在體內，因為酮體被作為是葡萄糖的能量替代品。如果葡萄糖沒有減少，就像 KC-UR 組那樣，那大部分的酮體就會從尿液中被排出。這是為什麼是否發生生酮作用的檢驗最好是測量血液酮體濃度而非以測量尿液酮體濃度的方式來進行。當葡萄糖濃度降低而酮體濃度升高的時候，癌細胞就會處於代謝壓力之下（見圖 18.1）。酮體的療癒作用在低葡萄糖濃度的時候會達到最佳化。

　　會降低葡萄糖並升高酮體的 DER 能改善正常細胞中的粒線體呼吸功能與麩胱甘肽（glutathione）氧化還原狀態。麩胱甘肽在保護細胞與組織

不受氧自由基損害上有著重要的角色。在許多腫瘤細胞中都會升高的活性含氧物（ROS）升高，並導致 DNA、脂質與蛋白質被破壞。酮體也能藉由包括提高麩胱甘肽濃度在內的各式各樣神經元保護機制來保護正常細胞不受與侵略性腫瘤生長有關的傷害。因此，伴隨著食物攝取減少或 KD 攝取而來的血液酮體自然升高，會降低許多疾病的致病作用，尤其是癌症。就像本章後段會提到的，酮體代謝也會降低發炎。

## 🫐 升糖素與胰島素

荷爾蒙中的升糖素會負責提高血液中的酮體濃度。升糖素會在食物受到限制的時候提高。除了刺激脂肪分解之外，升糖素也會刺激從儲存中的蛋白質與脂肪來合成葡萄糖以維持血液中葡萄糖的基礎濃度。三酸甘油脂的甘油部分會被用在葡萄糖合成上。大腦功能的維持也需要葡萄糖的基礎濃度。不過，酮體會逐漸取代葡萄糖作為大腦與其他組織的主要燃料。酮體讓大腦在低血糖下能夠維持正常功能。除了酮體之外，在低葡萄糖情況之下，從儲存中的三酸甘油脂（體脂肪）所釋放出來的脂肪酸會成為除了大腦之外的大部分組織的主要燃料，而大腦則是主要燃燒酮體來獲得能量。

有趣的是，在 DER 下大部分的組織會降低葡萄糖代謝用以將所剩無幾的葡萄糖保留給大腦代謝使用。證據顯示老鼠大腦能夠代謝少量的脂肪酸來獲得能量。不過，脂肪酸代謝會產生熱能，而熱能會干擾正常大腦功能。由於頭骨封閉的關係，大腦不像其他器官那樣的善於散熱。脂肪酸的代謝比酮體的代謝會產生更多的熱能，因為脂肪酸代謝會提高解偶蛋白質的表現。如圖 4.4 所示，質子動力梯度的解偶會產生熱能。因此酮體代謝比脂肪酸代謝有更高的能量效率，因為酮體代謝比脂肪酸代謝產生較少的熱能。脂肪酸與酮體作為代謝燃料的使用，主要是源自肝臟與腎臟在長時間食物缺乏下無法合成足夠葡萄糖（葡萄糖新生作用），以維持代謝衡平的結果。

升糖素也相對會以胰島素作用的方式運作。相對於升糖素濃度的提升，食物攝取的減少會降低血液胰島素濃度。從攝取的食物中所衍生的葡

萄糖會提高胰島素，胰島素會加強細胞與組織中葡萄糖的吸收與醣解作用。由於胰島素會刺激醣解作用，因此胰島素會刺激那些仰賴葡萄糖與醣解作用腫瘤的生長。血液胰島素濃度在缺乏食物攝取會降低，是因為血糖濃度變低。因此，胰島素與升糖素在食物出現與缺乏時，會各自分別調控代謝衡平。

## 🔵 基礎代謝率

基礎代謝率（basal metabolic rate，BMR）是在休息狀態下，所需用來維持身體溫度、血液循環、細胞呼吸與腺體活性的能量。尤其是由於 BMR 上的差異，老鼠對於 DER 的生理反應與人類的反應不同。老鼠的 BMR 大約比人類大七倍。因此，人類在食物限制下，維持代謝衡平的能力，比老鼠要大上許多。老鼠在 40% 飲食限制（DR）下所記錄到的健康益處，在人類身上可以在極低卡路里攝取（400 至 500 大卡）或只喝水的療癒性斷食下實現。或者，這些健康益處也可以藉由限制 KD 來達成，限制型 KD 會提高酮體的循環濃度，並同時維持低血糖濃度。KD-R 在癌症治療中可以取代嚴苛的療癒性斷食。此外，吹田（Kashiwaya）與維區（Veech）等人最近的研究顯示，**以酮酯（ketone esters）作為營養補充的飲食也能有效降低血液葡萄糖與麩醯胺酸，並同時提高酮體濃度**。來自南佛羅里達大學（University of South Florida）的多明尼克‧達戈斯蒂諾（Dominic D'Augostino）也在評估，可能可以逐漸取代 KD-R 在某些方面作為癌症療法的酮酯新配方。這些數據顯示酮體的飲食補充能在不需要極端的減少總卡路里攝取下，提升 DER 的療癒作用。

## 🔵 酮體與葡萄糖

只有那些有正常粒線體呼吸作用能力的細胞，能有效使用酮體作為能量，因為在沒有完整的電子傳遞鏈或缺乏代謝酮體所需的粒線體酶，酮

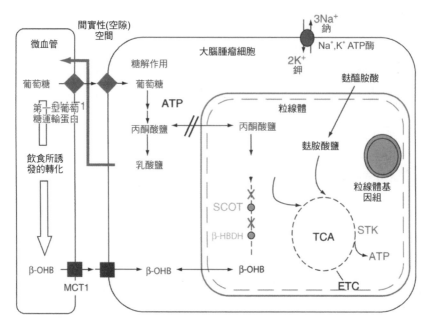

**圖 17.4**：飲食縮減與酮體提升的腦癌代謝控制示意圖。癌細胞中的葡萄糖運輸蛋白是提高的。循環葡萄糖的飲食縮減會提高正常神經元與神經膠質細胞的酮體利用來獲得能量。這將會誘發從醣解作用到呼吸作用的能量轉移。然而，因為癌細胞粒線體結構或功能的改變，讓癌細胞無法從葡萄糖轉移到酮體（虛線）。「X」代表將酮體代謝為乙醯輔酶 A 所需要的酵素活性中的缺陷。在所有的案例中尚未清楚的是，造成癌細胞酮體代謝降低的原因是有缺陷的酵素，還是有缺陷的粒線體。雙斜線代表基於瓦爾堡理論的醣解作用與呼吸作用的切斷。麩醯胺酸能與葡萄糖協同運作來驅動腫瘤細胞發酵作用（第八章）。膜泵，例如 Na+、K+ 與 ATP 酶，消耗了細胞中所合成的大部分 ATP。縮寫：GLUT-1——葡萄糖運輸蛋白；MCT-1——單羧基運輸蛋白；SCOT——琥珀醯輔酶 A-乙醯乙酸鹽輔酶 A 轉移酶；β-OHB - β - 羥丁酸鹽；β-HBDH - β - 羥丁酸鹽去氫酶；ETC——電子傳遞鏈；SKT——琥珀酸鹽硫激酶。來源：修正自我們的原始圖表。見彩色插頁。

**體無法被有效的代謝成能量**。我們發現在缺乏葡萄糖或麩醯胺酸下，酮體無法維持腫瘤細胞的生存力。且這情況也在人類神經膠質瘤細胞中被發現。尤其酮體事實上對某些腫瘤細胞是有毒的，即使在葡萄糖供給下仍是如此，例如神經母細胞瘤。且在許多人類與老鼠的腫瘤上，也表現出需要將 β-OHB 處理成乙醯輔酶 A 的主要酵素上的缺乏。更具體的說，許多腫瘤細胞無法有效的以酮體作為燃料來維持它們的生長與存活。圖 17.4 中以腦癌為例，對此有進一步的描繪。對有呼吸作用缺陷的任何癌症種類來說，也是成立的。能降低葡萄糖並提高血液酮體的療法都將會因此讓依賴

葡萄糖的腫瘤挨餓，且同時保護並餵食正常細胞。

## 🫘 以 KD 作為大腦癌症的代謝治療

1995 年，聶伯凌等人嘗試了以 KD 作為人類惡性腦癌的第一次營養代謝療法。這個研究的目的在將能量代謝的主要受質從葡萄糖轉換成酮體來干擾腫瘤代謝，並同時維持病患的營養狀態。這份研究實際上是對瓦爾堡認為腫瘤細胞呼吸作用有缺陷的癌症理論的一個測驗。**如果腫瘤細胞有呼吸作用缺陷，那 KD 應該就會有治療效果**，因為如果呼吸作用有缺陷或不足，酮體是無法有效的被代謝為能量。另一方面，如果呼吸能力是充足的，那 KD 對於腫瘤生長就不會有作用，因為有著正常呼吸作用的腫瘤細胞就能使用酮體來產生能量。但如同瓦爾堡所提過的，沒有任何已知的腫瘤其呼吸作用沒有受損。

聶伯凌研究中的病患包括了二位罹患無法切除的晚期大腦腫瘤（退行性星狀細胞瘤第四期（anaplastic astrocytoma stage IV）與小腦星狀細胞瘤第三期（cerebellar astrocytoma stage III））的女性孩童。我將這個研究稱為**指標研究**（landmark study）因為它是**第一個使用 KD 作為人類癌症代謝療法的研究**。這研究的第一位病患是一位被診斷出退行性星狀細胞瘤第四期的 3 歲女童。他進行了「一天八種藥物療法」（Eight Drugs in One Day Regimen），其中包括高度毒性藥物與類固醇〔長春新鹼（vincristine，VCR）、羥基尿素（hydroxyurea）、甲基苄肼（procarbazine）、CCUN（環己亞硝脲，Lomustine）、順鉑（cisplatin）、阿糖胞苷（cytosine arabinoside，Ara-C）高劑量甲基培尼皮質醇（methylprednisolone）等以及環磷醯胺（cyclophosphamide）或達卡巴仁（dacarbazine）〕。這是在對頭部與脊椎的高分次放射線治療（hyperfractionated radiation therapy）之後所施行的。最後導致該孩童出現癲癇發作並承受著血液與腎臟的高毒性。由於腫瘤的持續進程，傳統療法最終停止。第二位病患是一位被診斷出第三期小腦星狀細胞瘤的 8 歲半女童，其星狀細胞瘤是從 6 歲時初次診斷出低

度腫瘤變化而來。這位孩童後來因為順鉑的毒性而造成聽力喪失。在大量的放射線治療與化療之後二位受試者身上仍然有可測量的腫瘤。且這兩位病患都在傳統治療後不久就會死亡。

聶伯凌博士以含有中鏈三酸甘油脂的 KD 來治療這些孩童。雖然放射線治療與化療導致嚴重威脅生命的副作用，但兩位孩童對 KD 的反應都異常的好，並在沒有進一步放射線治療與化療之下，經歷了長期腫瘤控制。以氟代去氧葡萄糖（fluoro-deoxy-glucose）的正子造影也顯示，這兩位使用 KD 的孩童在腫瘤部位的葡萄糖吸收減少 21.8%。聶伯凌博士對於這個研究的反思，將於第二十章提供。

這些發現顯示會降低葡萄糖並提高酮體的一個溫和限制型 KD，能在這些大腦腫瘤中減少醣解作用能量代謝。最近我們發表了一個案例報告顯示 KD 與療癒性斷食也能幫助控制一位年紀較大女性患者的神經膠質母細胞瘤的生長。KD 能提升某些癌症病患的生活品質。如同我進一步在第十八章中所討論，我認為如果以限制數量的方式來施行 KD，再加上能針對葡萄糖與麩醯胺酸發揮作用的藥物，那 KD 的療癒效果就會更大了。綜觀所述，這些發現顯示**在孩童與成人身上 KD 可以很容易被適應，而且可以作為惡性癌症的一種有效非毒性療法。這個治療策略對任何高度仰賴葡萄糖存活的癌症都應該會有效。**

## 🫐 葡萄糖加速腫瘤生長！

葡萄糖是腫瘤細胞醣解作用的燃料，而且會提供五碳醣磷酸分流以及麩胺酸鹽合成所需的前驅物。我們以線性迴歸分析來顯示，實驗性星狀細胞瘤的生長與循環中的葡萄糖濃度的程度有直接關聯性（圖 17.5）。從圖中可以清楚看出葡萄糖濃度越高，生長的速度就越快。隨著葡萄糖濃度的下降，腫瘤大小（重量）與生長速率就會降低。如先前所提，高血糖與罹患惡性腦癌病患的預後不佳，有直接關聯。這些都是在人類腦癌病患中的發現，並證實了我們在老鼠大腦腫瘤的研究。有鑑於這些發現，很難理

解為什麼一些腫瘤醫生會鼓勵癌症病患在治療期間攝取高卡路里食物與飲品。**葡萄糖會加速腫瘤生長！**

## ● 葡萄糖會調控血液中胰島素與類胰島素生長因子 1 的濃度

葡萄糖會調控血液中的胰島素是眾所皆知的事。在血糖的增加反應下，胰島素的濃度就會升高。事實上，在某些受試者身上，單純的食物嗅覺與視覺刺激就會提高胰島素濃度。胰島素會驅動醣解作用與細胞能量代謝。除了顯示出葡萄糖控制腫瘤生長之外，我們也顯示出葡萄糖會控制似

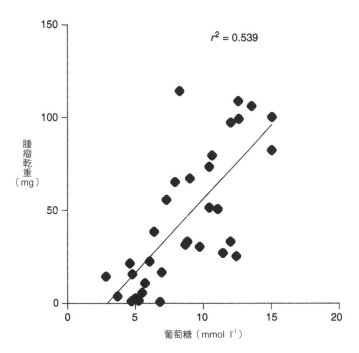

圖 17.5：結合標準飲食與 KD 飲食組中 C57BL/6 老鼠的血漿葡萄糖與原位 CT-2A 星狀細胞瘤的線性迴歸分析（n=34）。這些分析包括來自食物限制與未限制組別的單獨老鼠的血漿葡萄糖與腫瘤生長的數值。線性迴歸是高度顯著（*p<0.001）並顯示循環葡萄糖濃度是星狀細胞瘤生長有高度預測性。來源：參考資料第 15 條授權重印。

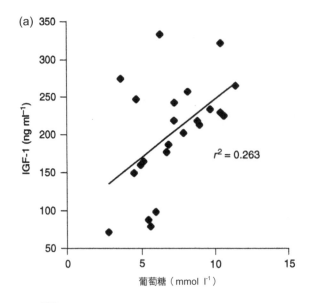

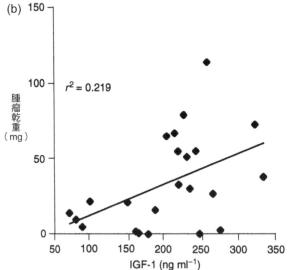

圖 17.6：血漿葡萄糖與 IGF-1 濃度
（a）以及血漿 IGF-1 濃度與 CT-2A
星狀細胞瘤生長（b）的線性迴歸分
析。研究所使用的老鼠是以標準飲食
或 KD 餵食（n=23）。這些分析包括
來自 UR 與 R 餵食組別的單獨老鼠的
血漿葡萄糖與腫瘤生長的數值。線性
迴歸是高度顯著（*p<0.01）並顯示
IGF-1 的循環濃度與腫瘤生長高度取
決於循環的葡萄糖濃度。來源：參考
資料第 15 條授權重印。

胰島素生長因子 1（insulin-like growth factor 1，IGF-1）的循環濃度（圖
17.6a）。IGF-1 是一種與腫瘤快速生長有關的細胞表面受器。血漿 IGF-1
濃度的升高與快速的腫瘤生長速率之間的關聯，主要是源自高濃度的循環
葡萄糖（圖 17.6b）。就像 DER 會降低胰島素濃度一樣，DER 也會降低
IGF-1 的濃度。**這是因為 DER 會降低血糖濃度，葡萄糖會驅動腫瘤細胞**

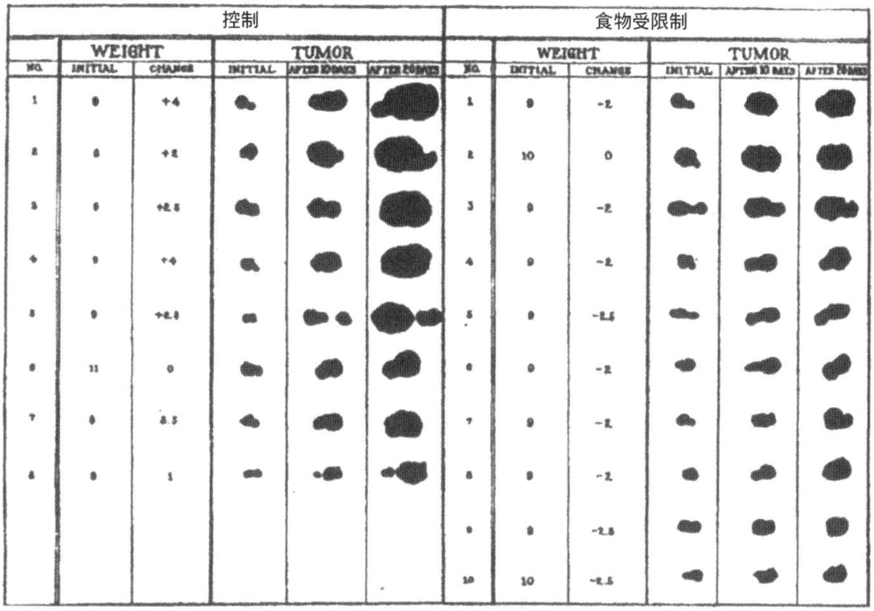

圖 17.7：有限制的食物攝取對於老鼠腫瘤生長的影響。在這份研究中，勞斯評估了餵食不足對於老鼠的可移植腺瘤生長速率的影響。限制型餵食在腫瘤達到可視大小後開始。控制老鼠以未限制混合配給來餵食。這是顯示卡路里攝取減少會降低腫瘤生長的最先研究之一。來源：參考資料第 116 條授權重印。

能量代謝，而 IGF-1 會藉由 IGF-1/PI3K/Akt/ 缺氧誘導因子 -1α（HIF-1α）傳訊路徑來驅動腫瘤生長。這個路徑是許多癌症特徵的基礎，包括細胞增生、細胞凋亡的迴避與血管生成。能針對這個路徑的療法就能防治快速的腫瘤生長，同時也能讓腫瘤在針對能量代謝的藥物作用下更脆弱。DER 會減少 IGF-1 並提高細胞凋亡。我們在大腦腫瘤中顯示了 DER 能針對這個路徑發揮作用。

從葡萄糖到酮體的轉移，需要基因表現與代謝調整的多重改變。在身體的正常細胞中這些調整會即時發生，因為從葡萄糖到酮體的轉移是一項對於食物限制的進化保留適應。葡萄糖代謝與醣解作用的基因被下調，而呼吸作用所需的基因被上調。如同我在第十五章所述，呼吸作用不足與基因組不穩定會阻止腫瘤細胞的適應變通性，因而導致它們被消滅。

由於大部分腫瘤細胞需要提高醣解作用來生長與存活，從葡萄糖能量

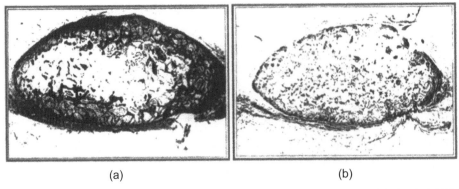

(a)　　　　　　　　　　　　　　(b)

**圖 17.8**：限制型食物攝取對於老鼠皮下瓊脂植入血管化的影響勞斯發現血管化（暗色陰影）在給予有限食物的老鼠瓊脂植入中（b），比給予未限制食物餵食的控制老鼠（a）明顯的較少。來源：參考資料第 116 條授權重印。欲檢視此圖的彩色版，請參訪：ftp://ftp.wiley.com/public/sci_tech_med/cancer_metabolic_disease。

**到酮體能量的轉移，會對腫瘤細胞產生大量的代謝壓力。**與正常細胞相比較，腫瘤細胞在代謝上受到挑戰，而且無法有效的使用酮體作為能量（圖17.4）。使能減少葡萄糖同時提高酮體的療法將會對腫瘤細胞比正常細胞產生更多的壓力。因此**從葡萄糖到酮體的能量轉移會是腫瘤管理的一種合理的治療策略**，主要在提高正常細胞代謝效率的同時，針對代謝受到挑戰的腫瘤細胞發揮作用。

## 飲食能量縮減能抗血管生成性

　　有相當多的文獻認為血管化是實性瘤形成的速率限制。腫瘤的惡性與侵入性與它們血管化的程度有關，因為血管化較少的腫瘤一般預後比血管化較多的腫瘤好一些。因此血管化的抑制被認為是控制腫瘤生長的一個重要治療策略（圖1.3）。但這個治療策略所面臨的挑戰是如何在不傷害病患或降低生活品質下，來控制腫瘤血管生成。

　　佩頓·勞斯首先提出的是食物攝取的限制，藉由延遲宿主的腫瘤血管化（血管生成），來抑制腫瘤生長。**血管生成牽涉到新血管形成（neovascularization）或從既存血管形成新的微血管，這與組織發炎、**

AL                                    DR

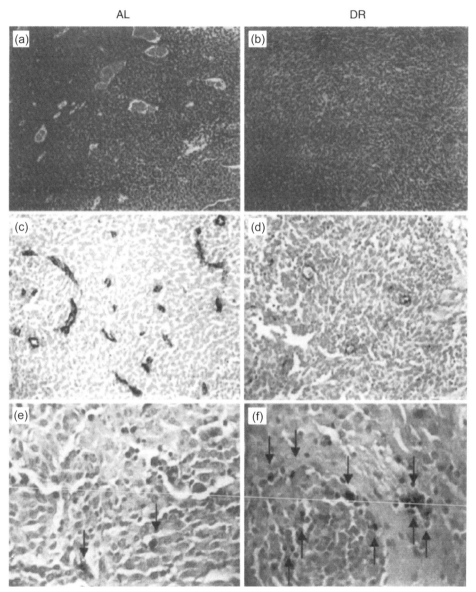

圖 17.9：（a）飲食能量限制對於 CT-2A 大腦腫瘤中微血管密度與細胞凋亡的影響。DR 在顱內腫瘤植入前 7 天開始，並持續了 11 天。在以「任意採食」（ad libitum，AL）餵食老鼠與 DR 餵食老鼠（b）的 H&E 染色腫瘤切片（100 倍）。AL 老鼠（c）與 DR 老鼠（d）中腫瘤生長的 Factor VIII 免疫染色（200 倍）。AL 老鼠（e）與 DR 老鼠（f）中腫瘤生長的 TUNEL- 陽性細胞凋亡細胞（箭頭）（400 倍）。每一份染色切片對於整個腫瘤都有代表性。所有的圖像都是以數位攝影產生。結果顯示 DER（左排）（譯者按：原文應該有錯，DER（即 DR）是右排。）會針對腫瘤血管發揮作用並同時提高細胞凋亡。來源：參考資料第 32 條授權重印。見彩色插頁。

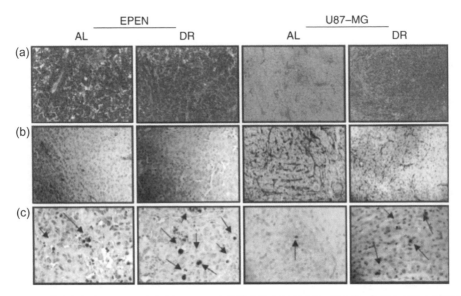

**圖 17.10**：帶有顱內老鼠 EPEN 與人類 U87-MG 大腦腫瘤的「任意採食」餵食與 DR 餵食老鼠中的腫瘤形態、血管分布與細胞凋亡。飲食限制從腫瘤植入後 24 小時開始並持續 11 天。（a）H&E 染色的腫瘤切片（100 倍）。（b）Factor-VIII 免疫染色的微血管（200 倍）。（c）TUNEL- 陽性細胞凋亡細胞（箭頭；400 倍）。所有的圖像都是以數位攝影產生。如同在圖 17.9 中所看到的 CT-2A 老鼠星狀細胞瘤，DER 會針對腫瘤血管發揮作用並同時提高細胞凋亡。來源：參考資料第 31 條授權重印。見彩色插頁。

**傷口癒合、以及腫瘤形成的程序有關**。雖然勞斯在他的原始論文中並沒有使用「血管生成」（angiogenesis）這個術語，但他使用了「血管形成」（vascularization）這個說法。他認為腫瘤血管形成是造成快速腫瘤生長的潛在機制，而卡路里或食物限制，或許能藉由間接的針對血管形成發揮作用來抑制腫瘤生長。勞斯從食物限制實驗所獲得的結果顯示在圖 17.7（他的原始論文中的圖 3）。對於他認為食物限制會針對血管形成發揮作用的假說的測試顯示在圖 17.8。勞斯在發現現象後總結說：「在這些事實中可能可以找到飲食延遲腫瘤生長的方法。在宿主組織有較少增生活性下，使大部分腫瘤生長所仰賴的一個血管化與支持性基質的精緻環境中，至少會間接的使其發生受到相當的延遲。」我們從在神經膠質瘤老鼠的廣泛研究中得知，是葡萄糖供給的減少使腫瘤細胞的增生、血管生成與發炎降低。

我們的發現與勞斯早期的發現一致，在老鼠星狀細胞瘤的生長在適度DER 下，比未限制或 AL 餵食下，約減少了 80%（圖 17.1）。在 22 天的實驗期間，這個腫瘤生長的減少遠超過 12% 的體重減少。雖然在這一章前面我所提到的研究顯示在 25 至 40% 食物內容限制下，適度的 DER 會降低組織學上多樣性的非神經元腫瘤的生長，我們是最先在大腦腫瘤模型中記錄此現象的人。基於這些發現，我認為大腦腫瘤對 DER 的生長抑制作用的抵抗應該是特別脆弱的。

我們進一步確認我們的假說，認為 DER 在老鼠與人類實驗性大腦腫瘤中是具有抗血管生成性（圖 17.9 與 17.10）。生長在 DER 下的所有腫瘤，比生長在未限制或 AL 情況下的腫瘤，其血管生成的生物標記，包括IGF-1 與血管內皮生長因子（VEGF），都明顯的較低（表 17.2）。DER也會減少在攝護腺癌與乳腺癌中的血管生成。KD 的 DER 也具有抗血管生成性，顯示抗血管生成的作用與飲食的數量有關而不是組成。

由於 DER 會自然的針對大腦腫瘤血管生成發揮作用，並同時增進正常大腦細胞的健康與生存力，我們認為 DER 或卡路里限制 KD 的抗血管生成作用會比大部分已知的抗血管生成藥物療法來的更優質，這些藥物療法，包括那些同時施予多重抗血管生成藥物的相關節奏應用（metronomic applications）療法。DER 會針對整個腫瘤微環境來產生作用。

基於我們的發現，對癌症領域仍持續以有毒性的抗血管生成藥物來治療癌症病患讓人感到驚訝，包括貝伐單抗與西地尼布，這些藥物只顯現出邊際效果，而且看似會增強腫瘤細胞的侵入性行為。相較於針對血管生成並同時產生副作用與增加腫瘤細胞侵入的貝伐單抗（癌思停），DER 會針對血管生成卻同時改善整體健康與抑制腫瘤細胞侵入。腫瘤醫生是要以只有邊際效果的毒性藥物來針對血管生成治療比較好，還是以例如 DER等有良好效果非毒性代謝策略來治療會比較好呢？這是應該要思考一下的問題。

表 17.2　DER 對於 CT-2A 與 EPEN 老鼠大腦腫瘤與 U87-MG 人類大腦腫瘤中血管分布與細胞凋亡生物標記的影響。

| 腫瘤 | 飲食 | MVD | 細胞凋亡指數 % | 增生指數 % | IGF-1（ng/ml） | VEGF（pg/ml） |
|---|---|---|---|---|---|---|
| CT-2A | AL | 24.3±1.4 (5) | 3.7±0.4 (5) | 71±3 (5) | 273±63 (12) | 118±17 (5) |
|  | DR | 10.3±3.1*(5) | 8.1±1.2*(5) | 68±2 (5) | 170±29*(17) | 80±17*(5) |
| EPEN | AL | 7.7±2.4 (6) | 3.4±0.9 (6) | 48±3 (3) | 149±19 (4) | 86±19 (4) |
|  | DR | 3.6±1.2*(5) | 8.1±2.9*(5) | 43±2 (3) | 77±44*(4) | 94±43 (4) |
| U87-MG | AL | 51.0±9.4 (7) | 0.9±0.1 (3) | 85±5 (3) | 370±134 (5) | 136±22 (5) |
|  | DR | 28.3±3.3*(3) | 3.7±1.8*(3) | 65±5*(3) | 158±25*(6) | 100±8*(7) |

如同我們所描述的，動物以「任意探食」（AL）或 DER（DR）來餵食。所有的數值以信賴區間 +95% 平均數來表示。每一個測量與統計的細胞描述在參考資料第 31 條。要確定微血管密度（MVD），我們平均了每一個高功率場的每一個腫瘤切片中三個熱點區域的 Factor VIII-陽性微血管。細胞凋亡指數是以 TUNEL 測定來判定。以增生細胞核抗原（proliferating cell nuclear antigen，PCNA）來判定增生指數。括號中的數字代表所分析的獨立腫瘤組織樣本的數量。來自 DR 組的數值與 AL 組的數值有 p<0.05 或 p<0.01 的差異。由變數的分析所所決定。修正自慕克吾等人的表 1。

## 🫐 飲食能量縮減會針對異常腫瘤血管

相較於正常微環境，腫瘤微環境中的血管結構與功能是不同的。布赫維茲（Puchowicz）等人顯示飲食誘發的生酮作用會提高正常老鼠大腦中的微血管密度。相對於正常組織的血管分布，腫瘤血管會表現出漏洩與未成熟（缺乏外被細胞平滑肌鞘（pericyte smooth muscle sheath））。**DER會減少腫瘤中的異常血管分布**（圖 17.9）。我之前大學部的學生伊凡‧烏立茲（Ivan Urits）最近發現，**DER 會增強在腫瘤血管分布中的 α-平滑肌肌動蛋白**（α-smooth muscle actin，α-SMA）的表現。當時我還在撰寫這本書時，尚無法取得伊凡研究裡的美麗圖像，但我鼓勵讀者從原始發表論文中去檢驗這個圖像與數據。**α-SMA 是血管成熟化與完整性的標記**。血管完整性的重置應該會減少源自血管漏洩的局部發炎。因此，DER 對腫瘤血管的結構與功能有明顯的作用，進而降低腫瘤的生長。

腫瘤中血管成熟化的提高，能促進治療藥物的輸送，也可能將 microRNAs 輸送到腫瘤中。對於這個預測我們的支持發現，顯示 **KD-R 會提高 NB-DNJ（N-丙基脫氧野尻黴素，N-butyldeoxynojirimycin）的大腦運輸，NB-DNJ 是一種小型的亞胺基糖分子**（imino sugar molecule），會抑制神經節苷脂的生物合成。因此，DER 或限制型 KDs 會針對異常腫瘤血管，並同時增強正常血管分布的形成。我發現這點是很奇妙的，而且對治療應用來說，可能非常重要。

## 🫐 飲食能量縮減有促細胞凋亡性

除了減少腫瘤血管分布之外，我們也發現 DER 會藉由細胞凋亡機制來殺死腫瘤細胞。DER 所誘發的大腦腫瘤生長減少，也與 TUNEL-陽性細胞的提升（細胞凋亡）有關（表 17.2 與圖 17.7 與 17.8）。**TUNEL 是「末端脫氧核苷酸轉移酶調解的脫氧尿苷三磷酸生物素切口末端標記」**（terminal deoxynucleotidyl transferase-mediated deoxyuridine triphosphate biotin nick end labeling）的字首縮寫。在死於計畫性死亡或細胞凋亡的細胞中，DNA 會以一個特定的方式開始碎裂。

細胞凋亡的細胞死亡與壞死的細胞死亡不同，後者通常是與發炎有關。細胞凋亡的腫瘤細胞死亡對腫瘤微環境會比壞死的細胞死亡有較小的刺激，因為在細胞凋亡中的發炎比壞死來得少。這是重要的，因為許多癌症目前的標準治療，通常會牽涉到造成發炎與壞死細胞死亡的放射線治療與有毒性化療，如同我在圖 16.1 所顯示的一樣。這會導致組織壞死與發炎的大部分傳統癌症療法但還有不同的方式，以減少卡路里攝取的代謝療法，藉由細胞凋亡的細胞死亡來殺死腫瘤細胞。究竟是用有毒性的藥物來殺死腫瘤細胞比較好，還是用像是 DER 這種非毒性代謝療法來殺死腫瘤細胞比較好呢？我喜歡後面這個方法。

BAD（細胞死亡的 BCL2 促效劑）的磷酸化與去活性以及促凋亡蛋白 -9（procaspase-9），會部分調解 Akt（蛋白激酶 B）活化的抗細胞凋亡作用。BAD 會在葡萄糖耗盡下產生，並傳輸促細胞凋亡訊號。我同事傑若米·瑪爾許（Jeremy Marsh）與普爾納·慕克吉（Purna Mukherjee）發現，相較於對側性的正常大腦，BAD 在老鼠星狀細胞瘤中是結構性的磷酸化，並顯示 DER 會抑制 BAD 磷酸化，並提高促凋亡蛋白酶 -9/-3 的分裂。BAD 會藉由抗細胞凋亡蛋白 Bcl-2 與 Bcl-xL 的去活化來形成異二聚體以刺激細胞凋亡。已知 DER 在實驗性癌中會減少 Bcl-2 與 Bcl-xL 的表現，並增加 Bax、Apaf-1、促凋亡蛋白 -9 與促凋亡蛋白 -3 的表現。

我們的研究顯示 DER 會藉由 BAD 磷酸化所調解的粒線體依賴細胞凋亡來抑制腫瘤生長。這些發現與 DER 在惡性星狀細胞瘤中，具有促細胞凋亡行為的證據一致，並支持 BAD 會協調葡萄糖 /IGF-1 衡平與誘發細胞凋亡的證據。我們的發現也顯示在缺乏 PTEN（磷酸酶與張力蛋白同源體，phosphatase and tensin homologue）/TSC2（結節性硬化症複合體 2，tuberous sclerosis complex 2）的 CT-2A 老鼠星狀細胞瘤中，葡萄糖供給減少與 IGF-1 表現，在抑制 Akt 與調解 DER 的促細胞凋亡作用中，扮演主要的角色（圖 17.11）。基於我們在老鼠上的廣泛研究以及細胞凋亡傳訊的普遍機

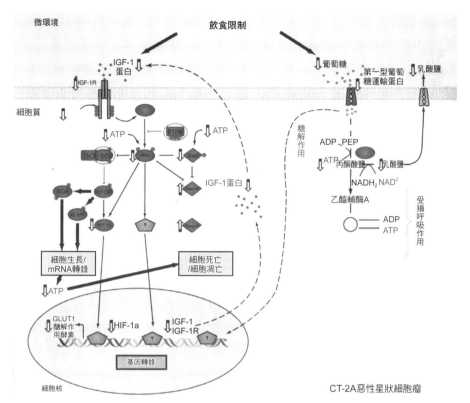

圖 **17.11**：遲發性 DER 減少葡萄糖與 IGF-1 代謝的建議機制。IGF-1 生成的減少會抑制經由 IGF-IR/Akt 路徑的傳訊，並導致由 BAD 的去磷酸化（在 S-136）與凋亡蛋白酶原 -9/-3 的斷裂所誘發的細胞凋亡路徑的活化。HIF-1α 與 GLUT1 的表現一部分受到 Akt 磷酸化程度的調控。因此，HIF-1α 與 GLUT1 的提高表現可能會提供保護來對抗細胞凋亡。DR 所誘發的 Akt 磷酸化的抑制會導致 HIF-1α 的轉錄與轉譯的減少，以及 GLUT1 表現的降低。我們認為在控制具轉移性彈性的 PTEN/TSC2- 缺乏的星狀細胞瘤時，DER 對於葡萄糖代謝的干擾在調解 DER 的拮抗作用扮演一個中心角色。更具體的說，惡性星狀細胞瘤中 PTEN 與 TSC2 表現的喪失會破壞對於 DER 誘發能量壓力的適應性。更甚者，一部分因為 PTEN 與 TSC2 抑瘤者的喪失而使得 CT-2A 在 DER 下無法關閉蛋白質合成，也可能造成因為 ATP 加速耗盡下的 DER 誘發細胞死亡。有著綠色背景的形狀代表細胞質中的訊號傳導分子；有著紅色背景的五角形代表轉錄因子。向上箭頭代表表現的增加，而向下箭頭代表表現的減少。問好代表未知的轉錄因子（自分泌（autocrine，A）/ 旁分泌（paracrine，P）與內分泌（endocrine，E））。來源：參考資料第 77 條授權重印。見彩色插頁。

制，我相信全身性的能量限制也會提高大部分惡性人類腫瘤的細胞凋亡。

　　DER 的促細胞凋亡作用大部分來自多數腫瘤依賴生長的醣解作用能量的減少。DER 會藉由耗盡能量供給，與藉由葡萄糖耗盡來產生腫瘤特定的氧化壓力，殺死腫瘤細胞。相對於在腫瘤細胞中產生氧化壓力，DER

會藉由酮體的升高，來減少正常細胞的氧化壓力。**因此腫瘤醫生最好是用有毒性的藥物來治療病患，還是考慮諸如 DER 等非毒性療法較適宜呢？我認為那些會留心自己疾病的腫瘤病患會想要加入這類的討論。**

認為腫瘤細胞會抗拒細胞凋亡的廣泛觀念，與我們的發現顯示 DER 會提高腫瘤細胞細胞凋亡是不一致的。腫瘤細胞對細胞凋亡的抗性大部分來自葡萄糖與麩醯胺酸發酵作用的提高。牽涉到 c-Myc、HIF-1 $\alpha$ 等代謝路徑的上調，會抑制細胞凋亡。也就是如果來自醣解作用的能量減少，那許多腫瘤細胞將會因災難性的能量故障，進而導致死亡或生長受阻。一旦腫瘤細胞的葡萄糖與麩醯胺酸供給受到限制，它們就無法生長。事實上，由內瓦（Yuneva）認為腫瘤細胞依靠葡萄糖與麩醯胺酸存活的依賴性，是癌症的**「阿基里斯的腳腫」（Achilles heel──意指「致命的弱點」）**。我同意內瓦博士的普遍評估。並在第十八章對這點提供更多的說明。

DER 是一種簡單的自然程序，能針對腫瘤醣解作用而不會對正常細胞產生毒性。限制型 KD 也能減少麩醯胺酸對腫瘤的供給，因為酮體與 KD 會加速麩醯胺酸從大腦排出。最近的研究也顯示，會提高血液酮體的酮酯飲食也能減少大腦麩胺酸鹽與麩醯胺酸，同時降低食物攝取與血糖濃度。來自南佛羅里達大學的多明尼克・達戈斯蒂諾也在評估**新酮酯配方與腫瘤生存力的作用**。我的看法是以酮酯來補充 DER，會是針對大範圍癌細胞種類能量代謝的一種簡單無毒性的療法。

## 🫐 飲食能量縮減有抗發炎性

發炎不僅會誘發腫瘤形成也會驅動腫瘤進程。發炎會損壞 OxPhos，而這是許多癌症的起源（第十章）。**核因子 kappa B**（nuclear factor kappa B，NF-$\kappa$B）是大部分負責提高組織發炎的轉錄因子。磷酸化與 NF-$\kappa$B 的活化會導致許多基因的轉活化（transactivation），包括那些編碼的**還氧合酶 -2**（cyclooxygenase-2，COX-2）與**同種異體發炎因子 -1**（allograft inflammatory factor-1，AIF-1），**這兩者都是在腫瘤微環境中**

**由發炎與惡性癌細胞所表現出來。**活化的 NF-κB 會移位（translocate）到細胞核與 DNA 結合，然後活化一些促發炎分子，包括 COX-2、腫瘤壞死因子 alpha（tumor necrosis factor alpha，TNF-α）、介白素（interleukin，IL）-6、IL-8 與基質金屬胜肽酶（Matrix metallopeptidase 9，MMP-9）。COX-2 則會加強發炎與促進腫瘤細胞存活。

我同事普爾納・慕克吉與前大學學生提爾南・摩爾魯尼（Tiernan Mulrooney）發現相較於對側性正常大腦組織，NF-κB 的 p65 次單元，在老鼠星狀細胞瘤中的表現是結構性的。NF-κB 也會活化粒線體的麩醯胺酸酶，它會將麩醯胺酸水解成麩胺酸鹽。麩胺酸鹽被作為腫瘤生長的一種能量代謝物，當被分泌出來時會提高腫瘤進程。NF-κB 活化的抑制會藉由麩醯胺酸代謝的抑制，而一部分減少快速腫瘤生長與進程。由於由 NF-κB 調解的發炎常見於大部分的惡性癌症中，能減少 NF-κB 表現的任何療法在治療癌症上應該都會有效。這回答了 NCI 挑戰性問題第五題（http://provocativequestions.nci.hih.gov）。

普爾納與提爾南顯示在 CT-2A 腫瘤中，DER 會減少 NF-κB 依賴基因 COX-2 和 AIF-1 磷酸化與轉錄活性程度。AIF-1，也稱為 Iba1，是一種 17-kDA 的蛋白質與鈣質結合分子，其牽涉到細胞活化與細胞週期進程。AIF-1 的表現是活化 NF-κB 的一種已建立促發炎基因產物，在人類細胞與組織中會被發現，例如巨噬細胞、小神經膠質細胞、胸腺、肝臟、肺與侵入性惡性神經膠質瘤的次型。他們也顯示 DER 會減少 NF-κB 下游的促發炎標記的表現，例如巨噬細胞發炎蛋白 -2（macrophage inflammatory protein-2，MIP-2）。支持這些描述的證據顯示在圖 17.12 與 17.13 中。整體來說，他們顯示 NF-κB 發炎路徑在老鼠星狀細胞瘤中是結構性的被活化，而卡路里限制會針對這個路徑與發炎來產生作用。基於圭多・法蘭佐索（Guido Franzoso）與其同事的發現來說，這是有趣的，他們的發現顯示低葡萄糖對 NF-κB 表現的抑制，在細胞能量衡平中扮演一個重要的角色。由於在 CT-2A 卡路里限制的抑制作用，與限制型 KD 的抑制作用類似，我推測能減少葡萄糖與提升酮體的任何代謝療法，將能藉由類似路徑針對

腫瘤發炎產生作用。

據我所知沒有任何腫瘤藥物能同時針對發炎與血管生成，並同時藉由細胞凋亡機制來殺死腫瘤細胞。曼托瓦尼（Mantovani）與其同事最近審閱了發炎在癌症的發起與進程中所扮演的角色。他們在評論的第 442 頁中所提出的第十問題問到：「在癌症病患身上，針對癌症相關發炎來發揮作用的最佳方法是什麼？」這是最難的一道題目。我們在老鼠的研究結果對這個問題提供了一個正確且簡單的答案。會針對多重發炎生物標記的 DER 是針對癌症相關發炎最簡單且最佳的方法。懷德赫（Weindruch）的團隊也顯示能量限制是針對微環境中發炎最簡單的方法。

腫瘤醫生與癌症病患應該要知道只喝水的**療癒性斷食**，是減少微環境中發炎的一個方法。這個治療策略可以在斷食之後，以卡路里限制 KDs 或模擬 CR 作用的藥物來延續（第十八章）。當 KD-R 也能與針對能量代謝的藥物共同施行時，這個方法的治療效果甚至會更引人注目（以下討論）。

## 針對晚期癌症的能量代謝

雖然許多研究顯示 DER 在腫瘤植入不久便啟動之下，會減少腫瘤進程，沒有太多的研究評估過 DER 在腫瘤已屬於晚期並高度發炎與血管化後的影響為何。佩頓·勞斯顯示餵食不足能減緩植入老鼠的晚期皮下腺癌（subcutaneous adenocarcinoma）（圖 17.7）。我們也顯示晚發型 DER（也就是 DER 在腫瘤植入後十天才啟動，而非植入後二至三天）能減少大型腫瘤的生長（圖 17.14）。晚發型 DER 也能延緩惡性進程與大幅度延長老鼠的存活率。這些作用與代謝生物標記的改變有關，包括血糖與乳酸鹽濃度（圖 17.15）。我們顯示這些生物標記的表現與 IGF-1/Akt/HIF-1$\alpha$ 傳訊路徑的下調有關。我們發現強調讓星狀細胞瘤的抗細胞凋亡表型能發生的 IGF-1/Akt/HIF-1$\alpha$ 傳訊路徑的重要角色，並顯示 DER 能針對這個傳訊路徑發揮作用。癌症藥物產業的癌症控制目標之一就是針對 IGF-1/Akt/HIF-1$\alpha$ 傳訊路徑。而我們的結果顯示 DER 能針對這個路徑而且不需要

使用昂貴、有毒的癌症藥物。

DER 會減少丙酮酸鹽激酶異構物 M2（pyruvate kinase isoform M2，PKM2），它會藉由醣解作用調控 ATP 生成。雖然 PKM2 之前被認為是導致瓦爾堡效應的原因，拉爾瑟爾（Ralser）與其同事的最近研究顯示，並非如此。拉爾瑟爾的研究描繪了來自相同組織的腫瘤細胞與正常細胞之間，能量代謝比較的重要性。根據我前幾章所呈現的大量資訊，現在很清楚的是瓦爾堡效應是源自粒線體呼吸作用不足，如同瓦爾堡當初預測的一樣。大部分理性的研究人員會逐漸了解腫瘤細胞中所看見的大部分基因與代謝缺陷，都是直接或間接與呼吸作用不足下的補償性發酵作用有關。

DER 誘發的醣解作用減少與循環葡萄糖與乳酸鹽濃度以及 HIF-1α 與第一型葡萄糖運輸蛋白（type 1 glucose transporter，GLUT1）有關。這些減少也與 IGF-1/Akt 路徑的傳訊減少有關。醣解作用能量的減少會增加腫瘤細胞中與 ROS 相關的細胞死亡，並同時減少 ROS 在正常細胞中的濃度。在低葡萄糖下正常細胞會轉換以酮體來獲得能量。酮體代謝會減少正常細胞中的 ROS 生成，且是具有神經元保護性的。在能量壓力下，DER 會減少腫瘤代謝所需主要燃料（葡萄糖）的供給，同時提高正常細胞維持能量衡平所需主要燃料（酮體）的供給。

## 🫧 正常細胞與腫瘤細胞對於能量壓力的差別反應

在 AL 餵食情況下星狀細胞瘤細胞的 GLUT1 表現會比正常腦細胞明顯高許多。未限制的食物供給會維持高血糖，增強腫瘤生長（圖 17.16）。在 AL 餵食情況下星狀細胞瘤的 GLUT1 表現比在 DER 下來得高。DER 會下調腫瘤組織中的 GLUT1 表現。相對於腫瘤細胞，DER 會上調正常組織中的 GLUT1 表現。這些發現顯示在正常細胞與腫瘤細胞中 GLUT1 對葡萄糖供給的表現是相反的。如果腫瘤細胞比正常細胞更有合適性或更有適應性的話，那 GLUT1 在 DER 下的表現可預期會在腫瘤細胞中比在正常細胞中來的高，因為葡萄糖變得稀少了。然而，事實上腫瘤細胞所表現

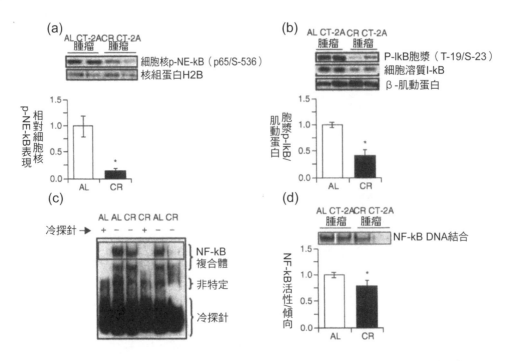

圖 17.12：卡路里限制（CR）對於 CT-2A 老鼠星狀細胞瘤的 NF-kB 表現與活化的影響。磷酸化 NF-kB（p65）的細胞核表現（a）；以西方墨點法（Western blot）分析的磷酸化 IkB 與總 IkB 的細胞溶質表現（b）。以凝膠電泳位移測定（electrophoretic mobility shift assay，EMSA）所評估的 CT-2A 星狀細胞瘤活化 NF-kB 的 DNA 啟動子結合活性（c 與 d）。長條圖顯示磷酸化與所示組織的細胞核或細胞質萃取物中標準化到所預定的加載控制總蛋白質的平均相對表現（a 與 b）。數值以 4 至 5 個獨立組織樣本 / 組的標準化平均數 +-SEM 來表示。星號代表 CR 數值比 AL 數值有 p<0.05 的明顯較低（學生的 t 測試）。每一種組織種類顯示 2 個代表性樣本。（c）在 AL 與 CR 條件下 CT-2A 的細胞核萃取物中活化 NF-kB 的 DNA 促發炎基因啟動子結合活性程度的評估。（d）在 AL 與 CR 餵食下 CT-2A 星狀細胞瘤中 NF-kB 的核萃取物中的活化 NF-kB 的 DNA 啟動子結合活性程度。每一種組織種類顯示兩個代表性樣本。這些發現代表 CT-2A 星狀細胞瘤在與正常大腦主質比較下顯示出 NF-kB 的組成性表現，且 CR 會減少 NF-kB 活性與隨後的 DNA 與目標啟動子的結合。總結來說，卡路里攝取的減少會針對 NF-kB 調解的發炎發揮作用。來源：參考資料第 21 條授權重印。

的是剛好相反。

　　這些發現顯示正常細胞與腫瘤細胞對能量壓力有差別性的反應。藉由在 DER 下，上調 GLUT1，使正常細胞比腫瘤細胞更能取得所剩無幾的葡萄糖。再加上它們代謝酮體的能力，會讓正常細胞在能量壓力下比腫瘤細胞更具有合適性。正常細胞演化成能在能量壓力的情況下存活與維持能量衡平。呼吸作用不足與基因組不穩定，讓腫瘤細胞比正常細胞更不具合適性。呼吸作用不足讓腫瘤細胞需要依賴發酵作用來存活與生長。葡萄糖供給的減少會針對醣解作用。我們的數據顯示腫瘤細胞沒有比正常細胞更具合適

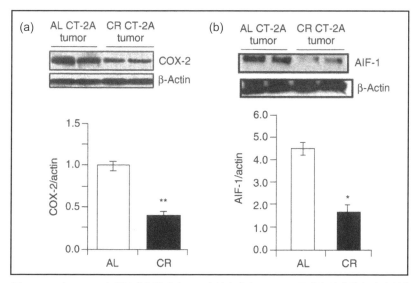

圖 **17.13**：在 CT-2A 老鼠星狀細胞瘤中 CR 會減少發炎。CT-2A 星狀細胞瘤的細胞溶質萃取物中的還氧合酶 -2（COX-2）（a）與同種異體發炎因子 -1（AIF-1）（b）。COX-2 與 AIF-1 都有被報告為活化 NF-kB 的下游促發炎基因產物效應器。長條圖顯示 CT-2A 腫瘤中所示蛋白質標準化到 β-actin 的平均相對表現（a 與 b）。數值以 4-5 個獨立組織樣本 / 組的標準化平均數 +-SEM 來表示。星號代表 CR 腫瘤中的數值比 AL 腫瘤中的數值有 p<0.05 與 p<0.001 的明顯差異（學生的 t 測試）。每一種組織種類顯示兩個代表性樣本。總結來説，卡路里攝取減少會一部分藉由 COX-2 與 AIF-1 的作用來針對 NF-kB 調解的發炎發揮作用。來源：參考資料第 21 條授權重印。

性，尤其當環境中發酵作用所需的代謝燃料受限時。我們的發現並不支持一貫堅持認為腫瘤細胞是比正常細胞更強壯、更堅韌與更有優勢的看法。

　　IGF-1 表現的減少對依賴醣解作用的腫瘤細胞來說是致命的，但對正常細胞確實無害的。最近的研究顯示飲食能量限制會提高單磷酸腺苷激酶（adenosine monophosphate kinase，AMPK），其會誘發依賴醣解作用星狀細胞瘤細胞的細胞凋亡，但是會保護正常腦細胞不會死亡。這是額外的證據顯示，當在能量壓力下腫瘤細胞比正常細胞更居劣勢。綜觀所述，這些發現進一步描繪了從葡萄糖到酮體的能量代謝轉變，會保護有正常呼吸功能的正常細胞，並同時針對有基因瑕疵與呼吸作用受損的腫瘤細胞產生作用，但腫瘤醫生與癌症病患知道這些嗎？

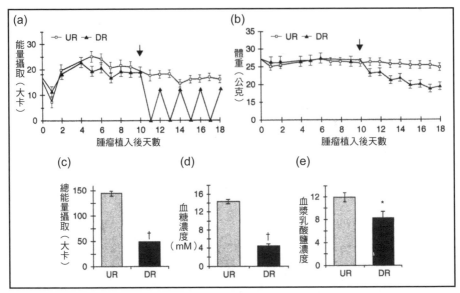

圖 **17.14**：DR 對於晚期大腦腫瘤生長能量生物標記的影響。帶有 CT-2A 星狀細胞瘤老鼠的能量攝取（a與c）、體重（b）、血糖（d）與血漿乳酸鹽濃度（e）。腫瘤與第0天植入顱內。所有的老鼠以「任意採食」餵食 10 天後分離到未限制（UR）與 DR 組（n= 每組 9 隻老鼠）。DR 在第 10 天啟動（箭頭，a 與 b）而所有的老鼠在腫瘤植入後 18 天犧牲。（c）第 10 天到第 18 天每隻老鼠的平均總能量攝取。樣本大小為每組 8-9 隻老鼠；SEM。在（c）到（e）中，DR 組的數值比 UR 組的數值明顯的較低；*p<005；P<0.005，學生的 t 測試。來源：參考資料第 77 條授權重印。

## 🦋 實驗性神經膠質母細胞瘤中飲食能量縮減具有抗侵入性

　　惡性腫瘤的高度侵入性與轉移性本質讓大部分傳統療法很難治療它。當 VM-M3 生長在老鼠大腦中時，腫瘤是具有高度侵入性的。與人類神經膠質母細胞瘤細胞類似，VM-M3 細胞具有高度轉移性，尤其在細胞能接觸到額外的神經部位時。大腦中 VM-M3 的侵入性行為與在人類多形性神經膠質母細胞瘤中所看見的類似，且被認為是這個疾病優良的自然模型。雖然限制型 KD 在治療孩童與成人的侵入性腦癌上有效果，但很少研究去評估卡路里或飲食縮減對老鼠身上侵入性腦癌的治療效果。

　　許多惡性人類大腦腫瘤的侵入性特質遵循「舍雷爾的二級結構」（secondary structures of Scherer），其包括瀰漫性實質侵入（diffuse paren-

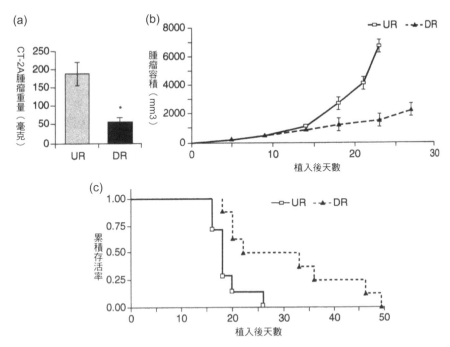

**圖 17.15**：DR 對於晚期大腦腫瘤生長與存活的影響。DR 對於帶有 CT-2A 老鼠中腫瘤生長與存活的影響。帶有 CT-2A 星狀細胞瘤老鼠的顱內腫瘤重量（a）、皮下腫瘤容積（b）與 Kaplan-Meier 存活分析（c）。（a）的條件與圖 17.14 相同。對於（b）與（c），CT-2A 腫瘤組織在第 0 天以皮下注射的方式植入以及 DR 於第 14 天當腫瘤容積大約 1000 mm3 時開啟。相較於 UR 餵食控制組，DR 組的皮下 CT-2A 腫瘤容積從第 18 天到第 22 天明顯的較低（p<0.01，學生的 t 測試）且老鼠存活明顯較長（p=0.01，Kaplan-Meier 存活分析後執行對數等級檢定（log-rank test）。平均 CT-2A 腫瘤重量在 DR 組中比在 UR 組中明顯的較低。*p<0.005，學生的 t 測試。來源：參考資料第 77 條授權重印。

chymal invasion）、血管周圍的生長（perivascular growth）、軟膜下表面生長（subpial surface growth）與沿著白質管生長（growth along white matter tracts）。舍雷爾是一位德國病理學家，也是最先詳細描述原發性惡性大腦腫瘤細胞生長模式的人。我們顯示侵入性神經膠質母細胞瘤模型是就我們所知唯一會表現出完整舍雷爾二級結構的同基因大腦腫瘤（圖 17.17）。如圖 17.17 所示，DER 會減少 VM-M3 原發性腫瘤的侵入。

我們顯示以 CR 形式的 DER 會減少 VM-M3 腫瘤的大腦侵入（圖 18.18）。相較於在未限制控制老鼠中所觀察到的老鼠神經膠質母細胞瘤

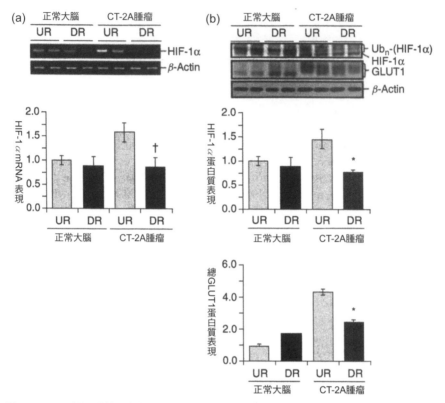

**圖 17.16**：DR 對於對側正常大腦與 CT-2A 星狀細胞瘤中 HIF-1α mRNA 表現（a）以及 HIF-1α 與 GLUT1 蛋白質表現（b）的影響。對側正常大腦與 CT-2A 中的蛋白質與 mRNA 表現是分別由西方墨點法分析與半定量 RT-PCR 來決定。DR 腫瘤的數值比 UR 腫瘤中的數值明顯的較低：*p<0.05；p<0.01，學生的 t 測試。結果顯示 DR 會下調腫瘤組織中的 HIF-1α 表現，但是不會下調正常大腦組織的。HIF-1α 會驅動腫瘤醣解作用，包括 GLUT1 的表現。結果也顯示 DR 會提高正常大腦組織中的 GLUT1 表現，但是卻會減少其在 CT-2A 腫瘤組織中的表現。如果腫瘤細胞比正常細胞更強壯、更堅韌與更有彈性，那在 DR 下腫瘤中的 HIF-1α 與 GLUT1 的表現應該比正常組織中來的較高。很明顯的這並非如此並顯示腫瘤組織比正常組織對於能量壓力是更容易受影響的。來源：參考資料第 77 條授權重印。

的瀰漫性與不明確邊界，生長在 DER 老鼠的腫瘤看起來就更密集、有較明確的邊界。DER 也會減少植入同側大腦半球的腫瘤細胞侵入到對側半球（圖 17.19）。雖然在 AL- 餵食控制老鼠的相反（對側）半球的所有區域都發現入侵的腫瘤細胞，但在食物限制組的對側半球中只發現軟膜下侵入（圖 17.20）。

在原發腫瘤中增生的腫瘤細胞（Ki-67- 陽性細胞）總比例與血管的總

數量，在 DER 治療的老鼠中比在餵食 AL 的老鼠中來的明顯的低，顯示減少攝取卡路里在這個腫瘤中也有抗增生與抗血管生成的作用（圖 17.21 與 17.22）。這些發現顯示 DER 會在大部分大腦中抑制腫瘤細胞的增生與侵入。考量到侵入是病患死亡的主要原因，我認為對那些使用 DER 療法來治療他們腦癌的病患，其存活率將會被提高。我在第十八章會針對這個提供更多的說明。

我們以 DER 療法在侵入性神經膠質母細胞瘤模型的研究中所獲得的發現，與那些以貝伐單抗治療的病患的結果相反。貝伐單抗看似會增強神經膠質瘤的侵入，也沒有減少 Ki-67- 陽性腫瘤細胞。而且我們在老鼠身上發現，在人類腦癌治療上，DER 是比貝伐單抗更有效的抗血管生成療法。尤其 DER 的治療效果，不像強效表皮生長因子受器（EGFR）抑制劑吉非替尼那樣，會產生腹瀉或其他副作用。相對的，DER 會加強整體健康。雖然 DER 減少侵入的分子機制尚未被完整描述，但這些發現顯示 DER 的抗侵入性特質大部分可能來自腫瘤細胞與腫瘤微環境中的腫瘤細胞增生、醣解作用、發炎與血管生成因子的減少。

## 🫐 生長部位與宿主對於腫瘤進程的影響

**腫瘤生長部位與宿主可能會影響 DER 對抗癌症的效果。**例如，我們發現 DER 會大幅度減少 PTEN 缺乏的惡性老鼠星狀細胞瘤以及有 P13K 活化的人類 U87-MG 神經膠質瘤的生長（圖 17.21）。DER 也能減少老鼠室管膜細胞大腦腫瘤（EPEN）的生長。當植入正位部位時，我們尚未發現任何大腦腫瘤對 DER 的生長抑制作用有抗性。

然而，我們在這些腫瘤上的發現與卡拉尼（Kalaany）及薩巴提尼（Sabatini）的發現有所不同，他們顯示當腫瘤生長在表現出糖尿病特徵的老鼠，也就是非肥胖型糖尿病 /SCID 老鼠的身上時，DR 在減少 U87-MG 與其他人類腫瘤上無效的（圖 17.23）。不同於卡拉尼與薩巴提尼的研究，我們是在正位部位（大腦）與在沒有糖尿病特徵老鼠上評估腫瘤生

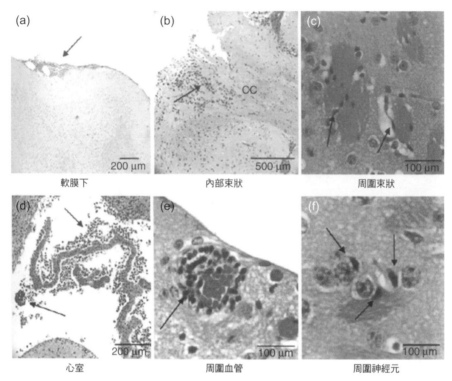

**圖 17.17**：以舍雷爾結構 VM-M3 神經膠質母細胞瘤細胞會在大腦中遷移。組織學分析（H&E）被用來確認腫瘤細胞的存在。顯示 VM-M3 腫瘤細胞沿著軟膜表面（箭頭，a）、胼胝體之內（CC，箭頭，b）、穿過紋狀體的有髓軸突（箭頭，c）、通過心室系統（箭頭，d）、在血管周圍（箭頭，e）與神經元周圍（箭頭，f）侵入。這些侵入途徑複製了定義侵入惡性大腦腫瘤的舍雷爾二級結構。VM-M3 腫瘤碎片或細胞如我們所描述的被植入大腦皮質。圖片以 100 倍（a）、50 倍（b）、400 倍（c）、200 倍（d）與 400 倍（e 與 f）顯示。箭頭指出含有腫瘤細胞的區域。來源：參考資料第 169 條授權重印。見彩色插頁。

長。如在第三章所述，不知為何研究人員會選擇在有糖尿病特徵的老鼠身上評估人類腫瘤生長。我在第三章中也提及，當生長在老鼠宿主時，人類細胞會表現出老鼠特定的脂質。這些發現顯示腫瘤植入部位與宿主的種類可能會影響 DER 對腫瘤生長的效果。研究人員需要比較並比對我們的發現與卡拉尼及薩巴提尼的發現，以利於判斷 DER 對實驗性腫瘤生長的效果。

　　腫瘤生物學上最正確的資訊是獲得自那些正位生長在同基因宿主的腫瘤模型，因為腫瘤與宿主的基因背景是相同的。雖然腫瘤在表現出糖尿病

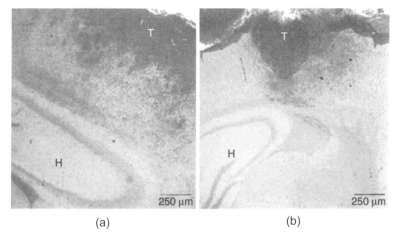

(a)　　　　　　　　　　　　　　　(b)

圖 **17.18**：卡路里限制會減少 VM-M3 GBM 細胞的瀰漫性侵入。如所述，含有已建立微環境的高度侵入性 VM-M3 腫瘤的小碎片被植入大腦皮質、固定、並以蘇木精與伊紅（H&E）染色。圖片以 50 倍顯示（T：腫瘤；H：海馬迴）。通過神經主質的腫瘤細胞侵入（暗藍色細胞）在 CR 餵食老鼠中（b）比「任意採食」餵食老鼠中來得少。腫瘤組織與正常大腦組織的界線在 CR 餵食老鼠中比在 AL 餵食老鼠中來的更清晰。結果顯示 CR 會減少腫瘤細胞侵入。來源：ASN Neuro 授權重印。見彩色插頁。

特徵老鼠身上的確生長的很好，但我認為最好是使用沒有這些特徵表現的老鼠宿主，尤其是與能量代謝有關的特徵會受到檢驗時。

## 🫐 飲食能量縮減對於抗癌療法的意義

　　我們在老鼠大腦腫瘤的發現與那些以食物攝取以及體重減少，配合抗血管生成或抗癌療法的活體研究有所關聯。例如，如果一種新的抗血管生成藥物在實驗受試者身上，同時減少體重與腫瘤生長，那研究人員必須先證明血管生成的作用程度是具體來自藥物而非 DER。坦南鮑姆與穆克吉先前的研究顯示，會出現附隨性食物攝取或吸收限制的腫瘤療法所產生的腫瘤，在生長上的改變可能會被誤認為是主要作用所導致的。

　　在評估新癌症藥物中納入合適的控制組的重要性，是不可言喻的。這一點在厄文‧艾普斯坦博士（Dr. Ervin Epstein）於 2011 年佛羅里達州奧蘭多市的 AACR 年度會議上的簡報中，被忽略了。艾普斯坦博士提及味

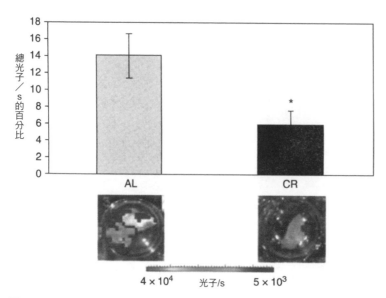

圖 17.19：CR 會減少 VM-M3 與 GBM 細胞從大腦半球一側侵入到另一側。如所述以 VM-M3/Fluc（表現出螢火蟲螢光素酶基因作為生物發光偵測）腫瘤碎片植入。每一個大腦半球在 huotiwai 做生物發光造影。每一個半球的生物發光再被合在一起來取得每一個大腦的總生物發光數值（光子 /s）。對側半球的數據再被表示為總大腦光子 /s 的百分比。數值代表每一組 9 至 10 隻老鼠的平均數 +-SEM。所顯示的是代表性的生物發光圖片。星號顯示 CR 數值比 AL 控制組數值以雙尾學生的 t 測試下有 p<0.05 的差異。結果顯示以 CR 形式的飲食能量限制會減少半球間的侵入。來源：參考資料第 172 條授權重印。見彩色插頁。

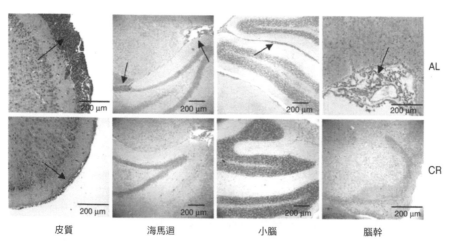

圖 17.20：卡路里限制對於 VM-M3/Fluc 腫瘤細胞向對側半球侵入的影響。如所述以 VM-M3/Fluc 腫瘤碎片植入。組織學分析（H&E）用來確認在 AL（上排）與 CR（下排）下大腦皮質（200 倍）、海馬迴（100 倍）、小腦（100 倍）與腦幹（200 倍）中腫瘤細胞的存在。結果顯示 CR 會減少 VM-M3 細胞在大腦的侵入。箭頭顯示腫瘤細胞的存在。每一組中至少有三份樣本倍檢驗。來源：參考資料第 172 條授權重印。見彩色插頁。

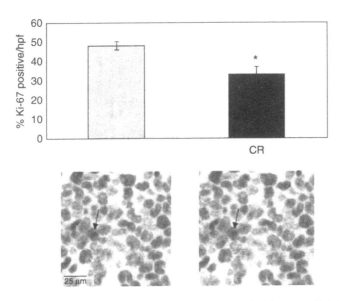

**圖 17.21**：CR 會減少 VM-M3 神經膠質母細胞瘤的細胞增生。Ki-67 染色是細胞增生的生物標記。組織切片中的 Ki-67- 陽性腫瘤細胞的定性與定量分析以所述的方式評估。Ki-67- 陽性腫瘤細胞在高度放大下的三個獨立區域中計數並平均成每一份樣本一個單一數值。數值代表每一組三個獨立樣本的平均數 +-SEM。星號顯示 CR 組的數值與 AL 控制組的數值以雙尾學生的 t 測試下有 p<0.05 的差異。所顯示的是代表性的免疫組織學切片。圖片以 400 倍呈現。Ki-67- 陽性細胞以棕色與箭頭顯示。來源：參考資料第 172 條授權重印。欲檢視彩色版，請參訪：ftp://ftp.wiley.com/public/sci_tech_med/cancer_metabolic_disease。

覺喪失或失調（味覺障礙，dysgeusia）、肌肉痙攣與體重流失，是以新刺蝟蛋白抑制劑 GDC-499 來治療非黑色素瘤皮膚癌患者身上常見的副作用。因此有 20% 的受治療病患因副作用的緣故而停止施用 GDC-499。治療的結束與體重增加及腫瘤復發有關。因為在研究設計中並沒有味覺障礙、肌肉痙攣與體重流失的控制組，因此所觀察到的治療效果是源自 GDC-499 或藥物的副作用目前依舊是未知的。如果對副作用的所有合適控制組都被納入實驗設計中，FDA 會批准多少癌症藥物呢？

　　凱貝爾與其同事也強調類似的問題，在他們提及許多抗腫瘤藥物可能也會有「附帶的」抗血管生成作用時。而我們認為任何會減少腫瘤生長並同時減少食物攝取與體重的癌症療效，可能有一部分是來自 DER 的抗血管生成作用。但仍需要確認是那些有毒性癌症藥物的療效，有多少是來自

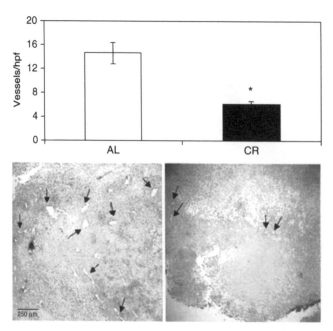

**圖 17.22**：CR 會減少原位生長在同基因 VM 宿主的 VM-M3 神經膠質母細胞瘤的血管分布。如所述，血管以 Factor VIII 抗體染色。血管在高度放大下的三個獨立區域中計數並平均成每一份樣本一個單一數值。數值代表每一組三個獨立樣本的平均數 +-SEM。星號顯示 CR 組的數值與 AL 控制組的數值以雙尾學生的 t 測試下有 p<0.05 的差異。所顯示的是代表性的免疫組織學切片。圖片以 100 倍呈現。血管以箭頭顯示。結果顯示 CR 會減少 VM-M3 神經膠質母細胞瘤的血管生成。來源：參考資料第 172 條授權重印。見彩色插頁。

藥物的主要作用，或來自 DER 與體重流失的次要作用。

　　在新實驗藥物分析中同時納入配對餵食（pair-fed）控制組與積極體重控制組，能協助區別藥物的特定作用與 DER 的非特定作用。我們發現老鼠需要二天的完整飢餓下才能讓積極體重控制組的體重流失，與注射替莫唑胺（temozolomide）（100 mg/ 公斤）老鼠的體重流失相同（穆克吉與西佛里德，未發表觀察）。由於一些藥物會減少食物吸收，積極體重控制組必須與配對餵食控制組一同評估。然而不幸的是許多新癌症藥物或療法的科學報告，並沒有納入所有用來區別特定與非特定作用所必需的控制組。這是讓人很不安的。

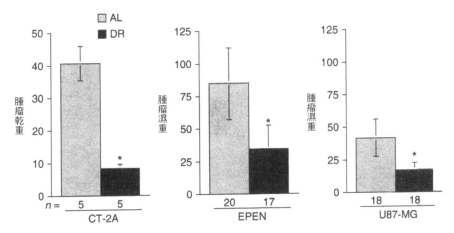

**圖 17.23**：飲食能量限制（DR）會減少實驗性老鼠與人類大腦腫瘤的顱內生長。DR 在腫瘤植入後 24 小時啟動並持續 15 天。數值表示為平均數在 95% 信賴區間，n= 每一組中被檢驗的帶有腫瘤老鼠的數量。星號顯示 DR 組的腫瘤重量比控制組的腫瘤重量有 p<0.01 的明顯減少。來源參考資料第 31 條授權重印。

## 🖱 針對葡萄糖

　　飲食能量限制會具體針對 IGF-1/Akt/HIF-1α 傳訊路徑，該路徑是造成許多癌症特徵的基礎，包括細胞增生、細胞凋亡的迴避與血管生成（圖 17.11 與表 17.2）。DER 也會導致調控醣解作用的多重基因與代謝路徑的同時下調，這很重要，因為許多腫瘤細胞的快速生長與存活需要醣解作用的提高。此外，腫瘤的亞群會繼承或取得 TCA 循環基因中的突變，這些突變可預期的會限制 TCA 循環的功能，因此提高這些腫瘤對醣解作用的依賴性。有這類突變的腫瘤在藉由 DER 治療時，會特別的脆弱。因此，DER 可以被當作是抑制腫瘤的一種大範圍無毒性代謝療法。不曉得為什麼許多腫瘤醫生無法理解這個概念。

　　除了 DER 之外，會針對需氧醣解作用或腫瘤細胞能量代謝的許多小分子也正在被考慮作為新的腫瘤療法。這些分子包括：

　　① 2- 去氧葡萄糖（2-deoxyglucose，2-DG）

　　② 氯尼達明（lonidamine）

③ 3- 溴丙酮酸（3-bromopyruvate，3-BP）

④ 伊馬替尼（imatinib）

⑤ 羥基硫胺素（oxythiamine）

⑥ 6- 胺基菸鹼醯胺（6-aminonicotinamide）

⑦ 二氯乙酸鹽（dichloroacetate）

⑧ 白藜蘆醇（resveratrol）

　　桑沃與其同事的評論，對能用來針對腫瘤醣解作用的許多藥物提供了一份概述。但是毒性會是個問題，因為這些複合物的有些會針對醣解作用或核苷酸合成之外的方式，還需要使用高劑量才能在活體中達到療效。例如，作為多發性骨髓瘤治療的「紅酒」藥物白藜蘆醇的一種重組（refor-mulation）藥物，因為會導致某些病患出現腎衰竭而被停止。這是很不幸的，因為白藜蘆醇本身有許多健康益處，能延壽、降低發炎與協助降低血糖。

　　雖然 CR 模擬物（mimetics）能有效降低血糖濃度，需要進一步的研究來確認它們對酮體的影響，酮體會在低血糖的情況下保護正常細胞代謝。這對大腦尤其重要，因為大腦的正常功能高度仰賴葡萄糖的供給。如果針對葡萄糖卻沒有以酮體作為補償性燃料，那大腦損傷將會發生。就像我們以 2-DG 所顯示的，應該可以使用 CR 模擬物與限制型 KD 的組合來有效針對腫瘤細胞並將之殺死。在低血糖下酮體會保護大腦。西奧羅（Ciraolo）等人在狗身上使用一種類似代謝方法，來讓無法利用脂肪衍生燃料的癌細胞陷入飢餓。我在第十八章會討論更多這些問題。

## 🫐 二甲雙胍

　　二甲雙胍（庫魯化錠，Glucophage）是一種在第二型糖尿病患治療時廣為使用的降血糖藥物。其作用的確實機制目前仍然不明，但瑪麗亞・米黑洛娃（Maria Mihaylova）與魯本・蕭（Ruben Shaw）卻在最近發現，二甲雙胍藉由針對肝臟中的組蛋白去乙醯酶 IIa 型（class IIa histone deacetylases）來

降低血糖濃度。由於其有降低血糖濃度的能力，二甲雙胍也被考慮使用在治療腫瘤細胞葡萄糖供給上。除了抑制葡萄糖新生作用之外，二甲雙胍也會像胰島素的運作一樣，促進細胞的葡萄糖吸收。但是腫瘤細胞中的葡萄糖運輸蛋白是被上調的，而二甲雙胍的副作用之一是乳酸中毒（lactic acidosis）。乳酸鹽是產生自醣解作用，醣解作用則會驅動腫瘤生長。因此有可能二甲雙胍在某些癌症病患上會提高腫瘤細胞醣解作用。

克拉菲（Claffey）與其同事顯示二甲雙胍對原發性乳癌（來自 Balb/c 老鼠的三倍 - 陰性 66c14 腫瘤細胞）只有邊際效果，但對腫瘤細胞從脂肪墊向肺部的轉移性擴散上，沒有明顯的作用。因此我們在嘗試要降低血糖濃度時，同時在以 CR（40%）治療的腫瘤老鼠上施以二甲雙胍（未發表結果）。我們發現當二甲雙胍與 CR 一起施行時，老鼠變得嗜睡看起來不健康。這些症狀與乳酸中毒一致，但尚未確認。

我們也認為完全關閉葡萄糖新生作用並非一件好事，因為葡萄糖對 CNS 功能很重要。由於不可接受的毒性，我們停止在 DER 下的腫瘤老鼠身上施以二甲雙胍。但當獨立施行在 AL- 餵食老鼠上時，二甲雙胍對大腦腫瘤生長沒有明顯的影響。換句話說，我們在以二甲雙胍治療大腦腫瘤老鼠的發現與菲尼克斯（Phoenix）與其同事最近在乳癌上的發現類似。雖然二甲雙胍在降低糖尿病與肥胖患者身上的極高血糖濃度會有效果，但不確定二甲雙胍是否對病患身上的大腦腫瘤生長會有效果。以我個人來說，我會避免使用二甲雙胍作為癌症療法，直到有更多以轉移性與高度侵入性癌症老鼠所執行的臨床研究出現為止。

相對於二甲雙胍，體抑素（somatostatin）可能在降低癌症病患血糖濃度又不產生毒性方面會更有效果。體抑素會針對升糖素而自然的降低血糖濃度。但需要進一步的研究來評估體抑素的治療作用，尤其是與 KD-R 合併施行的時候。

# 限制型生酮飲食（KD-R）與 2- 去氧葡萄糖（2-DG）的協同相互作用

　　雖然 DER 在減少腫瘤生長與侵入上有效果，但這個治療方法本身不太可能會完全根除所有種類的惡性癌症。我相信代謝飲食療法也能在針對葡萄糖能量代謝的藥物合併時效果增強。對於我的假設的支持來自我們的研究，顯示無法代謝的醣解作用抑制劑，2-DG，會與 KD-R 協同的運作來減少 CT-2A 星狀細胞瘤的生長。2-DG 能立即被運送到細胞內，且會被已醣激酶磷酸化，但無法被進一步的代謝而累積在細胞中〔圖 17.24，取自阿富特（Aft）等人〕。這會導致 ATP 耗盡並誘發細胞死亡。從這方面來說，2-DG 被描述為一種 CR 模擬物，也就是會模擬 CR 某些方面作用的藥物。不過，以相對高劑量的 2-DG（>200 mg/ 公斤）治療動物模型與癌症病患，在控制腫瘤生長上大致上沒有效果。2-DG 的副作用包括血糖濃度的提高、逐漸體重流失與嗜睡、低血糖症的行為症狀與心臟液泡化（cardiac vacuolization）。這些發現顯示了 2-DG 在獨立使用下對於大部分癌症來說不太可能是一個有效的療法。

　　然而很少研究評估與 DER 合併下抗醣解作用或抗癌藥物的治療效果。來自薩夫迪與隆苟團隊的最近研究顯示 CR 與斷食能在化療中增進病患的健康。我們是第一個顯示以 25 mg/dl 的 2-DG 來補充 KD-R 在減少大腦內腫瘤生長上有效果，其療效比 2-DG 或 KD-R 單獨執行時所產生的效果還要大。這些發現顯示 2-DG 與飲食之間有一個強大的協同相互作用（圖 17.25）。

　　我應該要提及在我們以藥物和飲食合併治療的老鼠身上有看到一些毒性，因為當給予這個組合時許多老鼠死亡了。這讓我們感到驚訝，因為在單獨施予藥物或飲食時並沒有觀察到任何毒性。當這個藥物和飲食組合使用在人類身上時，是否也會出現類似的現象則尚不清楚。不過，2-DG 在人類身上大致 $LD_{50}$ 約為 350 mg/ 公斤。在老鼠身上所看到的毒性可能與它們的高 BMR 有關，它們的 BMR 比人類的高七倍。姚（Yao）等人最近

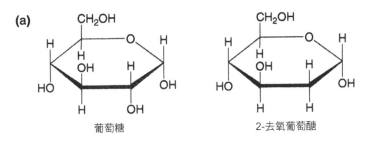

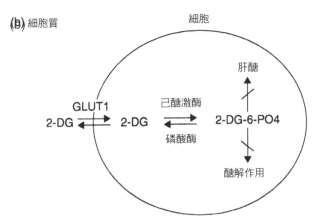

圖 17.24：葡萄糖與 2- 去氧葡萄糖的結構比較。2-DG 與葡萄糖的差異在第二個碳（a）。2-DG 的運作示意圖（b）。2-DG 藉由葡萄糖運輸蛋白來進入細胞後被已醣激酶磷酸化。由於低濃度的細胞內磷酸酶，2-DG-PO4 被困在細胞中。2-DG-PO4 無法在繼續進一步的代謝。2-DG-6-PO4 的高細胞內濃度會導致已醣激酶的異位與競爭抑制。這會導致葡萄糖代謝的抑制。來源：參考資料第 188 條授權重印。

也顯示當單獨使用在治療罹患阿茲海默症的老鼠時，2-DG 並沒有毒性。而且，我知道波瑪·哈林醫師（Dr. Bomar Herrin）以 2-DG（40 mg/dl）配合 KD 來治療她的多發性骨髓瘤。哈林醫師在第二十章中討論了她使用這個治療策略的經驗。以 KD-R 與 2-DG 協同運作來減少腫瘤的程序顯示在圖 17.26 中。

我的看法是目前 CR 模擬藥物中，對大部分晚期轉移性癌症來說，並不會有重大的治療作用，尤其在沒有任何程度的 DER 配合之下。DER 會增強 CR 模擬藥物的治療效果。如果針對與麩醯胺酸的藥物一起執行，CR 模擬物在對抗晚期癌症上會更有效，麩醯胺酸是轉移性癌症的主要燃料。

我對來自彼得·佩德森實驗室的柯博士（Dr. Ko）所提出的 3-BP 明顯抗癌作用感到印象深刻。有多少腫瘤醫生仔細看過這些作用？我不清楚

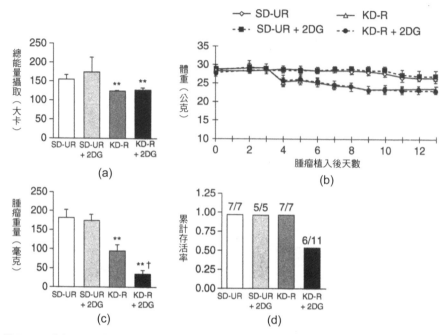

**圖 17.25**：含有 2-DG 或不含有 2-DG 的限制型生酮飲食對於帶有原位植入 CT-2A 惡性星狀細胞瘤老鼠的總能量攝取（a）、體重（b）、腫瘤生長（c）與累積存活率（d）的影響。所有的老鼠在腫瘤植入後頭 3 天皆以未限制（UR）數量餵食標準高碳水化合物鼠類飲食，然後再分散到四個飲食組的其中一組（n= 每組 5-11 隻老鼠）以未限制標準高碳水化合物飲食（SD-UR）、或含有 2-DG（25 mg/kg）或不含有 2-DG 的 KD-R 餵食 10 天。四組在體重上是相符的。2-DG 在腫瘤植入後 6 天開始施行並持續 7 天（b 與 c）。如同（b）所示，KD-R 與 KD-R+2DG 組的餵食範例是設計來減少相對於飲食開始前（腫瘤植入後 3 天）的記錄數值〜20% 體重。（a）中的平均總能量攝取代表所示小組在飲食治療期間（第 3 天到第 13 天）所消耗的大卡數字。所有的數值以平均數 +-SEM 表示。在（a 與 c）中，所示小組的平均數值比 SD-UR 組的平均數值有 **p<0.01 的明顯減少。KD-R+2-DG 小組的平均數值比 KD-R 組的平均數值有 p<001 的明顯較低。在整個研究中沒有在 SD-UR 與 SD-UR+2-DG 組中觀察到明顯的差異。在（d）中，在研究完成時每一組中還活著的腫瘤老鼠數字以比例的方式列在每一根實心長條圖的上方（例如：「6/11」代表 11 隻原始老鼠中的 6 隻當研究結束時在其相關組別裡還活著。）來源：參考資料第 30 條授權重印。欲檢視此圖的彩色版，請參訪：ftp://ftp.wiley.com/public/sci_tech_med/cancer_metabolic_disease。

為什麼 3-BP 不在主要醫學中心的臨床試驗裡。有些人認為這個藥物不可口而無法使用。類似的論述也出現在二氯乙酸鹽上。我認為如果與 KD-R 合併使用，3-BP 會更有效果，二氯乙酸鹽可能也是如此。有時候，新療法不需要有毒性或昂貴也能有效果。是時候將這些藥物從培養皿中移到可能會因此收益的癌症病患身上了！

　　基於我們的發現與隆苟團隊的發現，可以清楚知道療癒性斷食與 DER

能增強化療的抗癌效果，並協助病患忍受化療的副作用。抗醣解作用藥物與能量限制飲食的執行，在快速殺死依賴醣解作用的腫瘤細胞上，會是一個強大的雙重代謝。CR 模擬物與限制型 KD 的合併會開啟新的癌症藥物的開發途徑，因為在單獨使用時可能只有邊際治療效果或高毒性的許多藥物，但在與能量限制的飲食合併使用下，則可能會有效果並減少毒性。病患支持團體應該要要求以這些藥物和飲食組合來執行晚期癌症治療臨床試驗。

## 🔘 KD-R 與高壓氧療法能產生協同作用嗎？

我們知道 KD-R 在控制許多癌症上是一個有效的治療策略。而我們也知道對腦癌控制上 KD-R 與 2-DG 會發生協同作用。但這些觀察迴避了如果與高壓氧療法（HBO）合併下 KD-R 會如何運作的問題。HBO 是接受者以 100% 氧氣在 1 至 2 個大氣壓力下施行的一種療法。這個問題源自於我與南佛羅里達大學的多明尼克·達戈斯蒂諾博士之間的對話。

多明尼克是一位潛水的熱愛者，並在使用 HBO 上有豐富的知識。HBO 會提高組織中氧氣含量，被用在促進傷口癒合包括肺、乳房與神經膠質上等多種腫瘤的治療。許多種類的腫瘤細胞似乎容易受到 HBO 所產生的高氧（hyperoxia）的影響，多明尼克也向我提到 HBO 會讓在培養皿的腫瘤細胞粒線體「爆炸」。這將會殺死只有些微呼吸活性或依賴麩醯胺酸粒線體發酵的任何腫瘤細胞。

我也非常驚訝的發現 HBO 對腫瘤生長與血管分布的影響，與 DER 對於腫瘤生長的影響相當的類似。與 DER 一樣，高氧會針對腫瘤血管生成並同時提高腫瘤細胞的細胞凋亡。斯德爾（Stuhr）與其同事顯示 HBO 會減少神經膠質瘤中的微血管密度到一個與我們以 DER 所顯示出來的程度（圖 17.27）。這個圖像可以在圖 17.9 與 17.10 的圖像相較看出。HBO 的抗血管生成作用也在其他癌症上看到。除了減少血管生成與提高細胞凋亡之外，HBO 似乎也會針對發炎產生作用。綜觀所述，這些發現顯示 HBO 與 DER 以相似的方式在針對腫瘤能量代謝。

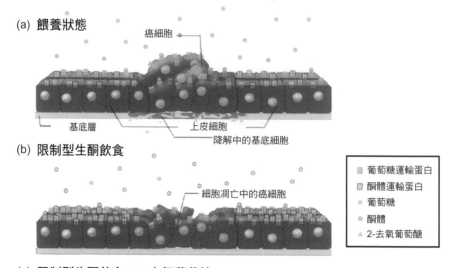

(a) 餵養狀態

癌細胞

基底層　　　上皮細胞

降解中的基底細胞

(b) 限制型生酮飲食

細胞凋亡中的癌細胞

| 葡萄糖運輸蛋白 |
| 酮體運輸蛋白 |
| 葡萄糖 |
| 酮體 |
| 2-去氧葡萄醣 |

(c) 限制型生酮飲食 +2- 去氧葡萄糖

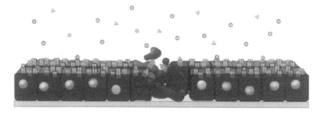

圖 17.26：以 KD-R 與 2-DG 作為腫瘤控制的建議機制。當在高葡萄糖、低酮體的正常生理條件下時腫瘤會快速生長。在這些條件下，葡萄糖運輸蛋白的表現在腫瘤細胞中比在正常細胞中來得大。在擴大中的腫瘤下方的基底層降解會發生。在 KD-R 下當葡萄糖濃度變低、酮體濃度增加時，腫瘤將會緩慢生長。葡萄糖運輸蛋白的表現在腫瘤細胞中會減少，但是在正常細胞中則會提升（圖 17.16）。在 KD-R 下正常細胞的葡萄糖需求提高會在正常細胞與腫瘤細胞之間創造對於可供給葡萄糖的競爭，而可供給葡萄糖現在變得供不應求了。除了對於葡萄糖的需求提升之外，正常細胞會提高其代謝酮體獲取能量的能力。酮體會逐漸的取代葡萄糖在正常細胞中作能量代謝。腫瘤細胞因為酮體代謝多重缺陷的原因而無法轉換到酮體來獲取能量。這個情況會在腫瘤細胞上產生比正常細胞更大的代謝壓力。低劑量 2-DG 的導入將會在腫瘤細胞上產生甚至再更大的代謝壓力，因為 2-DG 會進一步阻擋腫瘤細胞中的葡萄糖利用。酮體代謝會保護正常細胞不受低血糖與 2-DG 的副作用所傷。來源：湯瑪斯·西佛里德與傑佛瑞·凌的授權下重印。見彩色插頁。

**如果 HBO 與 KD-R 合併使用來治療癌症會產生什麼協同作用呢？**
KD-R 與 HBO 都會針對腫瘤醣解作用。KD-R 會減少葡萄糖供給，而
HBO 則會針對己醣激酶 II。己醣激酶 II 會與粒線體結合並在刺激醣解作
用上扮演一個重要的角色。佩德森從事大量的研究描述己醣激酶 II 在瓦爾
堡效應中的角色。葡萄糖供給的限制也會下調磷酸五碳醣路徑，包括**轉酮
醇酶 1**（transketolase 1），**一種在惡性腫瘤中驅動醣解作用與瓦爾堡效應
的酵素。**

　　除了支援醣解作用之外，磷酸五碳醣路徑也會為 DNA 合成提供代謝
物以及為脂質合成提供 NADPH。NADPH 在維持過氧化氫酶（catalase）
活性上是必需的。$H_2O_2$ 需要過氧化氫酶來將其代謝為水與 $O_2$。腫瘤細胞
因為呼吸作用功能失常而有過多的 ROS。NADPH 耗盡會因此讓過氧化氫
酶減少而提高腫瘤細胞對 ROS 的受傷害性。KD-R 會藉由磷酸五碳醣路徑
來降低 NADPH 的濃度，因此降低過氧化氫酶的活性，而 HBO 則會升高
ROS，因而增加 ROS 誘發死亡的風險。酮體會在有著正常呼吸作用的細
胞中保護它們不受 ROS 損傷，因為酮體在粒線體中的代謝會氧化輔酶 Q
對偶，因而降低 Q 半醌（Q semiquinone）- 細胞中自由基生成的主要來
源（圖 4.4）。根據這個訊息，我預測以 **KD-R 與 HBO 合併的方式來治
療癌症病患，會是一個在不傷害正常細胞下摧毀癌細胞的一種新的、有效
的治療策略。** 因 KD-R 與 HBO 的執行是一種實際又簡單的策略，在對抗
所有醣解作用癌症上有著強大治療效果的潛力。

## 🫧 針對麩醯胺酸

　　雖然飲食能量限制與抗醣解作用的癌症藥物，在對抗依賴醣解作用與
葡萄糖生長的許多腫瘤上有治療效果，但這些治療方法在對抗那些也高度
依賴麩醯胺酸獲得能量的腫瘤細胞來說，就沒有那麼有效了。麩醯胺酸是
許多腫瘤細胞的主要能量代謝物，尤其是造血細胞或骨髓細胞系的細胞。
這是極為重要的，因為骨髓細胞系的細胞被認為是許多轉移性癌症的起源

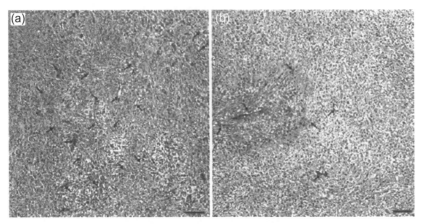

**圖 17.27**：高壓高氧會針對神經膠質細胞血管生成。在高壓高氧（2 個大氣壓力、100%O2）治療之前（a）與之後（b）以溫韋伯氏因子（von Willebrand factor）染色的神經膠質細胞組織。箭頭顯示血管位置。在高壓高氧治療後所看到的血管變少了。圖像已縮放到相同的 10 倍數（bar=100μm）。來源：參考資料第 239 條授權重印。欲檢視此圖的彩色版，請參訪：ftp://ftp.wiley.com/public/sci_tech_med/cancer_metabolic_disease。

（第十三章）。尤其麩醯胺酸對那些與癌症惡病質有關的細胞介質的合成，是必需的，這些細胞介質包括 TNF-α、IL-1、IL-6。這進一步顯示，在轉移性癌症與骨髓細胞之間的代謝連結，例如巨噬細胞。因此在轉移性癌症的代謝療法中考慮針對麩醯胺酸來治療，這是是重要的。

雖然很多人知道麩醯胺酸是培養中癌細胞的一個主要代謝燃料，有報告顯示麩醯胺酸的補充可能對某些癌症病患是有益的。基於這些報告的內容，我們在實驗一開始並不清楚針對麩醯胺酸是否會提高或減少轉移性癌症的進程。但就我們所知沒有任何研究曾經在轉移性癌症的自然活體老鼠模型中，針對麩醯胺酸來執行。

丁酸苯酯是一種相對無毒性的藥物，能降低人體內全身性麩醯胺酸濃度，但老鼠並無法將丁酸苯酯代謝為乙酸苯酯。所以要在人類中減低血液麩醯胺酸濃度，丁酸苯酯必需先被代謝為乙酸苯酯。乙酸苯酯再與麩醯胺酸結合，並以苯乙醯麩胺醯胺（phenylacetylglutamine）的方式從尿液中排出。雖然丁酸苯酯能有效的減少病患中循環麩醯胺酸的濃度，但我們無法在轉移性 VM 老鼠模型上測試這個療法。因此，我們以麩醯胺酸模擬藥

物（6-diazo-5-oxo-L-norleucine，DON）來測試麩醯胺酸假說。

由於 DON 之前就曾經使用在老鼠身上，因此，我們決定要在老鼠模型中評估 DON 作為全身轉移性癌症潛在療法的影響。DON 是一種麩醯胺酸拮抗劑，會抑制麩醯胺酸代謝。當與會耗盡麩醯胺酸的 PEG-PGA 酵素一同執行時，DON 能有效減少病患身上的結腸與肺部腫瘤的生長。因此，我們認為 DON 是一種能針對麩醯胺酸供給來減少全身轉移性癌症的藥物。

## 🍂 針對麩醯胺酸會抑制全身性轉移

我們以 VM-M3 老鼠模型來評估 DON 與 DER（在這個研究中是 CR）對於全身性轉移的影響。我們在第三章與第十三章討論過這個轉移性 VM 模型。利安・郝斯特勞特將螢火蟲螢光素酶基因（firefly luciferase gene）導入轉移性 VM 腫瘤細胞，讓我們可以藉由生物發光造影（bio-luminescent imaging）來對腫瘤生長與轉移，作非侵入性偵測。圖 17.28 與表 17.3 顯示 VM-M3 腫瘤的典型全身轉移性擴散與器官牽連。我們對 DON 與 DER 研究的實驗設計顯示在圖 17.29a。在腹脇部植入後五天開始，以 1 毫克 / 公斤 / 天的初始劑量來施行 DON。以 DON 治療的老鼠體重在藥物治療期間與控制組老鼠的體重相似（圖 17.29b）。血糖濃度在 DON 組與控制組之間也相似，雖然與控制組或 DON 組相較之下，DER 組的血糖濃度明顯較低（圖 17.29c）。

當生長在同基因 VM 老鼠腹脇部時，DON 與 DER 能有效的減少原發腫瘤的大小（圖 17.30a），但 DON 的抗癌作用比 DER 要大許多。重點是 DER 本身並無法避免對遠處器官的轉移性擴散（圖 13.30b）。我們在 VM-M3 細胞上發現與坦南鮑姆及克拉菲等人先前的發現不同，他們顯示 CR 或飲食能量限制能有效減少乳房腫瘤細胞往肺部的轉移性擴散。與乳癌的研究相較，我們發現 DER 本身並無法減少往肺部或其他器官的轉移性擴散。

也就是說這觀察使我們的注意力帶往麩醯胺酸在驅動全身性轉移中可

能的角色。雖然 DER 會減低血糖濃度，但它並不會降低血液麩醯胺酸濃度。事實上，在 DER 下的老鼠身上，血液麩醯胺酸濃度還可能增加，因為適量的肢體活動會提高血液麩醯胺酸。老鼠在 DER 下會增加它們搜尋食物的肢體活動。我們知道 VM-M3 腫瘤細胞與巨噬細胞有許多共有的特徵，以及麩醯胺酸是包括巨噬細胞在內的免疫細胞的主要燃料。我們也知道轉化後的巨噬細胞或它們的融合雜種是轉移性癌細胞的起源（第十三章與參考資料第 167 條）。因此，確認麩醯胺酸限制是否能減少全身性轉移就非常重要了。

我們發現 DON 會防止轉移性擴散到肝臟、肺部與腎臟（圖 17.30b）。此外，我們也檢驗肝臟組織學，因為肝臟被 VM-M3 細胞高度滲入。事實上，在控制組老鼠身上發現 100% 的肝臟轉移。肝臟也是許多轉移性人類癌症常見的部位。相較於未治療 AL 老鼠控制組與 CR 治療組，組織學分析確認在以 DON 治療的老鼠肝臟中，沒有腫瘤細胞（圖 17.31）。

有趣的是，DON 治療老鼠顯示出脾臟的轉移。脾臟被認為是單核球的儲存器，因此可能代表它是與骨髓細胞相似的轉移性細胞的一個保護區。在先前的研究顯示在腫瘤老鼠的脾臟中，其麩醯胺酸活性是增加的。麩醯胺酸酶（glutaminase）是麩醯胺酸代謝所牽涉到的第一個酵素。因此我們認為因為原本要支援免疫功能的麩醯胺酸注入脾臟的關係，使其可能有能力支援轉移性 VM-M3 細胞。但這需要進一步研究來確認脾臟保護區是否只是 VM-M3 轉移性細胞獨特的特徵或其他轉移性癌症的一個普遍特徵。

如果以 DON 與麩醯胺酸酶抑制劑 PEG-PGA 治療人類病患的耐受性一般是好的。但我們相對發現 DON 對 VM 老鼠是有毒性的。雖然 DON 有效的減少轉移到肝臟、肺部與腎臟，但 DON 治療老鼠的存活率比 CR 治療老鼠的存活率來的低（圖 17.32）。由於葡萄糖與麩醯胺酸會協同驅動試管內 VM-M3 的生長，蘿拉・薛爾頓（Laura Shelton）與我開發了一個飲食和藥物組合來確認 CR 與 DON 治療，是否能協同的在活體產生全身性轉移減少的作用。我們發現 DON 治療不論是單獨或與 CR 合併下，都能大幅度減少腫瘤生長與轉移。尤其在 DON+CR 老鼠中能以比單獨用

DON 治療的老鼠，使用較少的 DON 就達到治療效果。因為我們減少老鼠的 DON 劑量以降低潛在的毒性或極端的能量壓力。

以 DON+CR 治療的老鼠在整個研究中都保持活力，且維持健康的體重。有趣的是，以 DON 單獨治療的老鼠比以 DON+CR 治療的老鼠，顯現出更多對藥物治療的副作用。單獨以 DON 治療的老鼠體重流失，並在研究的最後 3 天變得嗜睡。而且單獨以 DON 治療的老鼠身上的毒性，隨著研究的行進變得更明顯。但當 DON 是與 CR 一同執行時，毒性則減少並且存活率提高，因為只需較低劑量就能達到治療效果。尤其轉移到脾臟的發生率在 DON+CR 老鼠中比單獨以 DON 治療的老鼠明顯較低（表17.3）。這暗示葡萄糖與麩醯胺酸二者都是 VM-M3 腫瘤細胞的主要能量

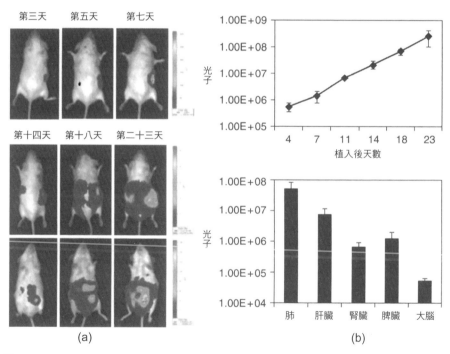

圖 **17.28**：VM-M3/Fluc 腫瘤的生長與轉移及生物發光造影。腫瘤如所述的以皮下（s.c.）及皮內（i.c.）方式植入。在植入後於活體內偵測到多重轉移。（a）背側（上排）圖片於超過 23 天後取得。腹部（下排）圖片在轉移可被偵測到時取得（所顯示的是代表老鼠）。整隻老鼠（背側與腹部圖片加在一起）的生物發光以對數尺度（log scale）量化與標繪（b）。器官在研究結束後於活體外造影，轉移如所述的方式量化（c）。所有的數值以六個獨立樣本平均數 +-95 信賴區間。來源：參考資料第 159 條授權重印。見彩色插頁。

表 17.3　有轉移到器官的動物百分比 [a]

| 組別（n） | 肝臟 | 肺部 | 腎臟 | 脾臟 |
|---|---|---|---|---|
| 控制（19） | 100 | 100 | 47 | 68 |
| DON（12） | 0[*] | 0[*] | 0[*] | 50 |
| DON+CR（11） | 0[*] | 0[*] | 0[*] | 27[*] |

a 轉移的存在是以生物發光造影來偵測。

* 星號顯示 DON 或 DON+CR 組比控制組就卡方分析（chi square analysis）計算有 p<0.01 程度的明顯減少。

代謝物。這些發現應該會再一次刺激大家對 DON 與其他針對麩醯胺酸藥物在人類轉移性癌症的治療上的興趣，尤其當這些藥物與限制卡路里攝取及其他針對葡萄糖代謝的藥物合併所產生的作用會更讓人感興趣。

　　我們也認為 DON 可能在針對人類的轉移比老鼠的轉移來的更有效果，尤其當 DON 與諸如 KD-R 等的卡路里限制飲食合併執行時。麩醯胺酸的限制會提高葡萄糖的代謝。這應該不是個問題，因為 KD-R 會針對葡萄糖代謝發揮作用。綜觀所述，這些研究證明針對麩醯胺酸是可以控制全身轉移性癌症的強大療法的原則。

## 🫘 針對吞噬作用

　　如同第十三章中所提及，吞噬作用是許多種類轉移性癌症的一個特徵。許多研究人員認為，可以藉由針對腫瘤細胞吞噬作用來作為轉移性癌症的潛在治療方法。例如，關能（Ghoneum）與苟拉普迪（Gollapudi）顯示，在活體內或試管內的 MCF-7 乳癌細胞在吞噬酵母細胞後，會發生細胞凋亡。酵母細胞的吞噬作用也會有效的在人類胃腸道的癌症中，誘發細胞凋亡，這些癌症包括舌癌、鱗狀細胞瘤、結腸腺癌。這些報告顯示轉移性腫瘤細胞的吞噬行為能被拿來當開發新的抗轉移療法。

　　此外，當轉移性黑色素瘤細胞生長在低葡萄糖的情況下，其吞噬活性會大幅的提高，暗示當營養素供給低時，轉移性細胞會將吞噬作用作為

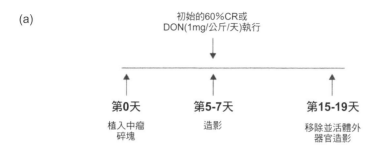

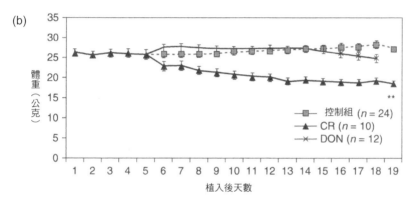

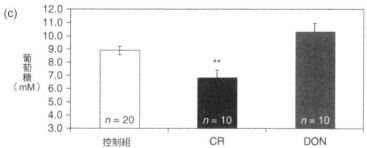

**圖17.29**：卡路里限制或 DON 對於體重與血糖的實驗性設計與影響。（a）注射與治療方案如同我們所述。（b）體重為每日監視。在治療前，所有老鼠的體重被平均成一個數值。（c）老鼠在植入後 15 至 19 天犧牲，血液收集後做葡萄糖濃度分析。數值代表每一組 10 至 20 隻老鼠的平均數 +-SEM。星號代表 CR 數值與 AL 控制組的數值有 P<0.01 的明顯差異。來源：參考資料第 229 條授權重印。

「進食」的一個方法（第十三章）。這些觀察顯示針對吞噬作用在減少某些癌症的轉移上會有效果。

　　雖然 DER 會減少循環中的葡萄糖濃度，但它並沒有減少我們 VM 轉移模型中的轉移。DER 會提高巨噬細胞的吞噬作用，因此可能會導致

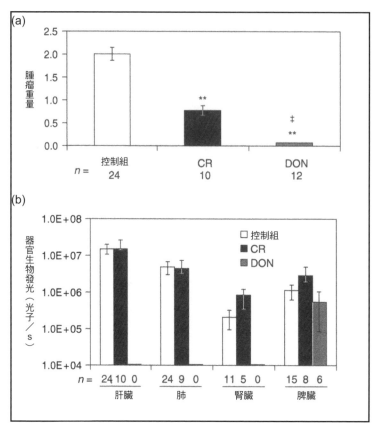

圖 17.30：卡路里限制（CR）或 DON 對於 VM-M3 腫瘤生長與轉移的影響。（a）如同所述以 VM-M3/Fluc 腫瘤以皮下（s.c.）植入老鼠。老鼠在植入後 15 至 19 天犧牲後移除其腫瘤並秤重。星號顯示 CR 或 DON 數值比 AL 控制組有 P<0.01 的明顯差異。符號「‡」顯示 DON 數值比 CR 數值有 P<0.01 的明顯差異。（b）在犧牲的時候，器官被移除並活體外造影。生物發光數值以對數尺度標繪。所有的數值代表每一組 6-24 隻老鼠的平均六 SEM。來源：參考資料第 229 條授權重印。

DER 提高了轉移性老鼠細胞的吞噬作用，因而降低 DER 的能量壓力。葡萄糖與麩醯胺酸能衍生自從被吞噬物質的胞溶體消化。薛爾頓顯示生長在 Matrigel，且沒有葡萄糖的基本培養基中的轉移性 VM 腫瘤細胞，能產生乳酸鹽。而在沒有 Matrigel 下生長的細胞，則不會產生乳酸鹽且會死亡，顯示 Matrigel 提供轉移性細胞可發酵的能量代謝物。

　　抗瘧疾藥物——氯喹（chloroquine）在規避這個問題上可能有幫助。氯喹會降低胞溶體中的 pH 值。氯喹對人類腦癌與實驗性胰臟癌也被證實

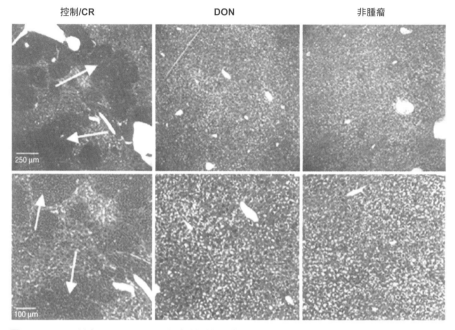

控制/CR　　　　　　　　DON　　　　　　　　非腫瘤

250 μm

100 μm

圖**17.31**：DON 避免 VM-M3 腫瘤細胞轉移性擴散到肝臟。如同所述，移除的肝臟以蘇木精與伊紅（H&E）染色。箭頭代表控制與 CR 組中的續發腫瘤病變。圖片以 100 倍（上排）以及 200 倍（下排）顯示。在 DON 治療老鼠的肝臟中沒有轉移性腫瘤細胞被偵測到的證據。來源：參考資料第 229 條授權重印。見彩色插頁。

有治療效果。由於許多高度侵入性與轉移性的癌症，會衍生自自然吞噬性骨髓細胞（第十三章），氯喹可能在降低諸如自噬作用與吞噬作用等胞溶體為主的活性上，會有所效果。我的看法是，如果病患能先以 DER 治療，氯喹與其他潛在的抗吞噬作用藥物的治療效果就會被提升。

## 🫛 針對微生物環境

　　有些腫瘤會影響傷口的癒合。比塞爾與海因斯（Hines）最近對於微環境在腫瘤發起與進程中的角色，提供了令人信服且具挑戰性的討論。他們顯示微環境維持組織架構，因而抑制細胞生長與抑制癌細胞的惡性表型。受到編程治癒傷口的纖維母細胞與巨噬細胞所釋放出來的成長因子與細胞介質，

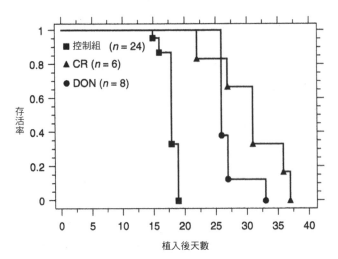

圖 17.32：DON 或 CR 對於老鼠存活率的影響。如同所述，VM 老鼠以皮下（s.c.）植入 VM-M3/Fluc 腫瘤。所有的控制老鼠在植入後 15 至 19 天達到發病狀態。CR 與 DON 治療的老鼠比未治療的控制組存活的明顯較長。CR 老鼠的存活率並沒有比 DON 治療老鼠的存活率明顯較長。來源：參考資料第 229 條授權重印。

事實上會誘發慢性發炎與腫瘤進程。傷口癒合過程的一部分，也牽涉到細胞外基質的降解，與血管生成的提高，再更進一步造成腫瘤進程。比塞爾與海因斯說：「愈來愈清楚的是針對微環境的細胞與成分可能會有深遠的臨床益處。」我們以 DER 獲得的發現對他們的預測提供了直接的支持。

如同我在這一章所討論的，DER 會針對腫瘤微環境中的發炎以及牽涉到驅動腫瘤血管生成與發炎的傳訊路徑。卡利與其同事先前顯示，CR 會大幅減少在鏈球菌感染反應下的肺泡巨噬細胞的發炎特質。能量代謝從葡萄糖到酮體的轉移，對腫瘤微環境來說有強大的抗發炎性。這是**為什麼 KD 目前被考慮用在許多神經性與神經退化性疾病上的原因之一，在這些疾病中發炎是病理現象的一部分。**

由於 DER 是一種全身性療法，會同時針對腫瘤細胞與腫瘤微環境，而這個方法在阻止許多癌症進程上會有所效果。就我所知沒有任何藥物療法能像 DER 一樣，針對微環境中這麼多的促發炎機制。我認為一旦病患與腫瘤學社群了解到這個事實，腫瘤控制就會有實質的進展了。

## 🦋 以飲食能量作為加強粒線療法（MET）

　　我使用「飲食能量縮減」這個術語，來描述那些以減少飲食能量攝取來治療癌症的療法。這個術語比「卡路里限制」或「飲食限制」來的吸引人。雖然在討論動物癌症療法時，這些術語可能是可以接受的，但它們在討論治療人類癌症病患時就沒有那麼合適。人類尤其是癌症病患，這些人已經因為他們的疾病承受夠多了。「限制」這個詞意味著對他們的治療的一個負面方法。即使是「飲食能量縮減」也有一個負面意涵。有比那些牽涉到食物縮減或限制更好的術語、更能表達出癌症治療上正面方法的術語嗎？我建議我們可以考慮「**粒線體增強療法**」（mitochondrial enhancement therapy，MET）這個術語，來代表這個人類的癌症治療策略。

　　**事實上，從葡萄糖代謝到酮體代謝的轉移會減少組織發炎與 ROS，並同時增強粒線體的代謝效率。粒線體增強療法對於人類的癌症治療來說是一個更吸引人的術語**，因為她去除了與飲食限制有關的名詞。MET 同時也更精確，因為這個術語說明了這個療法實際運作的機制。我的看法是 MET 將會逐漸的被認知，成為人類治療與預防癌症最有效的治療策略。

## 🦋 總結

　　這一章總結了大量的資訊，顯示針對能量代謝能控制腫瘤生長與癌症。因為所有的癌細胞都在其處理能量的能力上，有共同的缺陷，對於它們會針對這些程序的療法，變得脆弱。OxPhos 不足導致對發酵作用的較大依賴以維持存活。所以針對癌細胞發酵作用的療法就足以控制這個疾病。除了使用針對腫瘤細胞發酵作用的藥物之外，正常身體細胞也可以被用來間接的針對代謝上受到挑戰的腫瘤細胞。且因腫瘤細胞比正常細胞有較少的代謝彈性，因此利用正常細胞能量的無毒性代謝療法，將能針對整個微環境來發揮作用，因此而讓腫瘤細胞滅絕。

# 癌症代謝療法的病患施行

## Patient Implementation of Metabolic Therapies for Cancer Management

### 介紹

　　轉移性癌症最佳的治療策略，是在不傷害正常細胞下能殺死腫瘤細胞的方法。儘管這一直是癌症領域清楚宣示的目標，但在已知的療法中，能在不對正常細胞與癌症病患造成某種程度的毒性下，且有效的消滅所有的轉移性細胞，是少知又少的。如同我在這本專論中所描述的，大部分的癌症，無論其起源為何，都是仰賴發酵作用產生的能量來生長與存活。葡萄糖與麩醯胺酸是大部分癌細胞的主要發酵燃料。對大部分的癌症來說，限制這些燃料就變成一個可行的治療策略。

　　飲食能量縮減（DER）會創造一個針對腫瘤細胞能量代謝的代謝微環境。DER 會造成一個在所有細胞間可用營養素競爭提高的生理環境。如果有藥物能模擬 DER 的全面性療效當然很好，但目前沒有任何已知的藥物能產生這些效果。大部分模擬卡路里限制作用的藥物，都無法提高酮體濃度，而酮體能保護正常細胞不進入低血糖狀態。我的同事與我最近開發了一系列限制型的生酮飲食（KD-R）執行方針，用它來治療多形性神經膠質母細胞瘤。由於所有的癌症都有相同的生化病灶，也就是呼吸作用不足下產生的補充性發酵作用，這些指導方針也適用於治療末期或轉移性癌症。然而，這些指導方針只對那些能積極參與管理自己疾病的人有所效用。如果醫療機構能有效的治癒惡性癌症，那麼每年就不會有 56 萬人死於這個疾病。有鑑於如此高的一個死亡數字，以及目前治療方法上的不

足，晚期癌症的病患可能得重新思考他們自己在治療這個疾病上所扮演的角色。畢竟，每個人都掌握著自己的命運的。

## 🫐 實施限制型生酮飲食作為癌症治療策略的指導方針

我相信執行卡路里限制的生酮飲食是在針對大部分惡性與轉移性癌症的能量代謝上，會是一個有效的起始治療策略。KD-R 飲食療法如果能與限制葡萄糖與麩醯胺酸供給的藥物一起施行，甚至會更有效果。KD-R 的執行方案會因人而異，取決於病患的年齡與健康狀態。因此，以下所提供的執行方案可因個案來做調整。

### ・第一階段：起始治療

治療策略的第一階段，會要求病患逐漸降低他們血液循環中的葡萄糖濃度，並同時提高他們血液循環中的酮體（$\beta$-羥丁酸鹽，$\beta$-OHB）濃度。用來測量癌症病患血糖與酮體濃度的程序，基本上與糖尿病患者個人在測量的程序相同。建議以美商亞培實驗室（Abbott Laboratories）的 Medisense Precision Xtra 血糖血酮機來測量血酮與酮體，不過任何可以測量血液中葡萄糖與酮體的儀器都適合使用。病患可以測量他們的血糖值一日三次，最好是在早餐前，以及午餐與晚餐後兩個小時。對癌症病患來說，保持正確的記錄，是確認任何會讓血糖值驟升的食物所必需的動作。

雖然最好是測量血液中的酮體濃度而非尿液中的酮體濃度，但在執行早期階段或是在病患熟悉使用血酮儀之前，以頻繁的間隔追蹤尿液酮體有助於幫病人遵守執行內容。在那之後，尿液測試可作為血液測試之外飲食合規的額外測量。由於成年人比孩童更容易忍受手指採血，對孩童來說執行方案可以針對孩童調整（減少頻率或調整測試方式）。市面上也有不需要採集血液的血糖儀。

血糖值介於 3.0 與 3.5 mM（55-65 mg/dl）以及 $\beta$-OHB 介於 4 與 7 mM 在大部分病患身上應該就能有效的降低腫瘤生長。這些數值是在人類葡萄

糖與酮體的正常生理值範圍內，以及根據我們在老鼠身上的發現，應該具有抗血管生成（antiangiogenic）、抗發炎與促進細胞凋亡作用（proapoptotic effects）。這個療法會誘發腫瘤細胞的代謝分離（metabolic isolation）以及明顯的生長停滯（growth arrest）。我們**將這些葡萄糖與酮體濃度稱為代謝控制區域**（zone of metabolic management）（圖 18.1）。

當生酮飲食（KD）以限制攝取量的方式執行時，血液酮體濃度會比較高。體內沒有被使用的酮體會在尿液中被排放出來。當 KD 的攝取量沒有受到限制或提高時，這個現象就會發生。當 KD 的攝取量少時，身體所產生的酮體就會被留住，因為當葡萄糖供給降低之後，它們需要被用來提供正常細胞能量（圖 17.3）。不過，酮酯（ketone ester）尚未以動物或人類病患化療的形式被評估過。儘管酮酯可能有某些療效，但除非葡萄糖濃度可以同時減低，不然不太可能會產生任何重大效果。這來自我們的發現，當 KD 攝取量沒有受到限制時，血糖濃度仍然會在高檔。然而，酮酯得以在斷食時以錠劑的方式攝取。這可以在維持低葡萄糖濃度時提高血液循環中的酮體濃度。

病患與醫師需要認知的一個重點是，在大部分非糖尿病狀態下，血液循環中酮體濃度極少會超過 7 至 9 mM。雖然酮體的提高，時常與糖尿病狀態有關，但在生理狀態正常的人身上，酮體的提高被認為是一種「好的藥物」，而且被認為對於心臟、神經與神經退化等廣泛疾病有療癒效果。KD-R 或酮酯補充品在有正常生理狀態的癌症病患身上，是不太可能會讓酮體濃度提高到病理狀態（大於 15-20 mM）。**以提高酮體作為癌症治療方法的憂慮來自對於酮酸中毒（ketoacidosis）的恐懼，酮酸中毒在糖尿病患者身上是會危及生命的。但在大部分有正常生理狀態的人身上，任何多餘的酮體都會從尿液中排出，而不會在體內累積。**也有證據顯示酮體會抑制人類腫瘤細胞（神經母細胞瘤）的生存力，但不會影響到正常細胞。這些發現顯示在有正常生理狀態的個人身上，酮體的提高對腫瘤細胞會產生毒性，但對正常細胞則會有療癒效果。我所知道的癌症藥物沒有一個擁有類似的特質。

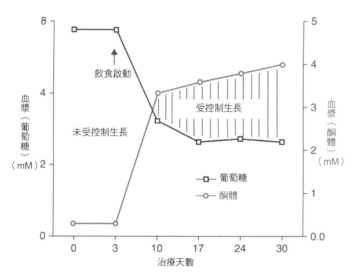

**圖 18.1**：循環中葡萄糖與酮體（β-羥丁酸鹽，β-OHB）與大腦腫瘤控制的關係。葡萄糖與酮體數值在人類斷食情況下的正常生理範圍內，且會產生抗血管生成、抗發炎與促細胞凋亡的作用。我們將這個狀態稱為代謝控制區域。當罹患腦癌的人處於代謝區域時，腫瘤細胞的代謝壓力會比正常細胞大。葡萄糖的 mg/dl 數值可以藉由將毫莫耳（millimolar）數值乘以 18 來預估。人類腦癌病患大腦腫瘤控制的葡萄糖與酮體濃度預估值分別是 3.1-3.8 mM（55-65 mg/dl）與 2.5-7.0 mM。來源：由前一版修正而得。見彩色插頁。

　　身體健康的病患可以從只攝取水分的斷食療法開始。有療效的斷食會在四十八至七十二小時內降低血糖並提高酮體到有療效的範圍。雖然這種程度的禁食對某些人來說看似嚴厲，但對身體健康的個人以及那些已熟悉斷食健康益處的人來說，2 到 3 天的斷食應該不困難。針對癲癇孩童的難治性癲癇發作（refractory seizures），斷食時常被用來啟動 KD 作為一種治療方法。馬修斯（Mathews）等人最近描述如何降低血糖濃度來對高醣解作用腫瘤細胞產生代謝壓力，而不會傷害到正常身體組織。

　　飲食的啟動可以在醫院、癌症照護中心或有醫師指導的住家環境中執行。我**建議所有的癌症病患閱讀薛爾頓所寫的「讓生命更新的斷食」**（**Fasting for Renewal of Life**）一書。這本書所提供的資訊能緩和有關斷食副作用的憂慮，並突顯食物攝取量減少的相關多重健康益處。由約翰・傅利曼（John Freeman）與其同事所著的「**生酮飲食：一種對於癲癇**

孩童與成人的療法」（The Ketogenic Diet: A Treatment for Children and Others with Epilepsy）也針對如何執行 KD 提供了極優的資訊，並討論斷食在協助啟動這個飲食療法的必要代謝調整上的角色。

對那些身體脆弱或健康不佳的病患來說，不斷食下的逐步 KD 介入可能是必需的。對那些不執行只攝取水分斷食的病患，限制碳水化合物到低於 12 g/ 天以及限制蛋白質攝取到 0.8-1.2 g/ 每公斤體重 / 天是進入血糖與酮體療效範圍的一個方法。所有的癌症病患都必須根據傅利曼書中所提供的方針，每天仔細測量所攝取食物的量。

**脂肪與油脂的攝取可以用來補足能量需求的差額**。不過，這個方法會需要較長的時間才能來達到療效範圍。關於 KD 的起始執行內容，負責的醫師應該要決定每一位病患應該採取的方法，也就是具有完整療效的斷食或較逐漸介入的 KD-R。儘快的讓血糖濃度降低到療效範圍來限制腫瘤進程是刻不容緩的。

病患一旦將血糖濃度降至 55-65 mg/dl 的範圍，以及將血液酮體提升到 3-5 mM 範圍後，他們接著可以藉由各種的生酮飲食與卡路里調整來維持這個代謝狀態。由於 KD 具有利尿作用，最好是避免服用利尿藥物，例如「來適泄」（Lasix）。事實上，最好的方法是檢視所有藥物的作用，並在攝取 KD-R 期間將藥物保持在最低劑量。如果長期執行這個飲食內容，也需要檢視電解質濃度，並在必要時補充電解質。

查理基金會（Charlie Foundation）的網站（http://www.charliefoundation.org）有提供許多生酮飲食的食譜。**查理基金會的設立目的在提供如何以 KD 治療孩童難治性癲癇發作的資訊**。貝絲‧祖佩克 - 卡尼亞（Beth Zupec-Kania）是查理基金會的主任營養師；她也在大腦癌症病患身上執行 KD 有實務上的經驗。在第二十章中貝絲對以 KD 來治療癌症病患提供了她的看法。

我們認為**任何生酮飲食，只要攝取有限制的數量時，都能有效的維持低葡萄糖與高酮體。飲食中的脂肪可以保持彈性，只要血糖與酮體能被維持在療效範圍內**。與 KD 類似，低升糖飲食（low glycemic diets）也被用在

治療孩童癲癇發作上。低升糖飲食在某些癌症病患上也可能可以有效協助維持低血糖，因為低升糖食物會緩慢的釋放葡萄糖。但低升糖飲食是否像 KD-R 一樣能有效的維持低血糖濃度到可以殺死腫瘤細胞的程度尚未清楚。

沒有閱讀過薛爾頓或傅利曼書籍的大部分癌症病患，會需要某種程度的專業營養指導，尤其在飲食執行的前幾個星期。**重點在維持有營養但是攝取量有所限制的 KD。**「生酮飲食」的定義在食物選擇上有許多的空間，只要執行的人能減低血糖並產生酮體。酪油（Ghee），一種淨化奶油（clarified butter），可以與蛋黃一起使用作為生酮飲食的一種選擇。我知道有一位醫師以蛋黃 - 奶油混合物來維持一位患有惡性大腦腫瘤（多形性神經膠質母細胞瘤）66 歲病患的生命。這位病患在被確診後存活了 37 個月。這位病患每日的總卡路里攝取大約在 1200-1300 Kcal/ 天。由於沒有測量他的血糖濃度，我們不清楚這位病患是否在整整 36 個月中都維持在療效範圍內。根據存活率的統計數字，36 個月在這類型的癌症上被認為是長期存活。重點在於維持一個有營養的 KD，但攝取有限制的數量（攝取量限制）。

椰子油、紅花油與葵花油可以被納入作為 KD 飲食的一部分。中鏈三酸甘油脂（MCT）油是另一個選擇，因為 MCTs 會被直接從小腸運送到肝臟，並在那裡被代謝成酮體。不過，如果非常快速的將 MCT 納入飲食中，或長期使用可能會出現一些腸胃問題。如果這個情況發生，病患可以改採其他 KD 選項。病患也可以在天然生酮食物之外，再以市售生酮食品來補充，例如 Solace Nutrition 所推出的 KetoVolve。

沒有限制數量的攝取 KD，會妨礙血糖值降到能針對腫瘤進程的濃度，而且對某些病患會出現副作用。當涉及以 KD 來控制癌症生長時，所有癌症患者以及他們的醫師應該要知道「少就是好」。這個「**少就是好**」的觀念再怎麼強調都不為過、一定要把握住，**尤其當病患可能會感到飢餓或渴望某種食物時**。某些病患可能認為如果 KD 能有效殺死腫瘤細胞，那多吃一定會更有效。很明顯並不是這麼一回事，而且應該要避免如此。過度或未限制的 KD 攝取會導致胰島素抗性與高血糖。這將會加速腫瘤進程與

病患終期到來的時間。

在飲食執行期間保持正確的食物記錄對癌症病患來說，是有所幫助的。這食物記錄應該要與在執行極低碳水化合物療法的健康照護專家分享。為了保持合規（compliance），病患可以使用「KetoCalculator」（KetoCalculator 的資訊請見查理基金會網頁，http://www.ketocalculator.com/ketocalc/diet.asp）來幫助計畫擬定菜單，並協助辨認不符合 KD 的食物。

在起始適應階段過了之後，體重較重的病患以每星期減少 1 公斤的重量最為適當，直到他們處於正常範圍的底部。輕微或嚴重損傷的個人則應該要小心，以防非常快速的體重流失。**由於生酮飲食在某些維生素與礦物質上有所缺乏，因此在維生素與礦物質的補充劑在一個持續的 KD-R 中是必需的。**這些營養補充劑可以包括善存（Centrum）（每天一錠）、含有維生素 D 的鈣，也就是鈣爾奇加強配方 D（Caltrate+ D），每天二次各一錠，以及每天 2000IU 的維生素 D。根據我的研究生同事羅伯托・弗洛雷斯，維生素 B 群的補充能增強執行呼吸作用細胞的代謝，並同時對腫瘤細胞的代謝施予潛在的壓力。雖然可以用營養補充品在 KD-R 中，但很重要的是，要確保營養補充品不會不小心提高血糖濃度。病患可以使用他們的血糖儀來確認不同的營養補充品是否會提高葡萄糖濃度。

### • 卡路里調整與體重流失的變化性

由於卡路里在不同個體間的代謝內容不同（代謝異質性，metabolic heterogeneity），以所需達到葡萄糖與酮體代謝狀態的卡路里調整也會因人而異。在老鼠身上，以在大腦腫瘤治療中作為卡路里限制程度調整上，我們以體重作為自變數（independent variable）。為此，我們設了一個具體的體重下降數值，例如 20%，作為目標。基於人類與老鼠在基礎代謝率上的差異（人類比老鼠低七倍），這個作法在人類身上可能不太有效。但一些病患可能沒有顯著的體重流失，就能達到具療效的葡萄糖與酮體範圍，而其他的病患可能需要減去大量的體重才能達到這個代謝範圍。

重要的是，與 KD-R 相關的體重流失，是卡路里限制下代謝正常反應

的一部分。相對於在接受放射線治療與化療後癌症病患身上所時常看到的體重流失，則歸因於毒性以及治療作用對食慾的影響。我對有些腫瘤學家批評 KD-R 會導致體重流失，卻欣然接受體重流失是傳統癌症療法正常的一部分，感到好笑。一些癌症病患被給予高卡路里飲品來避免有毒癌症療法所導致的體重流失。更糟的是，一些癌症病患被給予類固醇來減少有毒化療所導致的噁心與嘔吐。我的看法是高能量飲品與類固醇會讓某些治療預計殺死的癌細胞反而因而得救。對許多在接受有毒治療下，同時攝取高能量飲品的患者，其轉移性癌症最後會復發，對我來說一點都不驚訝。如果病患在治療期間斷食，可能會讓一些化療更有效。事實上，費南度·薩夫迪（Fernando Safdie）與隆苟（Longo）團隊的研究結果顯示**斷食對於在進行化療的患者是有療效的。**

　　我從聶伯凌博士（Dr. Nebeling）在罹患惡性大腦腫瘤的二個孩童以及成人等案例研究中得知，如果血糖降低、酮體升高下，腫瘤進程可以被減少。我也從我們在老鼠身上的廣泛研究中知道，儘管酮體濃度升高而血糖卻仍維持在高檔、體重也維持在正常下，大腦腫瘤的生長是不會變慢的。換句話說，**如果血糖能夠維持在低範圍內**（55-65 mg/dl），**代謝 KD 療法的治療效力會被增強。**相較於老鼠模型，在考量到我們可能在人類身上碰到年齡、身型、體重與代謝狀況上的廣泛多樣性，我認為會有個人化卡路里限制程度的需要，要達到降低葡萄糖與提升酮體到得以遏阻癌化過程的範圍。像前面提到的頻繁測量血糖能協助讓這個過程執行的更確實。考量到「個人化治療」是癌症治療的新信念下，我預估食物內容與組成的個人化調整將可協助極大化 KD-R 的療癒益處。

### ・ 葡萄糖戒斷的症狀

　　一些病患可能在執行 **KD-R** 的頭幾天出現輕微頭暈、噁心、頭痛等現象，尤其他們是藉由多日斷食來啟動這個療法。這些症狀一般都是短暫的，而且大多源自葡萄糖戒斷，而非飲食本身的副作用。證據顯示終生攝取高能量、低營養價值的食物，會讓人類大腦對葡萄糖產生成癮性。因此，

食物攝取的突然中斷可能會產生短暫的戒斷症狀，類似於任何成癮性物質在戒斷時所產生的現象。這是為何在執行 KD 療法時需要有相當程度的個人紀律與動機的其中一個原因。

　　相較於曾經斷食過的人，那些從未斷食過的人可能會出現較大的葡萄糖戒斷症狀。由於現代工業社會中大部分的人並沒有養成療癒性斷食的生活習慣，對那些嘗試以 KD-R 來治療癌症的大部分人來說，很可能都會出現葡萄糖戒斷症狀。這些症狀在年紀較大的人身上也會比年紀較輕的人嚴重。事實上，對於生活在過量豐富食物中，對某些年紀較大的人來說，斷食或許是不可能的。

　　然而，當與傳統化療及放射線治療令人虛弱的副作用相比時，這些與 KD-R 有關的症狀就相對輕微許多，而且大部分的人會在 2-3 天左右，症狀就消失了。即使如此，不管是否有潛在的療癒益處，葡萄糖戒斷症狀與飢餓的感覺對一些人來說，就是單純的不太舒服而無法持續。因此很重要的是，醫師要認知到，就是會有一些癌症病患因為各種不同的理由而可能無法或不願意執行 KD-R。一些個人單純的就是無法斷食。因此，標準治療變成這些病患唯一的治療選擇。

　　強迫不想要接受 KD-R 的人執行這個療法是不好的。KD-R 應該只能用在那些有動機、有紀律並有足夠健康到能對於飲食與生活型態做出必要改變的病患身上。不幸的是，許多癌症病患就是無法或不願意做到這些要求。媒體長期以來灌輸一些人脂肪攝取是不健康的想法。基於各種理由，一定會有一些人單純的無法維持 KD-R。病患教育、執行過程的參與以及家人的支持，是這類癌症療法成功的關鍵。

　　KD-R 能在維持葡萄糖降低與酮體升高狀態的同時，減少飢餓的感覺。最近一份在老鼠身上的研究顯示，以酮酯來補充的飲食可能會產生類似與 KD-R 的生理作用，卻不需要大量的食物限制。不過，酮酯的施行尚未在癌症病患身上測試過。尤其是衡量酮酯對有療效斷食下血糖與酮體濃度的影響。

　　在執行 KD-R 時，需小心檢視任何藥物的劑量。我們已經顯示過 2-

去氧葡萄糖（2-DG）在 KD-R 下的效果，比沒有限制的 KD 來的大（第十七章）。但不清楚的是在以這個藥物和飲食混合方法治療的一些老鼠身上所看到的毒性作用，是否也會在執行這個療法的人類身上看到。我知道一個以執行 KD-R 並服用 2-DG（40 mg/kg）來治療多發性骨髓瘤（multiple myeloma）的病患，在執行後沒有出現任何副作用。我相信當 2-DG 與 KD-R 一起施行時，對於重度仰賴醣解作用來生長與存活的許多腫瘤，都能有效的減少其生長狀態。

當有地塞米松（dexamethasone（特佳錠，Decadron））或其他類固醇藥物存在時，KD-R 將不會有效果。服用類固醇的病患在執行 KD-R 時，無法將葡萄糖降低到療效範圍，而此抵銷了 KD-R 的療癒效果。儘管類固醇能在短時間內快速的緩和腫瘤相關症狀的某些問題（麻痺、水腫、食慾等），但長期服用類固醇最後將會加速存活腫瘤細胞的生長，因此加速病人終期的到來。在癌症病患身上施予類固醇是火上加油。而有神經保護與神經療癒作用的 KD-R 療法，不像高劑量地塞米松那樣會對病患造成傷害。

## ・運動的角色

斷食中的運動是無妨的，只要運動的內容不是激烈類型的。因為激烈運動會提高血糖濃度，肌肉會釋放乳酸鹽與包含麩醯胺酸在內的胺基酸。尤其過度運動會活化血液循環中的單核球，使其離開血液進入腫瘤之中。單核球活化是治療重度癌症的問題部分，不是解決辦法。因此我會建議走路，而不是跑步。適度運動不會增加體內免疫系統的壓力，而且有療癒益處。

我不太確定為何一些癌症病患覺得需要從事過量的運動。他們罹患了會致命的疾病，癌症病患應該要維持在一個放鬆的狀態。所以病患教育是這個代謝策略的成功關鍵。

## ・第二階段：手術

治療策略的第二階段牽涉到腫瘤組織的手術切除。我們建議癌症病患在首先執行 KD-R 療法之後，將手術列為一個選項。只有當在距離排定手

術時間前，會有一段「警戒等待」期間（"watchful waiting" period）的機會，這個選項才有可能成真。這個選項對那些狀況危急的病患來說，是不存在的。如同我們在患有大腦癌症的老鼠身上所證明的一樣，飲食能量降低與 KD-R 都會減少腫瘤的血管化與發炎的程度，進而會更清楚的凸顯出腫瘤與其周遭正常組織的界線（圖 17.18）。還需要被確認的是 KD-R 是否在所有人類癌症上都有一樣的效果，不過我相信答案是肯定的。這可以藉由病患腫瘤細胞的組織學評定，以及對腫瘤的定期磁共振（magnetic resonance，MR）或正子造影（PET）影像分析（圖 2.4）來評估。

手術團隊應該要認知到有血管化降低、清楚界線的低侵入性、較小腫瘤，相較於界線模糊、廣泛血管化、並入侵到周圍組織的較大腫瘤，會更容易切除。所以在數週的 KD-R 療法下，腫瘤應該會有降低的發炎狀態與血管生成，這將會確保有較多的腫瘤移除，進而增加長期存活甚至痊癒的可能性。

在確診後儘快將惡性腫瘤切除的急迫性，可能不一定符合所有病患的最佳利益，反而因為誘發微環境發炎而讓疾病進程惡化。KD-R 可以提供某些癌症病患一個額外的優勢，因為手術切除本身就會改變微環境，進而增強腫瘤細胞的侵入行為。

在腫瘤確診後儘速手術切除的慣例，手術將能治癒癌症，尤其當整個腫瘤可以被切除時，但對某些病患可能會產生不良後果，尤其是對那些罹患惡性較低腫瘤的人。而代謝飲食療法會自然的減緩腫瘤進程，這能在決定是否手術前提供更多的時間。因此，如果在手術前能積極的執行代謝療法，可能可使某些罹患晚期或轉移性癌症病患的無惡化存活時間就有可能被延長。

## • 第三階段：維護

最後，治療策略的第三階段是設計來對存活的腫瘤細胞維持代謝的壓力。我們所治療的那位罹患神經膠質母細胞瘤的患者，在減瘤手術（debulking surgery）後，數天時啟動了一個斷食計畫與 KD-R。代謝壓力

也會牽涉到謹慎執行的飲食循環（diet-cycling）策略。癌症病患的飲食循環會牽涉到，在含有熱量的 KD-R 與有營養、低熱量與低升糖飲食之間的每週轉換。病患應該要持續檢視他們的血糖與酮體濃度，檢視的時間愈長愈好，或直到疾病處理完成。病患能維持對腫瘤的代謝壓力愈久，他們的長期預後狀況就會愈好。所有這些都必須在一個能促進健康的營養環境下執行，也就是沒有營養不良之下。定期的 MR 或 PET 造影分析，包括 MR 光譜術（每 3～6 個月一次），能協助評估某些腫瘤的療癒進程。

　　儘管 KD-R 在癌症病患身上能針對能量代謝產生作用，並改善無惡化存活，我們不相信當 KD-R 作為單一療法之下，能對大部分的病患提供完全的疾病解決之道。這個維護策略的目標在於提升罹患晚期轉移性癌症患者的存活率，至少達 36 個月。近期的研究建議對許多罹患晚期癌症的患者，應該要對他們提供病情的細節。而晚期癌症患者應該要知道，如果他們在確診後存活至少 36 個月，就會被視為長期存活者。罹患晚期癌症的患者如果在知道 36 個月的存活期，會讓他們變成長期存活者，或許在遵循 KD-R 的要求並嚴格執行上就會更有動力。

　　為了要明顯的提高病患的存活率，我們建議合併 KD-R 療法與能夠針對葡萄糖與麩醯胺酸的藥物一同施行。KD-R 能與以 2-DG（30-40 mg/kg）以及丁酸苯酯（phenylbutyrate）（15 克／天）作為針對癌症病患的葡萄糖與麩醯胺酸作用的一種雞尾酒飲食藥物來一同執行。如同我在第十七章提及，2-DG 會針對葡萄糖代謝與醣解作用，而丁酸苯酯會協助降低血液循環中的麩醯胺酸濃度。麩醯胺酸會與葡萄糖產生協同作用來驅動腫瘤的快速生長（第 8 與 17 章）。

　　丁酸苯酯會被代謝成乙酸苯酯（phenylacetate），而乙酸苯酯會與麩醯胺酸結合後，從尿液中排除。根據亨利・布魯能格雷伯（Henri Brunen-graber），相較於苯丁酸鈉（sodium phenylbutyrate，Buphenyl），苯丁酸甘油酯（glycerol phenylbutyrate）在降低全身性麩醯胺酸上，更有效果，因為苯丁酸甘油酯的無毒性劑量比 Buphenyl 來得高（引自個人書信往來）。AN-113 藥物可能比丁酸苯酯更能進入大腦，因此可能比丁酸苯

酯在降低大腦麩醯胺酸上更有效果。由於我們尚未在癌症轉移性模型上測試 AN-113 的療效，我們對於使用這個藥物作為轉移性癌症療法的建議，在此時純屬理論推測。

我預料會有比現存藥物更有效針對麩醯胺酸的新藥物被開發出來。有趣的是，麩醯胺酸模擬藥物（DON），相較於施用在老鼠身上，似乎對人類會產生較少的毒性。相對於我們在治療轉移性癌症老鼠時 DON 所產生的毒性，當 DON 以麩醯胺酸抑制劑，施用在罹患晚期結腸癌與肺癌患者身上時，病患出現相當好的耐受性。能同時針對葡萄糖與麩醯胺酸作用的藥物，應該在治療晚期轉移性癌症上有所效果。

有鑑於 KD-R 的無毒性療效，如同我們在臨床前期研究上所顯示（第十七章），我相信這個代謝療法可以與大範圍針對癌症能量代謝的藥物一同使用。這些藥物在第十七章中已討論過。約翰內斯‧寇伊（Johannes Coy）等人也證明**以 omega-3 脂肪酸與 KD 來治療老鼠胃癌的療效**。雖然有些模擬卡路里限制的藥物在單獨使用時，顯現出沒有療效或無法接受的毒性，但當在與 KD-R 合併使用時，他們的療效可能會大幅度的增強，而毒性會減弱，尤其 KD-R 能讓這些藥物以較低劑量來使用。舉例來說，SRT501，「紅酒」藥物——白藜蘆醇（resveratrol）的一種重組藥物，其臨床實驗因無法接受的毒性而被暫停。這個藥物，加上其他在單獨使用時會顯現過量毒性的藥物，如果與 KD-R 合併使用，可能會有新的用途。

儘管放射線治療以及許多當前的化療，有著其副作用，腫瘤科領域的人在可預見的未來中不太可能會放棄這些有利可圖的療法。比較有可能的是這些腫瘤醫生會選擇合併 KD-R 來使用這些療法。事實上，隆苟等人已證明斷食會改善對較低劑量化療的反應。尤其放射線與毒性藥物療法，對那些無法或不願意以 KD-R 作為治療策略的病患來說，仍然是唯一的選擇。在大腦腫瘤手術之後，放射線治療可以延遲 4-6 週而不會影響腫瘤生長。這給病患一個機會來考慮在放射線治療與 KD-R 之間，哪一個才是他們病狀下的最佳方法。有鑑於大量的數據顯示，癌症主要是一種代謝性疾病，以及目前對晚期癌症的治療策略普遍都沒有好的結果，標準治療慣例

的修正只是時間問題而已。

## 🔘 施以限制型生酮飲食作為癌症治療策略的複雜化問題

許多問題會複雜化，尤其在嘗試以 KD-R 作為晚期或轉移性癌症的治療策略這件事。其中一個問題是這個代謝療法的非傳統與非藥物治療的本質。**現代醫學對於以代謝飲食療法來治療複製疾病仍保持著反對的態度**，尤其當可被接受的臨床慣例已建立起完善的程序，無論這些程序在治療中會產生多大的毒性或多麼的無效。以癌症治療來說，這些被認可的實踐慣例一般牽涉到儘可能的手術切除，數星期之後再伴隨放射線治療或合併放射線治療與化療的模式。許多癌症病患被施予類固醇（corticosteroids），而類固醇會大幅度提高血糖濃度。所施予治療的種類取決於腫瘤的大小與位置，以及病患的年齡與健康狀態。

有些癌症病患在開始治療前就被認為是沒有希望的。例如，罹患神經膠質母細胞瘤的較老病患，沒有被施予任何治療或選擇不要治療的數量持續增加中。而從惡性大腦癌症下存活的孩童身上可能會發生重大的神經損傷，因此發展出長期發病與死亡的風險，則大幅的提高。更糟的是，一些牽涉到合併放射線療法與化療或抗血管生成療法的傳統治療方案，事實上可能會讓疾病惡化。這些情況是無法被接受的，並且凸顯出在成人或孩童侵入轉移性癌症的傳統治療方法上的不適當性。

一個可以模擬 KD-R 全部療效藥物的出現，當然會是執行代謝療法最簡單的方法。然而，如同我先前所述，在不採用任何形式的食物攝取限制下，沒有任何已知藥物能在降低葡萄糖濃度的同時，提高酮體濃度。施行上的困難以及缺乏有經驗的從業人員，仍然是採取 KD-R 作為惡性癌症的標準療法上的複雜化問題。許多腫瘤醫師並不熟悉奧圖・瓦爾堡或關於癌症起源的看法，這是讓人不安的。我的看法是，如果所有的腫瘤醫師在開始執業前就讀過瓦爾堡關於癌症起源的論文，癌症的成功治療會比目前的實務操作好多了。

## 🍃 放射線治療與化學治療是許多惡性腫瘤的標準治療方式

雖然放射線療法普遍被用來治療癌症，但我認為放射線療法會讓一些病患在未來發展出更具侵略性癌症的風險。放射線會破壞正常細胞中的粒線體，並產生一個發炎的微環境。而發炎會增強葡萄糖與麩醯胺酸能量的代謝，因此，更進一步的破壞粒線體。如同我在第九章與第十四章所述，呼吸作用不足下的補充性發酵作用是大部分癌症的起因。以一種對正常細胞會產生毒性與會加強存活腫瘤細胞的生長並提高罹患新癌症風險的療法，來治療細緻的組織是完全沒有道理的。雖然一些化療會延長晚期癌症病患的生命，但其所帶來的好處充其量算是微不足道（第十六章）。如同放射線療法一樣，化療也會導致組織壞死與發炎。在考量到晚期癌症傳統治療策略下所產生的健康、長期存活者，幾乎都屬於例外案例而非常態，與能量標靶藥物一同執行的 KD-R，可以為傳統治療方法提供一個新的替代治療策略。

## 🍃 合規性

對於 KD-R 的各項要求嚴格的遵守（合規）是施行面上最大的挑戰。對癌症病患來說，不符合規定的結果，並沒有像使用 KD 來控制發作的癲癇患者那樣的明顯。對病患與家屬來說，同樣直接與困擾的失效發作（breakthrough seizure），是以生酮飲食來控制癲癇的病患，在不合規時所產生的結果。更具體的說，癲癇患者會經歷一個立即並明確的不合規後果。但對癌症患者來說，不合規的結果會是腫瘤進程的些微增加，而且不會有立即的明顯效果讓患者與家屬有所感覺。相對於癲癇患者的失效發作，可預期的是癌症病患不合規的結果會是整體存活率的縮短。

我也認知到在家庭環境中維持飲食合規，會比在一個受控制的醫學診所中維持合規來的困難許多。當嘗試在家庭環境下執行 KD 時，一些病患會感到孤單與被隔離。家庭環境中會分散注意力的事項也會干擾維持合

規所必需的嚴格指導方針。**癌症是整個身體的一種疾病，最好是在一個放鬆、沒有壓力的環境下治療**。在使用代謝療法上的病患教育，在一個診所型態的環境也會比家庭環境來得好。因此，癌症治療的代謝療法最好是在一個將癌症視為代謝性疾病的專門診所中施行。這不代表 KD-R 不能在家庭環境中執行，只是對某些病患來說，在一個專門的診所環境下，會比在家庭環境下，其執行與成功的結果會比較好。當然，與熟悉這個概念的註冊營養師與醫師的諮詢是符合所有病患的最佳利益的作法。我們將會在第二十章中對此有更多的討論。

# 🔵 癌症是一種基因型疾病

KD-R 作為癌症療法在施行上的另一個複雜化問題，就是所有癌症都是基因性疾病的這個一觀點（第九章）。腫瘤學界為何應該要將一個被視為基因起源疾病的療法，改而採用代謝療法呢？對於標靶型分子療法的相關投資，以及癌症治療應該針對腫瘤中有缺失的傳訊路徑，作個人化處理的看法等，都是以癌症是一種基因性疾病的觀點為基礎來推動的。更重要的是，在癌症問題上標靶型基因療法的持續失敗，為放射線療法與毒性藥物療法的持續使用提供了一個正當的藉口。

我在這本專論中所提供的證據顯示，**癌症主要是一種代謝性疾病，以及腫瘤細胞中所發現的大部分突變是粒線體損傷的下游附帶現象**。斯特拉頓（Stratton）最近的研究顯示，在大部分的腫瘤中有超過一百萬種突變可以被發現。怎麼可能可以針對所有這些突變來達成一個療癒方法呢？認為這些突變的一部分是主，且一部分是客的建議是完全沒有道理的。在第十一章中所描述的核轉移實驗，清楚的顯示核表現基因並沒有導致這個疾病的發生。癌症可以透過基因策略來被發現與治療的這個想法，一直以來都是個巨大的失敗。一旦癌症被接受是為一種代謝性疾病而非基因性疾病，那麼更有效並且更不具毒性的治療策略就會浮現。只有到那個時候我們才能放棄目前用來治療晚期癌症的放射線與毒性藥物。

## 🫐 作用的機制？

　　另一個在施行 KD-R 作為癌症治療的問題與作用的機制有關。針對葡萄糖與麩醯胺酸供給並同時提高酮體的程序，如何能成為有效治療大部分惡性與轉移性癌症的方法呢？其作用的機制深植在廣為建立的科學原則下，指出腫瘤細胞大部分使用發酵作用能量來支持它們的生長與存活，如同我在前幾章中所述。**葡萄糖與麩醯胺酸藉由受質層次磷酸化作用來驅動癌細胞的發酵作用**。相較於正常細胞來說，腫瘤細胞在使用替代燃料受質（酮體）上較沒有彈性，因此當它們在取得可發酵燃料上受到限制時，腫瘤細胞會承受更多的能量壓力。儘管有受認可的效果與作用機制，這個癌症治療的無毒性治療策略的廣泛使用，會單純因為它的簡單化與成本效益而無法受到充分利用。

## 🫐 惡病質

　　另外一個問題是，一個會減少食物攝取與體重的代謝療法，如何能被推薦給可能因為癌症惡病質（cancer cachexia）而流失體重的病患呢？癌症惡病質一般牽涉到厭食症、貧血、體重流失與肌肉萎縮。雖然某些癌症病患是肥胖的，但與蛋白質以及脂肪有關的惡病質所導致的體重急速流失會是一個健康問題。罹患神經膠質母細胞瘤的病患身上，並不常出現惡病質，且神經膠質母細胞瘤病患如果出現較高濃度的惡病質生物標記 IL-6 時，其預後狀況會變得更糟。其他例如誘發蛋白水解因子（proteolysis-inducing factor）等親惡病質分子，會從腫瘤細胞中被釋放到血液循環中，而造成惡病質表型（cachexia phenotype）。KD-R 將會減少發炎以及 IL-6 的表現。IL-6 也會增加鐵調素（hepcidin）的表現，而造成在許多癌症病患身上所看到的貧血。藉由殺死會產生親惡病質分子的發酵腫瘤細胞，**KD-R 具有減少腫瘤惡病質的能力。一旦腫瘤生長受到限制，病患可以提高熱量消耗，進而加速體重增加並促進健康**。聶伯凌與提斯戴爾（Tisdale）

使用 KD 來改善癌症病患的營養狀態。因此，生酮飲食的限制攝取在原則上能有效的控制有惡病質生物標記癌症病患的腫瘤生長。

相較於大部分傳統癌症療法讓正常細胞與腫瘤細胞都暴露在毒性侵犯之下，飲食限制，特別是 **KD-R**，是唯一已知能針對腫瘤細胞並同時增強正常細胞健康與生存力的療法。從這個角度來說，**KD-R** 作為一種癌症療法在概念上是優於目前許多的傳統癌症療法的。

### ·*病患資訊*

要如何才能將有效無毒性代謝療法納入腫瘤學科標準臨床慣例呢？這是腫瘤醫師義不容辭的責任，知會病患在目前治療高度侵入性與轉移性癌症的標準治療下，存在著有效的替代方法。癌症病患應該要知道所有能治療他們疾病的潛在治療選項，而不是只有傳統的治療策略。病患也應該要知道 KD-R 會在不產生毒性副作用下減緩腫瘤生長。當這個療法與也能針對葡萄糖與麩醯胺酸作用的藥物合併使用時，會特別的強大。

應該要由病患與他們的家屬自己來決定 KD-R 是否是治療他們病情的有效治療選項。罹患侵入性與轉移性腫瘤的病患應該給予機會去比較與對比，近期藥物研究的結果與使用限制飲食代謝療法的結果。為什麼大部分的癌症病患沒有被提供這些資訊呢？儘管在這個領域的標準作法與飲食代謝療法相關教育的缺乏，可能會讓某些腫瘤醫師無法建議 KD-R 作為癌症治療的選項，但我仍然抱有希望認為所有的腫瘤醫生終將認知到，以 KD-R 作為惡性癌症有效治療策略的潛在價值。

### 總結

在這一章中，我提供了針對高度惡性癌症腫瘤能量代謝的一個新的、替代治療策略的相關訊息。我們最近在「**腫瘤治療策略**」（Treatment Strategies Oncology）期刊上發表了治療神經膠質母細胞瘤的相關治療方案。這個新的治療策略的目標是改變腫瘤與宿主的代謝環境。在腫瘤微環

境中葡萄糖與麩醯胺酸的取得，提供了腫瘤中的腫瘤細胞生長與存活所需要的可發酵燃料。**低碳水化合物、高脂肪的生酮飲食──KD 會減少血液循環中的葡萄糖濃度，並提高酮體的循環濃度，特別是只攝取有限制的數量時。**從葡萄糖到酮體的轉移會限制惡性腫瘤細胞葡萄糖的供給。**提高酮體濃度則會保護與增強正常細胞的健康與生存力。**在與能針對或減少葡萄糖與麩醯胺酸供給的藥物配合下，KD-R 對於惡性癌症的療效會更好。因此我們提供了一個使用方案來協助腫瘤醫師與癌症病患執行 KD-R 作為治療策略。雖然 KD-R 相較於傳統標準治療，在治療晚期癌症上有較少毒性與潛在的更好效果，但在施行這個療法時需要大量的病患教育、動機與紀律。考量到大部分罹患轉移性癌症病患的預後狀況不佳，對許多罹患惡性癌症的患者來說，代謝治療策略可以是一個替代或免費的選擇。我的看法是癌症病患並不需要被過度收費，在承受身體與心理上的痛苦下，才能治療他們的腫瘤。

# 癌症預防

**Cancer Prevention**

我已經提供大量的證據證明癌症是源自呼吸作用受損。**癌症是一種能量代謝的疾病。如果呼吸損傷是癌症的主要成因，那保護粒線體與呼吸作用不受任何損傷就是預防癌症的主要方法了**。大量的證據顯示，藉由避免暴露在會導致組織發炎的物質與情境下，例如吸菸、過量飲酒、致癌化學物質、游離輻射（ionizing radiation）與肥胖，那癌症的發生率就可以大幅減少。

發炎生物標記（IL-6、IL-8、C 反應蛋白等）的提高能預測癌症風險的增加。慢性發炎，無論其成因為何，會損壞組織的形態生成場（morphogenetic fields）以及場內的上皮與間葉細胞。最重要的是，發炎會損壞細胞粒線體，進而降低 OxPhos 的效率。OxPhos 效率的降低會啟動細胞內的粒線體壓力反應（RTG 信號）（第十章）。*必須要有 RTG 信號來上調細胞質中的醣解作用或粒線體中的胺基酸發酵作用*。因為只有那些在呼吸受損下能增強發酵作用的細胞才能存活，無法增強發酵作用的細胞將會因為能量缺乏而死亡。由於粒線體功能能維持分化狀態，為了生存而上調發酵作用的細胞，若其分化變少最終變形的風險也會因此提高。而長時間仰賴發酵作用也會讓核基因組變得不穩定，因而開啟致癌作用與腫瘤形成的路徑。發炎會損壞細胞呼吸作用；而損壞的呼吸作用是癌症的起源。

避免發炎以及對微環境的損傷，就足以減少大部分癌症的發生。而針對致癌病毒的疫苗也能降低某些癌症的發生，因為病毒會損害受感染組織中的粒線體（第九章）。所以只要避免會產生慢性發炎與粒線體損傷的癌症風險因子，就能減少至少 80% 的癌症發生。原則上，沒有幾種慢性病

比癌症更容易避免。

如果癌症原則上如此容易避免，那為何新癌症案例數量每年都在增加？因為在現今社會中有許多造成癌症發生率增加的原因。**首先**，相較於對治療的重視，預防的重視總是沒有那麼重要。政府健康部門與媒體通常會將較多的注意力放在潛在的療法、藥物與新成因上，而非預防癌症的方法。雖然不同癌症的篩選計畫在預防某些癌症上有所幫助，但這些措施對每年癌症死亡率並沒有太多的影響。**第二**，較多的研究基金是花在尋找療癒方法，而非發掘預防的方式。美國癌症研究所（Amercian Institute of Cancer Research，AICR）是致力於提供癌症預防研究基金的少數幾個基因會之一。而我們需要更重視癌症的預防策略。**最後**，許多癌症風險因子與會讓生活變得愉快的活動有關，例如抽菸、進食、飲酒與性。我所認識大部分的人在從事這些活動時，都不會想到癌症。生活對許多人來說是苦悶的。當下的喜悅通常會蓋過未來罹癌風險的心理盤算。雖然反菸與安全性行為等鼓吹活動，成功的減少了與這些活動相關的癌症風險，但過度飲食與過度飲酒等行為在有關癌症風險的減少上，則沒有那麼成功。

發炎會損害細胞呼吸作用。許多癌症源自長時間的呼吸作用損傷。當我讀到哈洛德‧瓦爾姆斯博士（Dr. Harold Varmus）的文字「**我們並不真的了解肥胖是否是癌症成因的一部分**」（「科學」期刊，333:397，2011）時，我感到十分驚訝。這個爭議也是 NCI「**挑戰性問題**」（provocative question）的第一題：**肥胖如何形成癌症風險的一部分？**（provocativequestions.nci.hin.gov）。**研究證據顯示肥胖會增加身體發炎**。而長期發炎藉由本書專論所描述的機制來造成癌症。我的看法是癌症的發生會持續每年增加，直到人們了解癌症風險因子是如何影響細胞呼吸作用。這個資訊是否會幫助大家避免這些風險則是另一個問題。不過，如果大家都減重，那麼肥胖就不是個問題了。如果解決的方法是單純的讓大家多動一點並少吃一些，那就沒有必要投資上千萬納稅人的錢在癌症與肥胖的問題上了。不過，我們這個物種的成員是否願意，並有足夠的動機來，在預防癌症的生活型態做出改變或犧牲，就尚待觀察了。這個問題的討論也是挑戰

性問題第四題所要問的問題。

## 🥚 手機與癌症

　　手機使用與大腦癌症相關連結的討論在研究人員中引起大量的爭議，也在使用者中引起很多的焦慮。根據紐約時報（New York Times）記者珍・布洛迪（Jane Brody），過度使用手機導致大腦癌症的廣泛恐懼是始於 1993 年，當大衛・雷納德（David Raynard）因為太太腦癌病逝，所以以手機過度使用殺死了他太太為由，控訴整個手機產業。世界衛生組織（World Health Organization，WHO）最近關於手機使用所產生癌症風險的研究引起了新的擔憂。手機目前被認為與三氯甲烷、甲醛以及鉛是相同類別的致癌物。因為手機使用而罹患大腦癌症的風險取決於基因與環境的互動，其與罹患任何癌症的風險類似。

　　華爾街日報的編輯曾經形容 WHO 這份癌症風險與手機的報告為「**一個不必要的癌症恐慌**」（2011 年 6 月 4 至 5 日）。他們的主要批評是針對手機訊號如何導致會致癌的細胞突變，這點缺乏可信的解釋。考量到大部分的人認為突變會導致癌症，這樣的批評是合理的。不過，如同我在這本專論中清楚澄清，並非突變導致大部分的癌症發生，而是受損的呼吸作用。更相關的問題是長時間手機使用如何會損壞細胞呼吸作用。

　　在知道我所了解的癌症起源下，過度手機使用會導致某些人罹患癌症是很清楚的。手機會發出所謂的極低頻率電磁場（extremely low frequency electromagnetic fields，ELF-EMF）。這些頻率在微波爐與電視發射機上所發現的頻率相仿。當組織不斷的暴露在 ELF-EMF 之下會在受影響區域產生生熱作用（thermogenesis）（也就是熱能）。**雖然增加的溫度很微小，但頻繁與長期的溫度變化會影響 CNS 能量代謝。組織生熱作用會活化巨噬細胞，使其進而釋放發炎性細胞介質。這些細胞介質會在組織微環境中誘發發炎，進而干擾組織型態生成場的完整性。**

　　發炎會損壞場內細胞的呼吸作用（第十章）。致癌作用的產生通常

始於受損或不足的呼吸作用。突變則以持續發酵作用的附帶現象出現，而持續發酵作用的發生最終源自於細胞呼吸作用不足。**手機的癌症風險應該要被視為暴露細胞中呼吸作用不足與受干擾的能量代謝的結果，而非以DNA損傷與突變的方式來看待。**因此，在那些在溫度增加下容易發生局部 CNS 發炎的人身上，手機使用與癌症風險會因為發炎與呼吸作用損傷而有所關聯。

## 阿茲海默症與癌症風險

目前看起來阿茲海默症患者的癌症風險比未罹患阿茲海默症的人要低上許多。要如何解釋這樣的現象呢？NCI 挑戰性問題第六題認為，如果我們從分子的角度能了解為什麼阿茲海默症患者發展出癌症的風險會被改變，或許就能發現癌症預防或治療的線索。如果癌症是一個基因性疾病，那這個問題就具有挑戰性，不過當認知到癌症是一個代謝性疾病時，這個問題的挑戰性就沒有那麼高了。眾所皆知**阿茲海默症是一種低代謝障礙。無食慾並伴隨體重與血糖濃度的降低，在許多阿茲海默症患者身上都可以看到。**由於葡萄糖會驅動腫瘤細胞生長（第十七章），**低代謝與低葡萄糖會創造一種卡路里限制的環境。**這樣的環境自然會抑制腫瘤的發生與生長。但不同於卡路里限制，阿茲海默症中的低代謝與酮體的升高沒有關聯性。在《阿茲海默症有救了！》（Alzheimer's Disease: What If There Was a Cure? The Story of Ketones）書中瑪麗・紐波特醫師（Dr. Mary Newport）提及酮體升高對阿茲海默症療法的重要性。阿茲海默症患者的低癌症風險很可能源自無食慾，無食慾會讓體重與血糖濃度降低。低血糖會降低發炎與癌症的風險。比 NCI 挑戰性問題第六題更具有挑戰性的問題是，低代謝如何變成 AD 患者的一個常見表型。將癌症視為一個代謝性疾病，而非基因性疾病，會讓 NCI 的挑戰性問題變得較容易回答。

## 🫘 酮代謝降低癌症風險

　　除了避免已知的癌症風險因子之外，酮體的代謝會保護粒線體不受發炎與**損害性活性含氧物**（reactive oxygen species，**ROS**）的侵犯。ROS的生成會隨著年紀而增加，並損壞細胞蛋白質、脂質與核酸。**ROS的累積會降低粒線體能量生成的效率，因而需要補償性發酵作用來支援。**癌症風險會隨著年紀與ROS的累積而增加。但酮體代謝會增強粒線體功能，因而避免發酵作用的發生。酮體代謝，特別是當葡萄糖濃度降低時，將足以避免基因組不穩定並降低癌症風險。

　　粒線體ROS的來源大部分來自分子氧氣（$O_2$）與輔酶Q的半醌自由基（semiquinone radical），也就是QH（見圖4.4）的同步反應。這個交互作用會產生超氧自由基$O_2$。**輔酶Q是存在於粒線體內層膜的一種疏水性分子，是電子傳遞的必需物質。**酮體代謝會提高輔酶Q氧化型與完全還原型的比例（$CoQ/CoQH_2$）。輔酶Q對偶（couple）的氧化會減少半醌自由基的數量，因而降低超氧化生成的機率。酮體代謝會降低ROS並增強粒線體能量效率，進而減少癌症風險。

　　**除了降低ROS之外，酮體代謝也會增加還原型的麩胱甘肽**（gluta-thione），因為無細胞溶質（cytosolic-free）的NADP+/NADPH濃度對偶與麩胱甘肽對偶是接近平衡的狀態（equilibrium）。更具體的說，酮體代謝會加速過氧化氫的破壞，進而藉由酮體代謝所產生的自由基減少，可幫助維持粒線體內層膜的完整性。而這會增加粒線體的能量效率。由於ROS也會誘發組織發炎，所以ROS的減少也可減少組織發炎。**酮體不只是一個比葡萄糖更有效率的代謝燃料，也擁有抗發炎的效果**（第十七、十八章）。代謝酮體來獲得能量可維持粒線體的健康與效率，進而減少癌症的發生。就是這麼簡單。

## 🫐 粒線體增強療法

　　啟動酮體代謝最簡單的方法是在適當的營養下縮減飲食能量（DER）。尤其要強調適當的營養，因為與減少卡路里攝取有關的營養不良，可能會提高癌症發生率。DER 不應該會造成營養不良！因此，在執行減少飲食能量時，攝取呼吸酵素活性基（active groups of respiratory enzymes），如鐵鹽、核黃素、菸鹼醯胺與泛酸等，含量豐富的食物能有效的維持健康。維生素已知會增加粒線體效率。事實上，任何能增強粒線體呼吸能量效率的食物都能有效的減少癌症的風險。

　　藉由 DER 減少血糖濃度能促進酮體作為替代呼吸能量的吸收與代謝。但需切記是腫瘤細胞因呼吸作用損傷而無法有效使用酮體來獲得能量。酮體的代謝會增加琥珀酸去氫酶的活性，並同時提高經由呼吸作用能量生成的整體效率。若以酮酯作為 DER 的補充或許會是一個更有效的呼吸作用增強療法。1,3- 丁二醇（1,3-butanediol）藥物也能幫助提高酮體來減少發炎與癌症。

　　特別的是 DER 與酮體代謝會延緩熵（entropy）。**熵是癌症的生物能特徵。熵代表一個系統中混亂的程度，是熱力學第二法則的基礎**。聖捷爾吉曾形容癌症是熵的一個增加狀態，由不可預測性與混亂所支配。由於癌症是熵提高的一種疾病，DER 療法所針對的就是這個疾病最核心的部位來發揮作用。

## 🫐 醫療性斷食與癌症預防

　　有大量文獻顯示 DER 在實驗動物身上對先天與後天的癌症都能減少其發生率。證據也顯示 DER 能減少許多人類癌症的發生率。不過，鼠類身上有 40% 的 DER 等同於人類的只飲用水的療效斷食或極低卡路里飲食（500-600 大卡 / 天）。這是因為基礎代謝率的差異，人類比鼠類少了約七倍。因此，人類會比鼠類更能忍受 DER，而且能更有效的預防癌症。

定期執行對多重癌症誘發因子的 DER，會是一個簡單又有成本效益的生活型態改變，而這個改變能減少癌症的發生。

　　人類演化成在長時間缺乏食物下仍然能夠運作。賀伯特・薛爾頓（Herbert Shelton）描述了大部分健康成年人在斷食（只喝水）長達 30 ～ 40 天後，仍然能正常運作。儘管如此長時間的禁食對許多人來說看似不可能，但其可能性的證據顯示是十分令人信服的。喬治・卡希爾（George Cahill）與奧立佛・歐文（Oliver Owen）也證實了許多過重的人能長時間（數月）斷食而沒有副作用。**歐文與卡希爾是首先證明酮體在長時間飢餓下會變成大腦主要燃料的人。**「Danjiki」（日文：斷食）是療癒性斷食的日語名詞，已知能產生包括癌症預防的許多健康益處。人類具有在長時間斷食而不會受到傷害的能力。

　　**重要的是療癒性斷食與飢餓是不同的。**雖然斷食與飢餓兩個詞時常可以互用，但它們代表了不同的生理狀態。**飢餓是一個病理狀態**，在這個狀態下人體承受了能量的不平衡，且喪失了需要用來維持代謝衡平的主要礦物質與維生素。而**斷食是有療癒效果，並能維持代謝衡平的。維生素 A、D、E、K 被儲存在肝臟與身體脂肪中，並在斷食中緩慢釋放出來。礦物質則被儲存在骨頭裡，也是在斷食中被緩慢的釋放出來。只有水溶性的維生素 C 與 B 群需要在 10 ～ 14 天的斷食後被補充。**定期的療癒性斷食對身體是極度的健康。雖然在開始療癒性斷食之後，體重會變輕，因為斷食產生的體重減少是自然並且無毒性。斷食產生的體重減少與因為化療產生的體重減少有著明顯的對比，後者是不自然且通常帶有毒性的。

### ・斷食中血液葡萄糖與酮體濃度

　　我的學生中有許多人自願斷食最高達六天，讓我記錄他們的血糖與酮體濃度。這些學生都是健康的年輕成年人（男性與女性），年齡介於 21 到 28 歲。學生們在斷食的時候，只喝水或不含咖啡因的綠茶。所有的學生，不論男女，都能在三天內將他們的血糖與酮體濃度調整到療效範圍內（第十八章）。大部分的癌症病患應該可以有類似的經驗，只要他們沒有

服用任何會干擾的藥物。

大部分的學生在頭二天都會經歷葡萄糖戒斷症狀，不過這些症狀都是短暫的，並且在二天後逐漸退去。有趣的是，**葡萄糖戒斷症狀（焦慮、頭痛、噁心等）**也在戒斷諸如酒精、菸草與藥物等其他成癮性物質的許多人身上看得到。一些學生在 5 天的斷食之後，感到精力旺盛。他們都從中學習到斷食是有療癒效果且無害的。

我的研究生之一，朱利安・亞瑟（Julian Arthur），在斷食第三天前將血糖濃度降到 39 mg/dl。我問朱利安他在這麼低血糖濃度下走動的感覺為何。他說：「我感到很好，沒問題。」朱利安的血液酮體濃度也達到了 1.1 mmol，這會彌補低葡萄糖的狀態並避免出現低血糖症狀的副作用。低血糖症狀只會在那些降低葡萄糖濃度，卻沒有一併提升血液酮體濃度的人身上是一個問題。從葡萄糖到酮體代謝的逐漸轉移，會保護組織不受到低血糖症狀作用的影響。喬治・卡希爾與他的同事已證明了這些觀察。

另一個學生，伊凡・烏利茲（Ivan Urits），儘管在六天的斷食並提高酮體濃度（2-3 mmol）之後，並無法將他的葡萄糖降到代謝範圍。他的葡萄糖在斷食期間只能降到 68 mg/dl。**結果是因為伊凡在斷食期間喝的是含咖啡因的黑咖啡，而非只有水。咖啡因會阻止葡萄糖濃度進入足以針對腫瘤細胞能量代謝的療效區域。**賀伯特・薛爾頓反對在斷食時攝取咖啡。攝取無卡路里的無咖啡因飲料，會比含咖啡因飲料來得好。如果打算使用限制型生酮飲食（KD-R）作為預防癌症的方法，我建議大家避免飲用含咖啡因飲料。因為是否能維持血糖濃度在第十八章所描述的療效範圍內，取決於每個人的狀況。

吉米・摩爾先生（Mr. Jimmy Moore）也在一個播客（podcast）影片中描述了他七天、只喝水的斷食經驗（http://livinlavidalowcard.com/blog/jimmy-moores-at-least-one-week-fasting-experiment-begins/10484）。 摩爾先生是一位推廣低碳水化合物飲食健康益處的知名部落客。他能用非技術性文字來記錄他在斷食期間所經歷的生理變化。雖然摩爾先生大部分遵循了賀伯特・薛爾頓所認為的標準作法，摩爾先生在斷食中加入了濃縮肉

湯凍（bullion cubes）。雞肉或牛肉濃縮肉湯凍含有一些卡路里與鹽，這可能會讓葡萄糖無法降到足以對腫瘤細胞產生最大代謝壓力的最低濃度。不過，摩爾先生的血糖濃度在斷食中，的確降到腫瘤治療所要求的療效範圍。濃縮肉湯與其他低卡路里與低碳水化合物食物，對斷食中血糖與酮體濃度的影響還需要進一步的研究。儘管如此，重要的是摩爾先生的播客能讓癌症病患認知到斷食並非有害的。

## 🔘 細胞自噬與自溶：癌症預防的熱力學方法

自噬作用即為細胞分解並從低效率細胞器中回收富含能量分子的過程。而消化過程中有缺陷的細胞器會與**胞內體**（endosomes）或**溶酶體**（lysomsomes）融合。**自溶同類相食**（autolytic cannibalism）**是身體的健康細胞與組織會將在代謝上無效率的整個細胞與組織消化掉**。這兩個程序都會在 DER 下發生。DER 會對身體內所有細胞與器官系統產生全面的代謝壓力。有代謝缺陷的細胞與組織中所含的營養素隨後會經由血液循環重新分配到正常細胞中，以維持身體在能量壓力下的生存力。只有當代謝能量壓力遍及全身所有細胞時，虛弱的細胞才會顯現。

我預測身體的正常細胞會使用發育不全（dysplastic）的組織（癌前期）作為能量來源，以維持在能量壓力下的身體熱度與代謝衡平。相較於在未限制進食下，身體的溫度在療癒性斷食或 DER 時會比較低。為了維持溫度，身體會代謝儲存的能量（脂肪）或發育不全的組織。

不像正常細胞那樣可以在 DER 下過渡到使用酮體作為能量，發育不全的腫瘤細胞其呼吸作用不足，並且處於依賴發酵作用的前期。當主要能量來源從葡萄糖轉變成酮體，是在食物匱乏下的一種演化上的保全適應（evolutionary conserved adaptation），讓正常細胞在營養環境極端改變下得以存活。**酮體的代謝讓身體得以保留蛋白質並保護大腦**。只有那些曾經過幾百萬年環境強迫與變異性選擇磨練下的靈活基因組細胞，才能立即從一個能量狀態轉變到另一個能量狀態（第十五章）。

我提出一個在 DER 下的癌症預防熱力學機制，利用正常細胞的代謝適應性來破壞基因缺陷，與代謝困難的發育不全細胞。相較於正常細胞，腫瘤細胞較不能在能量壓力下生存，因而讓正常細胞得以使用發育不全組織的能量代謝物，來維持身體熱度與器官衡平。換句話說，**身體會藉由自溶過程來食用發育不全組織以供給正常細胞能量。強者會吞噬弱者來維持整體的福祉。**不過，這個程序只會在能量壓力的條件下發生。在過度能量供給的情況下，癌細胞會持續存活在身體中，還可能會茁壯生長。而我所提議的 DER 誘發癌症預防的熱力學機制，在概念上類似於 CD 誘發毒物興奮效應（CR-induced hormesis）的角色，以及延長壽命的「生命基因」（Vitagenes）。

## 🫐 透過遵循限制型生酮飲食的癌症預防

曾有人以 KD-R 代謝療法來治療子宮頸上皮發育不全（cervical dysplasia）。子宮頸上皮發育不全指的是子宮頸表面細胞的異常改變，其症狀從輕微到嚴重都有。嚴重的上皮發育不全有時候會被認為是癌前期。異常的抹片檢查、陰道內視鏡檢查（colposcopy）與組織切片檢查，顯示這位患者有高度鱗狀上皮內病變（squamous intraepithelial lesions）。這個人在進一步組織切片檢查之前，執行了四個星期的 KD-R。由於 KD-R 在家庭環境中難以自我執行，她與她的男性友人一同執行了這個代謝療法。

有趣的是，KD-R 之後的追蹤組織切片檢查顯示只有一點點局部的上皮發育不全，沒有一個被認為是高度的。主治醫師對診斷的巨大改變感到有點不滿。儘管這只是單純的軼事報告，沒有實質的證據顯示 KD-R 是這個變化的原因，但事實的發現顯示 KD-R 是可能的主因。因為在第一次與第二次組織切片檢查中間，除了 KD-R 之外沒有任何其他的治療。

需要在更多病患上執行，並進一步研究來確認 KD-R 是否是子宮頸上皮發育不全的有效治療方法，以及可能的癌症預防方法。在這些研究中每一個病患可以作為自己的控制組。這個療法可以與其他不同的癌症篩檢程序合併使用，例如乳房或肺部組織切片與結腸鏡檢查。如果諸如斷食或

KD-R 等無毒性代謝療法，能有效的移除瘤塊或結節，那為何還要使用手術或毒性藥物來治療癌前病變（preneoplasia）呢？那些對於癌症預防有興趣的人應該要知道這個。

## • 以斷食或限制型生酮飲食來預防癌症要執行多久呢？

癌症預防的療癒性斷食或 KD-R 的執行長度會因人而異。一般來說，**每年一次七天、只喝水的斷食就足以讓身體消耗掉發育不全或癌前期組織**。通常會需要 2 到 3 天來讓血糖達到 55 至 65 mg/dl 的療效濃度，以及讓酮體達到 3-5 mmol 的療效濃度。身體一旦達到這個代謝狀態，自噬作用與自溶同類相食就會開始清楚體內的腫瘤組織。

**對於那些無法執行較長斷食的人，數次較短的斷食（2-3 天）每年執行二到三次，應該也能有效的預防癌症**。攝取一週的生酮飲食應該也是有效的癌症預防策略，只要血糖與酮體能被維持在療效範圍內。很清楚的癌症預防的代謝方法有許多變化。我的看法是，儘管這些程序原則上簡單，但在執行上是困難的。大部分的人單純的缺乏慾望或動機來執行這些程序。因此，專注在能量代謝與代謝療法的健康診所能幫助大家避免癌症或治療他們的疾病。

對於我這個想法的實驗性支援，就預防與治療癌症的替代方法上，有長遠的重要性。這個方法是利用正常細胞的代謝適應性來破壞基因缺陷，與代謝困難發育不全的細胞，以維持能量衡平。當大部分的癌症療法仰賴外部的媒介時，例如放射線、化學藥品與幹細胞，而我們的方法仰賴的是在卡路里的壓力下，腫瘤與宿主組織內部所發生的能量轉變，這些能量轉變會在腫瘤組織中產生比正常組織中更大的自溶作用，其結果將會是腫瘤組織的生長減少與能量衡平的改善。對於我的想法能否帶領大家找到新的癌症療法，我相信這個療法會比目前使用中的任何療法更有效，更有效更不具毒性。這種癌症治療方法能讓那些想要掌控自己命運的人，有他們的自主權。這一章節中所提供的資訊回答了 NCI 挑戰性問題的第一、四與六題（provocativequestions.nci.nih.gov）。

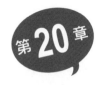

# 使用生酮飲食來治療癌症的案例研究與個人經驗

## Case Studies and Personal Experiences in Using the Ketogenic Diet for Cancer Management

這一章的目的在呈現證據，證明這本專論所概述的原則在人類癌症治療上的平行應用。如果癌症事實上是一種牽涉到受損細胞呼吸作用的代謝性疾病，那利用這個損傷的療法在治療這個疾病上應該有效。此方式治療的關鍵集中在針對腫瘤的葡萄糖與麩醯胺酸供給。這些燃料促使癌細胞在呼吸作用不足時產生發酵作用來維持細胞能量衡平。**這一章節的資訊收集自那些嘗試使用這個代謝療法來治療癌症的人的親身經驗。**

### 🔘 生酮飲食對兒童腫瘤病患的腫瘤代謝與營養狀態的效果

*琳達・聶伯凌，Ph. D., MPH, RD, FADA，國家癌症研究院 / 癌症控制與人口科學部 / 行為研究計畫 / 健康行為研究組主任（Chief, Health behaviors Research Branch, Behavioral Research Program, Division of Cancer Control and Population Sciences, National Cancer Institute）。*

我們是第一次，也是先驅的研究，在小兒科腫瘤病患上探討，飲食組成對腫瘤葡萄糖代謝的影響。生酮飲食（KD）的執行方案是來自對 KD 與癲癇發作控制的廣泛文獻。這個先驅計畫是設計用來測試在罹患某些類型大腦腫瘤的孩童身上，KD 對腫瘤葡萄糖代謝的影響與可行性。使用高脂肪 KD 會影響腫瘤部位的腫瘤葡萄糖使用率嗎？如同所測試的結果一樣，這個執行方案證明了，在使用 FDG18- 標示葡萄糖的 PET 掃描監控下，

腫瘤部位的葡萄糖使用率有一些持續性的減少。理論上，對腫瘤部位葡萄糖使用率的作用可能會影響腫瘤的生長速率。話說回來，這個執行方案並非是設計用來逆轉腫瘤生長或治療特定類型的癌症。

### ・導入飲食時所學到的課題

這個執行方案要求孩童是穩定的與能接受口服飲食，並且處於一個穩定的家庭環境，有能負責的雙親或照護者願意支持這個執行方案。KD 的施行需要有經驗的營養師關心與注意來檢視每一位孩童生酮作用狀態的建立。在 4 到 6 天的期間中，逐漸導入飲食能減少暫時性的胃腸不適，如噁心、嘔吐、腹瀉或便秘等，這些是當飲食導入太快可能會發生的現象。在家裡遵循這個飲食，不論多長時間，都需要主要照護者有相當的熱忱、監督與訓練。

### ・病患選擇與對飲食的反應

數十年來，KD 成功的被施行在那些對發作控制藥物有抗藥性的癲癇孩童身上。這個飲食與參與計畫的孩童選擇，是基於他們所罹患的特定腫瘤本身帶有化療抗性、有限的手術選項以及他們曾經歷癲癇發作等原因，在施行飲食的期間沒有任何一位受試者有接受積極的放射線治療。執行方案的設計，為短期使用。每星期檢視血清脂質、葡萄糖、酮體、胰島素與蛋白質濃度。如預期的，血液酮體濃度對生酮作用與飲食堅守的程度是極度敏感的指標。雖然提供了大量的支持與指導以及例行的後續訪問，KD執行方案的堅守並非完美。**不對的零食或一罐汽水就會影響生酮作用**，而需要病患與照護者在隔天專注在飲食堅守上。飲食的攝取並非病患主要的限制，不過若我們能開發出符合生酮作用的奧利奧（Oreo）餅乾，那就會是個大成功了。參與先驅研究受試者的整體脂質濃度並沒有受到負面影響。且無任何毒性的記錄。

在開始 KD 先驅研究之前，病患 A 經歷了重複的癲癇發作。但在執行方案期間，她沒有再經歷任何發作。根據她的醫療團隊與照護者的評估，

她在這段期間的生活品質有了整體的改善。

## ・我們學到的事項

這個先驅計畫所收集到的數據顯示，KD 能提供癌症病患所需要的整體能量與營養素。對飲食的耐受性在沒有太多困難之下 4-5 天內即可建立起來。

能在罹患晚期轉移性疾病的孩童身上，建立飲食誘發的生酮作用，這個事實本身就是一項成就。當孩童在期間內因感冒或鼻竇感染而生病時，則需要修改飲食組成以維持生酮作用的狀態。為了維持足夠營養素，使用低碳水化合物形式的維生素與礦物質補充品是必需的。在實驗期間，卡路里攝取與體重大致維持穩定。血糖濃度下降至低於正常濃度。血液酮體濃度則提高 20 到 30 倍。

PET 技術的使用，能在先驅研究中，幫助評估腫瘤部位的葡萄糖使用率的改變。PET 掃描數據顯示，在兩位病患的 FDG 更新上都有大約 22% 的減少，反映出腫瘤部位的葡萄糖代謝。

這個先驅研究有許多的限制。抽樣的大小並不允許統計學上可測量的結果。病患族群的特定種類，則是另一個限制。也就是罹患晚期癌症的孩童，由於病患被要求有可測量的疾病證據，以及能支持堅守飲食執行方案的穩定家庭環境，使病患招募期間超過兩年。PET 技術的使用，是這個計畫的主要資產，讓研究人員在飲食對腫瘤部位的影響，能有更好的評估。

在這個先驅研究發表之後，新的科學進展擴充了我們對癌症代謝的了解。各方對這個執行方案的興趣依然存在，而我也持續受到來自世界各地有興趣的病患與腫瘤醫師的信件。這個 KD 執行方案本身並非治療，但可以被視為對腫瘤醫療團隊所指示療法的一個可能補充。目前執行中的臨床實驗將會擴充了解我們對 KD 與癌症代謝之間的關係。

# 拉菲的故事

米麗安・卡拉米安（Miriam Kalamian）
位於蒙大拿漢米爾頓的飲食治療診所（Dietary Therapies LLC, Hamilton, MT）（http://dietarytherapies.com）

在 2004 年 12 月，我們四歲的兒子拉菲被診斷出大腦腫瘤。雖然活體組織切片檢查確認這是一個低度的神經膠質瘤，但它巨大的尺寸、精細的位置與非典型侵略性本質，顯示其預後狀況相對不好。就像大部分的父母一樣，我們把孩子的命運交到專家的手上，他們立即施行標準治療的「黃金準則」，並承諾讓我們與任何最新突破性療法的訊息保持接觸。很不幸的是，這個「黃金準則」失敗了，而且沒有最新的科技得以快速解救。取而代之的是，我們被迫看著愈來愈具侵略性的醫療介入，一點一滴在摧毀我們珍貴的小孩。視覺、語言、知覺、活動能力與內分泌功能都惡化了。這對他的生活品質是一大打擊。我們的小鬥士做了每一件我們要求他做的事，但他的腫瘤很明顯的要贏了。

直到在 2007 年 4 月，我們的世界意外的改變了。波士頓學院的研究人員發表了一份研究，描述碳水化合物、卡路里與限制飲食對老鼠植入大腦腫瘤的影響。如預期的，飲食縮減會產生生酮作用，是一種與飢餓有關的一般代謝狀態。但這個 KD 也會減少腫瘤組織所需的血清葡萄糖供給量，因此減緩疾病進程的速率。

雖然一般都接受腫瘤組織靠葡萄糖旺盛生長，但這個研究是最先認為在碳水化合物的飲食攝取與腫瘤進程之間，可能有關聯性的研究之一。且一份關於二位罹患晚期星狀細胞瘤孩童的較早期案例研究顯示，8 週的 KD 實驗能提供孩童的營養需求，並同時在腫瘤部位減少葡萄糖攝取。我們了解到 KD 執行方案作為難治性小兒癲癇療法已安全與成功的施行超過 80 年了。有可能這個簡單卻又新奇的飲食方法能做到更具侵略性療法做不到的事嗎？

儘管拉菲的情況在惡化中，他的癌症專家拒絕介入與飲食有關的任何討論。在經過數週對這主題的研究之後，我們決定自己來啟動 KD。我們將自致力於推廣典型 KD 作為癲癇療法的醫生、父母與組織所提供的資訊湊在一起。一個提供父母支持的網上小組為我們介紹了在施行這個療法上的現實挑戰與策略。

　　到目前為止我們已離開家超過 6 個月了，是時候該回到我們蒙大拿郊外的社區。拉菲的小兒科醫生與當地的腫瘤醫生聽了我們想要採用這個飲食療法實驗的論述。雖然他們抱持懷疑，但他們也都覺得 KD 是一個「不危害」（do no harm）的介入方法，而同意如果我們與傳統治療同時實施這個方法就會支持我們。在幾天之內，拉菲被施予低劑量、低毒性的化療藥物（注意，同樣這個藥物在之前並無法阻止拉菲的腫瘤生長）。

　　在這僅有的支持之下，我們在施行的頭幾個月，設法排除了許多內在的障礙。奇蹟式的，在第三個月的 MRI 顯示腫瘤縮小了 15%。這讓我大膽直接向查理基金會的專屬 KD 專家貝絲・祖佩克 - 卡尼亞尋求協助。貝絲回答我們許多問題，並更正我們的計算錯誤，除此之外還給了我們使用一個網路餐飲計畫工具的權限。現在，我們是一個新興社群的成員，這個社群擁有這個較仁慈、較溫和治療策略的第一手經驗的父母與專家所組成。

　　最後，拉菲的腫瘤醫生停止繼續化療，而 KD 持續以單一的療法進行。並在接下來的幾年中，拉菲的整體健康與神經狀態持續的在改善。但終究因腫瘤與手術所造成的傷害，被證實是漸進與無法逆轉的。於是引發了下面這個問題：「**如果 KD 當時被作為起始標準治療黃金準則的一部分的話，那結果會是什麼呢？**」

　　從我們兒子的第一次診斷到現在已經六年了，回想起聽到這消息的前幾月，心中的痛苦仍不無抹滅。但 KD 讓我們得以卸下旁觀者的角色，並採取能大幅度改善我們兒子生活品質的行動。儘管我們成功的使用了這個療法，而大部分的醫藥專家仍然認為 KD 在主流使用上「太困難」或「太限制」。同意，KD 不是每個人的選項，但我們強烈的相信它是值得被納入治療選項的，尤其在每一個初始的討論中。

### • 以 KD 作為癌症的飲食療法

　　拉菲成功的 KD 治療改變了我的人生。首先最重要的是，它拯救了我兒子不再受到進一步的傷害，並給他更好的生活品質。它也支持了我的熱情來微調這個癌症治療的飲食方法，讓我因此能協助面對類似掙扎的家庭。為了這個目的，我參加了一個嚴謹的學習計畫，最終讓我獲得人類營養科學的碩士學位。

　　從我的學習中，我很快的認識到我們多重代謝路徑的內部調控，就像一組精緻混合動力引擎的內部調控那樣，在燃料來源之間無縫的轉換，以維持系統在一個最佳的能量狀態。隨著我對正常與腫瘤代謝錯綜複雜的內涵知識與視野的擴充，我對癌症治療代謝療法固有優點的了解也隨之增加。拉菲與其他人等都是活生生的證明，顯示即使是大腦與 CNS 也能立即使用酮體，並同時在本質上產生恰好份量的葡萄糖來達到高度特定的系統要求。

　　不幸的是，我也認知到沒有幾個執業健康專家會考慮進行與他們普遍持有的信念相衝突的改變，即使那些信念是來自錯誤或過時的資訊。更糟的是，腫瘤醫生與其他專家時常以缺乏證據或毫無根據的安全顧慮，積極的阻止他們的病人採用任何的附屬療法。

### • 認識生酮作用

　　當我還是個學生時，我把握每一個機會以一個非凡的演化適應觀點來檢視餵食狀態（fed-state）下的生酮作用，而非將其視為一個異常的代謝狀態。我認知到健康照護專家需要協助了解「**良性生酮作用**」（benigh ketosis）與「**糖尿病酮酸症**」（diabetic ketoacidosis）**之間的重要差別。前者描述的是在碳水化合物攝取減少期間，能量來源轉變到生酮作用；而後者指的是與糖尿病管理不佳相關的致命情況。**

　　細胞從各式各樣的來源獲得能量，而且在正常生理狀態下，葡萄糖是主要的燃料。當會產出葡萄糖的碳水化合物缺乏時，肝臟會輕易的將飲食與儲存脂肪轉換成三種酮體，而其中一種是特別善於提供大部分細胞所需

的能量。另一個程序，稱為 $\beta$ - 氧化（ $\beta$ -oxidation），也會使用脂肪作為燃料，主要反應肌肉細胞的能量需求。即使是蛋白質中所發現，一般保留作為組織修復與維持的胺基酸，也能在需要達成這些專門需求時被轉變成葡萄糖產出。

**在碳水化合物限制的時候，肝臟會取得葡萄糖衡平的主要控制，藉由估量所需的葡萄糖後，以一個稱為「葡萄糖新生作用」**（gluconeogenesis）（文字上代表「製造新的葡萄糖」）**的程序來製造葡萄糖。**葡萄糖新生作用也會發生在腎臟的腎上腺皮質中，其對類固醇荷爾蒙特別敏感。此外，**柯氏循環會轉換乳酸成為葡萄糖，乳酸是一種細胞廢棄物。**這些程序合在一起提供所需的葡萄糖用來滋養某些依賴葡萄糖的細胞與組織。

## · 施行與合規

目前，**KD 的施行時常是混亂的**。幾乎所有與我聯繫尋求協助的人，同時也會研究其他的療法，傳統或是另類都有。**在缺乏辨認「最佳實踐」方案的正式指導下**，客戶與照護者有時只能從各式各樣不連貫，甚至可能相互衝突的資訊來拼湊出一個計畫。相對的，接受傳統癌症照護的人，能依賴診所提供教育、服務的協調、照護的施予以及治療結果的評估。尤其大部分的費用是由健康保險或其他醫療救助來源支付，因而讓那些受照護的人同時減輕心理與財務的負擔。明顯的，傳統照護診所必須要提供 KD 作為他們整合癌症治療計畫的一部分，因此讓更多的人可以擁有這個選項。

為了要達到病患教育與支持的當前需求，我提供了一份廣泛的資源清單。這份清單有一部分是為了癌症治療以外的目的而製作（例如，癲癇、糖尿病）；其他則是我根據新興證據與個人經驗所微調與重寫的個人「在製品」。如果有人要求，我會整理一份「入門套件」（starter kit）來協助我的客戶做出必須的改變。與我兒子的第一手經驗提供了我的看法如下：

＊ 不管我如何努力以及立意有多良好，KD100% 合規是不合理也不可行的。

＊ 我需要能處理現實生活問題的工具，例如計算錯誤、磅秤故障與他人的被誤導行為。

＊ 大部分的人能從支持網絡獲益，這類的支持網絡能讓他們與其他同樣面對類似問題的人，以社群的方式來保持聯絡。

　　雖然我會調整KD來達到每一個客戶的具體需求，我會從施行、監督以及物質與生理環境控制上的某些目標開始做起。我會討論壓力對調控葡萄糖的荷爾蒙影響，與態度會影響合規的方式。並非試著去控制每一個突發狀況，而是我會專注在提供客戶能幫助他們應付自己個人挑戰的策略。

　　有些客戶會從一天到多天的完全斷食來開始他們的KD。這個快速轉移到生酮作用的方法會是相對有效，但並非在每個情況下都可行。替代方法是以數週的期間來緩和進入生酮作用。一個客戶如何開始KD並沒有像他們是否掌握了細節，並讓自己做出飲食需要的改變那樣的重要。

　　隨著客戶進入這些早期階段，免不了的問題就會開始出現。後續的跟進支持，在頭幾週特別重要。我會藉由提出類似「你的感覺如何？」「你的體重狀況如何？」「你有使用料理用磅秤來量食物嗎？」「你有利用飲食計畫工具嗎？」「你的血糖濃度與血液酮體濃度為何呢？」等問題，來保持通訊管道暢通。這樣的互動不只提供我所需要的資訊來微調飲食計畫，同時也給我這個人在過程中所投入程度的線索。

　　大部分我的客戶對攝取所建議的脂肪與油脂的量，都有一些初始的抗拒。如果一個客戶說他餓了或如果體重流失的太快速，我就知道有這種抗拒情況出現。考量到媒體對將脂肪攝取、心臟病以及某些癌症劃上等號的低脂肪活動所投入力量，這個對脂肪的偏見並不會讓人驚訝，這個論述假設了「因與果」。然而，這些疾病可能源自於因主要攝取容易消化的碳水化合物所導致的代謝中斷而來。

　　「數字」是合規的重要指標。我要求客戶在起床、下午三四點與傍晚時測量他們的血糖與血液酮體濃度。在斷食的人或年幼孩童（其代謝較具彈性）身上，我會期待看到較快速的生酮作用轉換。如果這些數字不再療效範圍之內，我會有條例的檢視食物選擇、運動習慣、壓力層級與藥物的

改變。通常，會看出一個趨勢來，顯示必要的改變。

長期堅守 KD 牽涉到我稱為「**與癌症搏鬥**」（boxing with the tumor）的各種策略。例如，我可能會建議隔天交互使用典型的 KD 與更多卡路里限制的 KD。偶爾短期斷食也會被用來維持對腫瘤的代謝壓力或單純的要加強生酮作用。

我的所有客戶都會接受一部分作為他們癌症治療方案的例行評估。一般來說這些評估包括 MR 或 PET 造影，與測量他們具體癌症類型生物標記（如果有的話）的血液生化檢查。接受化療的病患也會有例行的完整血液檢查與全面的代謝報告來檢視化療對身體器官與系統的副作用。

慢性壓力會減弱一個人維持低血糖濃度的能力。值得注意的是，身體與情緒壓力會刺激皮質醇的生成，進而導致過量的葡萄糖新生作用，且壓力源也會讓交感神經系統處於高警戒。其中一個結果是脂肪與葡萄糖在特別的肌肉需求期待下，被釋放出來。幾乎沒有罹患癌症的人，認為自己沒有壓力，因此在評估一個人對治療的反應時，壓力可能造成的影響必須被考量進去。

當照護者支持 KD 時，我會非常的感激，因為這個支持會加強合規。不過，我從許多照護者身上得知他們心愛的人，最終決定不要施行 KD。其中一部分是因為整體健康狀況不佳所導致，以及可能減緩癌化過程對生活品質或生命延續上只有些許或完全沒有幫助。其他人則是對如此簡單療法在療效上的懷疑。仍然也有人是單純的不願意對他們的生活型態做出必要的改變。我同情照護者，但就我的經驗來說，那些被迫接受 KD 的人，極少會遵從，因此幾乎沒有成功的機會。他們的結論是：「我試了但是無效」。這可能會造成傷害，因為他們的經驗很可能會影響正在考慮 KD 的其他癌症患者的看法。

### • 治療的效果

大部分的客戶在進入生酮作用時，都有出現某些初始不適。最常見的是頭痛，再來是疲勞與情緒改變。孩童一般會較快完成這個轉變，也可能

會出現沒精神、噁心與嘔吐的現象。這些症狀都是暫時性的，而且會在遵循初始規則下好轉。在短期內 KD 可能會造成脂質濃度的提升，但從長期來看，他可能會提高罹患腎結石或骨質疏鬆的風險。但這些風險可以藉由對一般執行方案的修改而減低。

對小兒族群來說 KD 有一個特定的副作用——長期遵循 KD 的孩童一般都會經歷線性成長上的降低（以 KD 來治療癲癇的孩童身上所收集到的數據顯示）。要記住的是傳統療法也會影響成長，而且遠比 KD 有更嚴重的副作用。

KD 的正確施行並不保證腫瘤進程的減緩。另一方面，我也有客戶偏離了典型的作法卻仍然有好的結果，例如攝取比建議量還要多的蛋白質。或許數據的收集與分析，再加上探討治療代謝反應的研究下，會開始揭露出一些確定會影響個人結果的變因。

以 KD 作為附屬療法（尤其是對大腦腫瘤治療來說）的優點是，酮體有神經保護作用，可能能減緩傳統療法所造成的傷害。KD 的同時使用對腫瘤代謝也可能會產生協同作用，讓病患有從較不具侵略性的療法開始治療的權利。切記如果治療計畫能延長生命僅有幾週或幾個月，這些治療計畫就被認為是成功的了。明顯的，這些療法重視生命的品質而非長短。

## ・挑戰

就獲得傳統癌症專家的支持來說，存在著相當大的挑戰。但最讓人氣餒的地方是執行能讓 KD 獲得改善結果的那類臨床試驗的要求。雙盲隨機控制試驗（double-blind randomized controlled trials，RCT），例如那些由藥廠所資助的試驗，是所謂的黃金標準。不幸的是，在考量到幾乎沒什麼資金贊助任何非藥物療法的試驗，再加入以諸如液態代餐等，預先包裝食物來達到雙盲要求的因素，再牽涉到自由生活成人相關研究的高退出率之下，RCT 對 KD 來說是一種在後勤執行上的夢魘。再者，就我們對腫瘤細胞代謝演化的了解，我們將會需要去測試可能會影響到某些癌症次型相關特定結果的每一個變數。

身為一位飲食治療師，我需要更多且更好的工具來協助我的客戶取得癌症專家的支持。作為治療小組的負責人，癌症專家有權要求所需要的檢驗以及監控整體健康的技能。如果這位專家不願意或無法參與這個過程，我會建議我的客戶去找同意提供監督的健康照護專家。

家庭支持是 KD 成功中很重要的一環。就我的經驗來說，家庭成員要不是擔任救生員的角色就是破壞者的角色。對孩童來說，額外挑戰是兄弟姊妹或同儕的飲食習慣，以及在校遵循計畫的承諾。我會力勸我的客戶加入受監控的網路支持小組，因為對新客戶來說，知道其他人也走過相同（或類似）的路是非常重要的。

就我所知，在美國只有少數人會以 KD 作為單獨療法。因此，要客觀評估治療效果是很困難的。不過，同樣的說法也適用在以 KD 作為附屬療法的傳統療法上。客戶時常會說他們的專家注意到治療出現不尋常的良好結果，卻完全不提 KD 可能在其中扮演的一個角色。

最後，我相信 KD 作為癌症治療的附屬療法有希望獲得更多的接受度。現在需要的是能澄清執行方案最佳作法的相關研究的增加。這類執行方案，可以納入能利用腫瘤組織受損代謝狀態，與低劣適應機制而產生協同作用的低毒性藥物。同時，我們這些對 KD 充滿熱情的人也應該要合作組成一個更團結與更容易接近的「生酮」社群，來負責提供教育與支持。

## ❤ 癌症是依靠葡萄糖與麩醯胺酸生長的一種代謝性疾病的生物合理性

*波瑪・哈林醫師，醫師與癌症病患。*

兩年前我在舉重時我的手臂斷了。對我來說這是件「癌症前（before cancer，BC）/診斷後（after diagnosis，AD）」的事件。我的生活改變了，隨之而來的是病理性骨折的手術修復、各個癌症病變的放射線治療以及避免這個疾病自然路線的賽跑，這個路線在醫學文獻中被稱為「無法治癒」。

我被診斷出罹患多發性骨髓瘤。

對我來說，在我的癌細胞與正常細胞之間，最大的差別在惡性部位的發光 PET 掃描。相較於我的健康細胞，我的癌細胞以更大程度在網羅放射線標記的葡萄糖分子。這個觀察讓我開始在網路上尋找解答。網路上充斥著粉色背景與「神奇療法」文字的網站，但我一直被那些有著細小文字與數據的黑白文章所吸引。這裡有真正科學的東西，同時存在的是研究的歷史沿革，從奧圖・瓦爾堡的早期觀察到湯瑪斯・西佛里德博士的研究。**癌細胞的代謝弱點是合理的。它有著生物學上似真性以及風險與回報概況，而這些都是令人信服的。**

在與西佛里德博士無數的電子郵件往來之後，我決定要以結合 KD、2-去氧葡萄糖（2-DG）與丁酸苯酯（PB）來對惡性腫瘤細胞採取一個受質利用攻擊（substrate-utilization assault）。在臨床試驗中曾有晚期癌症病患身上分別使用 2-DG 與 PB 的執行方案，但沒有任何一個是合併這些藥劑與 KD 的。不想要變成這些研究中所描述的晚期階段，我要求數個機構來主辦一個「癌細胞歡樂趴」（Cancer Call Shindig）。如果他們願意辦趴，我會帶著惡性細胞、實驗鼠與錢去參加。不過沒人要辦。

以更積極的阿特金斯飲食法（Atkins Diet）與肢體活動，我將我的葡萄糖壓到 48-70 mg/dl 的範圍，並同時達到尿液酮體的提升。我遵守已發表的 2-DG 與 PB 執行方案。我在每天早上服用 2-DG（40 毫克 / 公斤），以及 PB（5 公克，一天三次）。我對這三項組合療法完全可以適應，但我對維持在能對腫瘤細胞產生代謝壓力所需的低血糖與高酮體濃度上出現困難。這可能同時是代謝與社交問題。不吃東西造成一種與朋友及家人隔絕的狀態，而我的身體似乎一有機會就將葡萄糖濃度往 90 mg/dl 的方向移動。我深信會干擾葡萄糖代謝的飲食與藥物組合，會同時改變癌症復發與存活率。隨著我的網路研究持續的進行，在使用二甲雙胍（metformin，一種會改變葡萄糖代謝的糖尿病藥物）的患者身上，其癌症機率明顯下降，以及其對抗多重癌細胞系的活性，對西佛里德博士在癌症研究方向上的正中目標（barking up the right tree）提供了更多的證據！

2011 年 7 月 11 日是我癌症誘發手臂骨折的二週年。雖然我的疾病仍然留在「無法治療」的欄位裡，但看起來並沒有惡化。最近的生化檢查顯示相較於一年前有所改善。這算是狗屎運，還是生物學上的似真性呢？可能還需要更多的研究來澄清。

## 以限制型生酮飲食來治療大腦癌症

*大腦癌症腫瘤醫師，克雷格·摩爾醫師*
*（braintumorphysicians@gmail.com）*

我可以述說三位我以西佛里德團隊所推薦的限制型生酮飲食（KD-R）所治療過的病患。所有三位病患都被診斷出罹患多型性神經膠質母細胞瘤（GBM）。所有三位病患都做了腫瘤縮減手術的標準治療，之後再施以標準的體外放射線治療（external beam readiation therapy，XRT）並同時給予低劑量的替莫唑胺（temozolomide）（帝盟多，Temodar），之後再以輔佐藥劑的方式每月施予帝盟多。所有三位病患在完整標準治療之後，開始 KD-R。三位病患中只有一位（病患 A）有經過 KD-R 之後的 PET 掃描評估。因此，病患 A 以小案件報告的方式呈現。到目前為止，病患 B 與 C 仍然在執行 KD-R 中。

病患 A 是一位 40 歲男性，在 2008 年出現文字尋找困難、困惑與視覺模糊。造影顯示左顳頂骨有異質增亮區塊。他在 2009 年初做了全部切除手術，並以格立得植入劑（Gliadel Wafers）取代。最後的病理學報告顯示是 GBM。他在手術後以標準 XRT 加上帝盟多治療，之後再施予 12 週期每月帝盟多佐劑，並在 12 週期完成後，因為病情穩定而終止。病患在帝盟多治療後數個月表現良好。在 2010 年 7 月屬於例行後續跟進一部分的 MRI 顯示有新的增亮部位。他隨後開始被施予「癌思停」（Avastin）。病患在 2010 年 7 月開始 KD-R。他一直保持合規到 2010 年 11 月。大致上來說，他在適應 KD-R 上沒有困難。沒有提報明顯的疲勞或心理能力上

的困難。除了繼續維持運動習慣之外，他也持續在工作。他所遇到的主要困難在於維持血糖在 55-65 mg/dl 的目標範圍內。儘管每日卡路里攝取有明顯的減少，他的血糖維持在 50 到 91 mg/dl 的範圍。

早上的血糖濃度平均都一直維持在 55-70 mg/dl 的最佳範圍內。不過，在日中或晚上的葡萄糖讀數時常會高於療效範圍（55-65 mg/dl）。相較於低葡萄糖的維持，酮體的維持較不是個問題。病患維持在 4 mM 的血液酮體濃度，且沒有出現病理生酮的跡象或症狀。病患最主要的抱怨在於變得習慣攝取較小的食量、高脂肪與低碳水化合物。他發現要找到碳水化合物極低或完全沒有碳水化合物的食物是非常困難的。當諸如牙膏、漱口水、肥皂等製品，以含有微量或完全沒有碳水化合物或防腐劑的製品，例如鐵鎚牌（Arm & Hammer）與象牙牌（Ivory）肥皂來取代時，他曾成功的將血糖稍微降低。雖然程度上並不大，他還是做到將血糖降低 1 至 2 個百分點。

病患堅持施行 KD-R 四個月。在 2010 年 9 月大腦跟進 MRI 掃描顯示出有新的增亮部位。當時沒有以 PET 掃描或 MR 光譜術來確認新的增亮部位是疾病進程或是腫瘤壞死（necrosis）。在我的經驗裡，罹患高度神經膠質瘤並在手術時以格立得植入劑替代的病患應該要以 PET 掃描或 MR 光譜術檢查才好。歷經手術後放射線或化療標準治療再輔以化療佐劑的病患，較容易產生腫瘤壞死或腫瘤增亮新部位。癌思停在 2010 年 9 月停用，然後病患加入另一個醫學中心的治療，但是仍然維持著 KD-R 一直到 2010 年 11 月新療法開始為止。作為治療前造影的一部分，病患在這家機構做了 CT/PET 掃描。PET 掃描的正式解釋如下：

調查結果顯示出沒有任何的異常高代謝活性顯示，有任何積極代謝腫瘤的存在。然而，在左顳 - 顳頂部位顯示有活性的減少，其對應到大腦 MRI 所顯示的異常增亮。

儘管有著顯示大致上與腫瘤壞死一致而非疾病復發或進程的 CT/PET 掃描，新的療法還是啟動了。不幸的是，新療法在注入階段需要使用 5% 的右旋葡萄糖（dextrose），而且病患被施予特佳錠（Decadron，類固醇的一種）。這當然會需要中斷 KD-R，因為在服用特佳錠時，並無法降低

血糖。病患之後有好幾個月無法跟進。在 2011 年春天，我被告知病患的病情惡化了（僅在新療法施行後六週）。由於病患需要特佳錠控制與腫瘤相關的腫脹，他無法再開始執行 KD-R。雖然數次嘗試聯繫病患來了解他目前的狀況，但在撰寫這份手稿時尚未取得他的回應。

病患 B 與 C 目前正在執行 KD-R，大致上狀況良好而無副作用。兩位都至少執行 KD-R 達二個月。病患 C 到目前為止都保持記錄精緻與詳細的 KD-R 執行日誌。與病患 A 與 B 一樣，他在尋找低碳水化合物食物上也出現困難，雖然他能保持生酮作用，並將血液酮體濃度維持在 4.4 mM。但事實上，當他的酮體濃度降到 3.1 mM 或更低時，他注意到有癲癇發作增加的跡象。一旦他的酮體濃度提高到 4.0 mM 以上，他的癲癇發作狀況就會回到底線。到目前為止病患 2 與 3 都沒有開始執行 KD-R 後的造影。

到目前為止，下面是目前的共識：

1. 要創造一個碳水化合物非常低的卡路里限制飲食是困難的，尤其是尋找合適的食物上。

2. 維持當前的 55-65 mg/dl 的葡萄糖目標範圍，並讓每一個人都能達成是有問題的。所有三個病患在達成 55-65 mg/dl 血糖目標範圍上都出現困難。每一個人都是不同的。在這三個病患的案例中，一位是體重約 52 公斤的老年女性。其他兩位是超過 6 呎高與平均體重在 81 ～ 90 公斤的男性。每個病患的年齡、身高與體重都不同，生理狀態也是。嘗試要讓所有的病患都進入 55-65 mg/dl 的血糖範圍會造成困難。我們目前是以基礎代謝率（BMR）來決定一個人可以開始 KD-R 的每日卡路里攝取量。BMR 會將年齡、身高與體重納入考量。我們計算 BMR 再減去 25-35%。這被作為在開始 KD-R 之後，每位病患被允許的每日卡路里數。脂肪 / 碳水化合物＋蛋白質比例，維持在 4:1。這個系統並非完美，任何變化、建議與改善都非常歡迎，但就目前來看，我認為這是讓病患開始 KD-R 的最佳方法，因為它允許病患之間生理差異的存在。一旦卡路里數被計算出來，4:1 的脂肪與碳水化合物與蛋白質比例啟動後，病患再測量自己的血糖一天二到三次來確認自己的最低葡萄糖範

圍，並根據這些葡萄糖數值來調整飲食。

3. 酮體濃度與生酮作用的維持必須要被強調。我認為病患取得超過 4 mM 的酮體濃度是非常重要的。對於這三位病患來說，達到這個酮體濃度並不困難。尤其是病患 C 還能在血液酮體濃度超過 4.0 mM 時將癲癇發作控制的更好。沒有任何一位病患出現病理生酮作用的跡象與症狀。

4. 很難找到神經、腫瘤醫生或醫學腫瘤專家願意嘗試施行 KD-R。

5. 運動一般來說是好的。運動中的肌肉事實上會降低血糖，而這是我們的目標。再者，因為病患是攝取高脂肪的飲食，運動確定能控制三酸甘油脂與膽固醇濃度，這對任何攝取高脂肪飲食的人來說都是個擔憂。這裡的警示是柯氏循環。**柯氏循環會將肌肉在運動所產生的乳酸送回肝臟。肝臟會以一個稱為葡萄糖新生作用（新的葡萄糖）的程序將乳酸轉變成新的葡萄糖分子**。新的葡萄糖在藉由血液從肝臟送回去運動中的肌肉。一般來說這不太是個問題；不過，病患 A 是每天早晨運動，導致稍高的夜晚與早晨葡萄糖讀數。我們讓他改變運動的模式，不要在早上。我們之後取得夜晚稍低的葡萄糖讀數，而他的早晨葡萄糖（一致都維持在目標範圍內或接近）降到對一個執行 KD-R 的人來說比較可以接受的濃度範圍。運動會不會也是一個因素。每一個人都不同。在病患 A 的例子中，運動的確對葡萄糖造成一到三個百分點的差異，再一次，這是一個應該被考慮的警示。

我認為 KD-R 到目前為止，就副作用來說證明了是可以被容忍的。病患能毫無困難的取得 4.0 mM 的血液酮體目標值，且至少到目前為止都沒有報告任何病理生酮作用的跡象或症狀。所有三個病患所遇到最普遍的問題是產生一個卡路里限制又低碳水化合物的飲食。不過，最大的障礙是維持血糖濃度在目標範圍內。雖然所有三位病患都知道他們性命攸關的狀況，以及目前的標準治療並無法對整體存活率有明顯提高的能力，還是必須要改善 KD-R 療法來讓它更容易被病患接受。

目前，我個人相信 KD-R 能作為被診斷出高度神經膠質瘤（III 或 IV 級）

以及低度神經膠質瘤（II 級）病患在標準治療下的共同療法。我對病患 A 在執行 KD-R 之後的造影結果感到相當的激勵，造影顯示出沒有任何的異常高代謝活性來顯示有任何積極代謝腫瘤的存在。這些是在成功以 KD-R 治療高度神經膠質瘤病患身上，所期待看到的結果。

　　KD-R 對罹患生長較緩慢的低度神經膠質瘤（II 級星狀細胞瘤與寡樹突神經膠質瘤（oligodendroglioma）等）的患者，甚至會有更好的療效。因為 KD-R 直接攻擊腫瘤細胞的代謝，它可能可以防止 II 級神經膠質瘤變成高度，也就是退行性（anaplastic）或 GBM，這是低度神經膠質瘤一般演變的方向。我鼓勵所有被診斷出低度神經膠質瘤的病患，強烈的考慮開始執行 KD-R。雖然還有很多強調 KD-R 的個人化與認受性的工作需要進行，我認為 KD-R 應該要在罹患所有級數與種類神經膠質瘤的每一位病患身上，以作為標準治療一部分的方式來執行。最後，這一點一定要被強調，KD-R 不應該在沒有醫療監督下執行。是的，KD-R 基本上病患可以控制的飲食，但是它有潛在的副作用。請抗拒誘惑不要在沒有醫療監督下自行實施 KD-R。病患的血糖與酮體濃度一定要緊密注意。諸如電解質、三酸甘油脂、膽固醇等生化數值一定要緊密的監控。我的看法是，相較於自行實施，如果是在醫療監督之下使用這個療法，在大腦癌症治療上的成功可能性會更高。透過這種方式，那它就會成為構成標準治療的一部分。

## 🍇 以限制型生酮飲食來治療大腦癌症

*貝絲・祖佩克 - 卡尼亞，RD、CD，查理基金會*
*（www.charliefoundation.org）*

　　我在 KD 療法上的經驗大部分是透過查理基金會為罹患癲癇孩童治療而來。在大部分使用這個療法的孩童身上，看到癲癇發作的控制是令人驚訝的。我也服務過許多同時罹患癲癇與自閉症的孩童，在這些孩童身上的行為與睡眠品質的改善，尤其是令人印象深刻。KD 所造成的代謝調控，

雖然超過我們完整的理解，是值得我們去注意與尊重的。這個飲食對許多包括大腦癌症在內的大腦失調有所效果，對我來說一點都不驚訝。

有十位被診斷出不同階段神經膠質瘤的人在傳統療法失敗後，對 KD 產生興趣而主動與我聯繫。這些人對執行一個限制型飲食的意願是令人讚嘆的。雖然這些內容並非科學記錄，以下是這一小群人的執行方案與結果的概述。

對於我沒有親身碰面，也沒有他們完整病歷的人來說，我用來啟動 KD 的執行方案在設計上會著重於避免副作用。我首先會取得一份書面同意書來免除我在「實驗飲食」作用上的責任，同時也取得與主治腫瘤醫師討論這個療法的合約。再取得一份「攝取量」（Intake），其中包括飲食、體重、身高、體重流失的歷史、藥物與營養補充品的資訊。一旦這些事項完成之後，我會提供修正的 KD。這是一份有建議食物種類與數量的具體指示指南。這個飲食不僅包括全食物與去除大部分的加工食品，同時也將碳水化合物限制在大約一天 50 公克（注意典型的碳水化合物攝取量是超過一天 300 公克）。每一餐都會建議健康的脂肪與一份蛋白質。如果二週後，任何人對進入一個更限制的飲食有進一步的興趣的話，那一份精算後的 KD 就會產生。

KD 要求食物以公克磅秤來稱重，而且是 2:1、3:1 或 4:1 的比例，取決於蛋白質需求（蛋白質越高則比例越低）。卡路里是受到控制的，平均分攤到三餐。飲食的開始執行是從一天一餐生酮餐與二餐正常餐（使用者的選擇）開始。第二週則移動到一天二餐生酮餐與一餐正常餐，而第三週就是完整的 KD。葡萄糖一天測量二次，會調整卡路里或碳水化合物來將葡萄糖控制在 55 ～ 65 mg/dl 之間。飲食包含中鏈脂肪來協助維持穩定的葡萄糖與生酮作用以及通便效果。

在 KD 治療期間，我會建議好品質與低碳水化合物的補充品：「2000IU 的維生素 D、鈣質與微量元素的飲食參考攝取量（Dietary Reference Intake）與一份分開的磷補充劑」。這些具體的建議是根據我對最佳選擇下的不同比例 KD，與其所持續缺乏的營養素內容分析下而得。除了營養

補充品之外，咖啡因與利尿劑的避免是另一個建議，因為低碳水化合物飲食有著強烈的利尿效果。也建議適量無碳水化合物液體的攝取。另外建議纖維補充品來避免便秘，這是這個飲食最常見的副作用。生病時的指導方針包括低碳水化合物電解質替代飲品。

每一個人都被賦予使用網路 KetoCalculator 程式（www.ketocalculator.com）的權限，讓他們因此得以製作創造飲食計畫。這個程式也讓我能監督他們的執行內容並在必要時修改。與這些參加者的通訊是初始約一個小時的電話溝通，之後再以 email 聯繫。有些人非常一致性的通知我他們的進展；其他人就只跟我聯繫幾次而已。那些選擇進入精算飲食的人同時也是最會保持聯繫的人。在選擇進入精算飲食的四個人當中，有三個人持續的與我保持聯繫並提問與報告進度。這三個人都在 MRI 確認下成功的出現「穩定的腫瘤」或「腫瘤的萎縮」。其中二個人維持這個飲食好幾年，也仍然健在，儘管一開始被告知他們「只有幾個月」可活。另一個人之後就往生了；他罹患有晚期癌症，且轉移到肺部與其他器官（在開始 KD 之前），但比他的預後多活了一年。他的夫人負責他的飲食，且能夠享受一個「積極且機敏的男人」一直到他生命的最後二個月。

雖然我知道 KD 幫助這些人起了相當的作用，可是我無法忽視早期介入可能會有更好的成果的想法。如果癌症是一個代謝性症候群，那為什麼我們沒有提倡這個飲食療法來作為癌症生長的強力預防措施，尤其是針對神經膠質母細胞瘤？此外，一些化療藥物降低許多人的食慾，造成遵循飲食療法的困難，即使病患本身有強烈的動機。如果化療藥劑被當作「最後手段」的療法，那或許飲食可以在藥劑之前有機會建功。

## 總結

從這些照護者、醫師與病患的經驗可以很清楚的知道 KD 有能力作為癌症的替代或附屬療法。一個主要重點，在於讓癌症病患維持血糖濃度在療效範圍之內所遇到的困難。雖然 KD 能提升血液循環的酮體濃度，但他

在維持降低的血糖濃度上的效果較差。如同貝絲‧祖佩克 - 卡尼亞在其評論中所提及的，很可能某些藥物會避免葡萄糖達到足以殺死腫瘤細胞的療效濃度。但對於那些服用類固醇的病患來說更是如此，類固醇會阻止葡萄糖濃度進入療效區域。但目前還未釐清的是，是否癲癇發作藥物或某些化療藥劑也會阻止葡萄糖濃度進入療效區域。我的健康學生中執行斷食或 KD 的大部分人在達到葡萄糖與酮體的療效範圍上都沒有出現問題。

　　我同意摩爾醫師所說，KD-R 當在單獨使用或合併能針對腫瘤細胞能量代謝的無毒性藥物使用時，在治療較低度腫瘤上會產生最大的效果。然而悲哀的是，許多罹患低度腫瘤的病患並不知道或沒有被告知 KD-R 的潛在療癒效果。希望這個情況在未來將會改變。

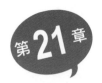

# 結論

## Conclusions

「科學」期刊最近以一系列被認為能概括描繪癌症領域現狀的文章來慶祝美國國家癌症法案（US National Cancer Act）通過四十週年。在尼克森總統主政時期所發起的這個法案，大量激發了癌症的相關研究。儘管有著大量的研究投入，自 1971 年當年就被提出與癌症的起源以及治療等相關的重大問題到了 2012 年仍然沒有答案。這些問題包括腫瘤細胞中染色體數量的異常是如何發生？特定組織的標記是否可以用來決定一個固態腫瘤的起源為上皮性還是間葉性？免疫系統能否被操控，用來將腫瘤細胞辨識為必須自體內移除的外來入侵物？病毒在人類癌症中是否擔任任何角色？在上述種種問題中，我唯一能確定的是，對於病毒是否在人類癌症中扮演任何的角色，答案肯定是「是」（第九章）。而對於其他的問題，則沒有立即的答案。基於這本專論中所提供的資訊，我能對其他尚未有答案的問題提供可靠的答案。尤其我的專論回應了許多美國國家癌症研究院在其網站（provocativequestions.nci.hih.gov）所提出的「挑戰性問題」。

我在第十章針對腫瘤細胞中染色體數量異常如何發生，提供了答案。基本上，染色體數量的穩定與基因組的完整，仰賴的是氧化磷酸化作用（OxPhos）的完整性。有絲分裂中紡錘體組成與染色體分離的保真性取決於氧化磷酸化作用所產生的能量。細胞呼吸作用受損下所發生的補償性發酵，會導致包括非整備性與突變等基因組不穩定。是粒線體呼吸作用的效率在維持細胞分化，並防止腫瘤形成與反分化的發生。

在第十三章所提供的資訊回答了特定組織標記，是如何能用來判定固態腫瘤的上皮性或間葉性起源。轉移腫瘤細胞源於骨髓細胞的呼吸作用

受損，而骨髓細胞本來就已經是間葉性的。在轉移性癌症細胞中表現出的許多生物標記，也同樣表現在巨噬細胞上。儘管上皮性腫瘤細胞會快速擴散，它們一般不會具有轉移性，除非在其中混合了骨髓細胞。骨髓細胞的組織生物標記表現在許多轉移性癌症細胞之中。

我在第十三與第十七章中提供資訊，回答了免疫系統是否能被操控，以將腫瘤細胞辨識為必須自體內移除的外來入侵物。根據我的觀點，轉移性癌症細胞源自免疫系統的細胞（巨噬細胞）。雖然要誘使非腫瘤性巨噬細胞，將腫瘤性巨噬細胞辨識為外來物，可能非常困難，針對能量代謝與吞噬作用能力來移除源自免疫系統的轉移性細胞，可能是較為簡單的一件事。

「科學」期刊的週年專刊，將很大一部分的重點放在如何結合標靶藥物來阻止抗藥性腫瘤（resistant tumors）。「即使是最成功的標靶療法也會隨著時間失去效用。研究人員冀望能找出腫瘤是如何脫逃；他們的目標放在將僅有數月的存活期延伸到數年。」我真的非常難以接受這些說法。任何晚期轉移性癌症的成功療法，都應該能提供該疾病的長期治療效果。而這樣的效果很少出現，代表目前並沒有成功的標靶藥物療法。因此也暗示目前存有晚期癌症的成功療法是誤導大眾。

腫瘤如何從所謂的「成功療法」中脫逃，對我來說是很清楚的。只要保有發酵的能力，癌細胞就能從療法中脫逃。抗藥性的來源就是發酵能量（醣酵解作用）。如果腫瘤細胞無法發酵，它們就會死亡。有幾個標靶療法真的關閉了葡萄糖與麩醯胺酸的發酵作用？有一個說法認為「失控的細胞生長，通常是導因於細胞膜中的變異蛋白質，發送假訊號給細胞核，而使其產生分裂。」這真的是胡說八道。增生是細胞的預設狀態，而呼吸作用會維持生長規律與分化狀態，發酵則造成無節制的增生。失控的細胞生長並不是導因於變異蛋白質，而是導因於呼吸作用不足下的補償性發酵。一旦這個觀念更被廣為接受之後，合理的藥物療法就會出現。

讀者需要認知到的是，我將癌症視為一種代謝性疾病，這本身並非癌症的主流看法，主流看法認為癌症是複雜到難以理解的基因性疾病。當仔細閱讀慶祝美國國家癌症法案四十週年的「科學」期刊中的文章，就會知

道我的看法幾乎沒有人支持。在該期的期刊中，完全沒有提到任何有關癌症代謝的文字。如同我在第十章所述，疏於在癌症起源中討論能量代謝的角色，就好像在討論太陽系起源時，疏於討論太陽的角色。我們對於相同的問題在 40 年之後，還是無解應該感到驚訝嗎？我們對大部分發展自癌症基因組計畫的標靶療法，只是一個浪費時間的結果應該感到驚訝嗎？我們對於治療晚期癌症幾乎沒有進展，應該感到驚訝嗎？

　　以下是我這本專論中重大結論的摘要。雖然這些結論的一部分還需要經過辯論與更進一步的實證，我相信它們是有事實基礎的，並且最終會獲得確認。

## 重大結論

1. 對於晚期或轉移性癌症的治療，在過去四十多年間，並沒有任何實質的進展。每年、每天死於癌症的人數有十多年幾乎沒有變化。
2. 大部分有關癌症機制的深入了解，都侷限在非轉移性腫瘤上，而不是轉移性腫瘤。
3. 大部分的癌症，無論其細胞或組織起源，都是呼吸作用不足下產生補償性發酵的單一疾病。
4. 會導致呼吸作用不足與癌症的一些因素，包括年齡、病毒感染、組織缺氧、發炎、罕見遺傳性突變、放射線與致癌物質。
5. 腫瘤細胞中所看到的基因組不穩定是呼吸作用不足與增強發酵的下游附帶現象。
6. 基因組不穩定導致癌細胞更無法承受代謝壓力。
7. 相對於正常細胞，癌細胞並沒有生長上的優勢。
8. 癌化過程並非達爾文式的轉變，而是拉馬克式的進化轉變。
9. 大部分的癌症是基因性疾病的看法已不再可靠。
10. 呼吸作用受損可以解釋聖捷爾吉致癌悖論（Szent-Gyorgyi's oncogenic paradox）。

11. 大部分轉移性癌症源自於骨髓性細胞的呼吸受損，可能與巨噬細胞以及腫瘤性上皮細胞之間的雜交狀況有關。

12. 癌細胞的存活、生長與增生，絕大部分仰賴葡萄糖與麩醯胺酸的代謝。

13. 限制葡萄糖與麩醯胺酸的攝取，能防止癌細胞生長與存活。

14. 發酵作用的增強是腫瘤細胞抗藥性的主因。

15. 保護粒線體不受氧化損傷能防止或降低癌症的風險。

16. 生活型態的改變在治療與預防癌症上是必須的。

17. 粒線體增強療法，在配合針對葡萄糖與麩醯胺酸代謝的藥物共同施用下，足以成為癌症問題的非毒性與具成本效益的解決方法。

18. 一旦癌症被接受為是一種代謝性疾病，癌症治療與預防的新時代就會出現。

# 常用英文縮寫中英對照

## A

**ATP**，adenosine triphosphate；三磷酸腺苷

**AACR**；美國癌症研究協會

**ADP**；二磷酸腺苷

**Akt**，v-Akt murine thymoma viral oncogene；v-Akt 鼠胸腺瘤病毒致癌基因

**APE1**，apurinic/apyrimidinic endonuclease；脫嘌呤 / 脫嘧啶內切酶

**AIF-1**，allograft inflammatory factor-1；同種異體發炎因子 -1

**AN-113**；藥物名

## B

**BMT**，bone marrow transplant；人類骨髓移植

**BATTLE**，Biomarker-integrated Approaches of Targeted Therapy for Lung Cancer Elimination；肺癌根除標靶療法的生物標記整合方法

**BMR**，basal metabolic rate；基礎代謝率

**BRCA1**；人體基因與蛋白質產物

## C

**CO2**；二氧化碳

**COX-2**，cyclooxygenase-2；環氧合酶 -2

**CL**，1，3-diphosphatidyl-sn-glycerol；1，3—二磷脂 -sn- 甘油；心磷脂

**CT-2A**；星狀細胞瘤

**CR**，calorie restriction；卡路里限制

**CT**，Computed Tomography；電腦斷層掃描

**CHOP**；化學治療法的縮寫

## D

**DER**，dietary energy reduction；飲食能量減縮

**DNA**；去氧核糖核酸

**DR**；飲食限制

**DON**，6-diazo-5-oxo-L-norleucine；麩醯胺酸模擬藥物

## E

**EGFR**，epidermal growth factor receptor；表皮生長因子受體

**ETC**；電子傳遞鍊

**EPEN**，室管膜母細胞瘤

**ES**，embryonic stem；胚胎幹細胞

**EMT**，epithelial to mesenchymal transition；上皮到間葉轉化

## F

**F0F1-ATP 酶**；F0F1- 三磷酸腺苷

**FDA**，U.S. Food and Drug Administration；美國食品藥品監督管理局

## G

**GM3-NeuAc 神經節苷脂**；為 ENEP 細胞所合成的主要神經節苷脂

**GBM**，glioblastoma multiforme；多型性神經膠質母細胞瘤

**GTP**，guanosine triphosphate 鳥苷三磷酸

**GDP**，Guanosine diphosphate；鳥苷二磷酸

**GFAP**，glial fibrillary acidic protein；膠質原纖維酸性蛋白質

**GLUT1**，type 1 glucose transporter；第一型葡萄糖運輸蛋白

# H

**HCV**；C 型肝炎病毒

**HIV**，human immunodeficiency virus；人類免疫缺陷病毒

**HCMV**，human cytomegalovirus；人類細胞巨大病毒

**HPV**，Human Papillomavirus；人類乳突病毒

**HBV**；B 型肝炎病毒

**HIF-1α**；缺氧誘導因子 -1α

**HBO**；高壓氧療法

**HIF-1α**；缺氧誘導因子之一

# I

**IDH1**，isocitrate dehydrogenase gene 1；異檸檬酸去氧酶基因 1 型

**IGF-1**，insulin-like growth factor1；胰島素生長因子 1

**IL**，interleukin；介白素

# K

**KCN**，potassium cyanide；氰化鉀

**KSHV**，Kaposi's sarcoma-associated herpesvirus；卡波西肉瘤相關泡疹病毒；

**KD**，ketogenic diet；生酮飲食

**KD-R**，restricted or reduced intake ketogenic diet；攝取限制或減少的生酮飲食

# L

**LPS**，lipopolysaccharides；脂多醣

**LOH**，loss of heterozygosity；雜合性丟失

# M

**MDMS-SL**；多維質譜性鳥槍脂質體

**MGMT**，06-methylguanine methyltransferase；O6- 甲基鳥嘌呤甲基轉移酶

**mtDNA**；粒線體 DNA

**MET**，mesenchymal-epithelial transition；間葉 - 上皮轉化

**MDR**，multidrug resistance；多重抗藥性

M1 表型；典型活化

M2 表型；替代活化

**MR**，magnetic resonance；磁共振

mTor 雷帕黴素

**MYC**；家族調節基因和原癌基因是代碼的轉錄因子

**MRI**，magnetic resonance imaging；核磁共振攝影

# N

**NCI**，National Cancer Institute；美國國家癌症研究中心

**NAD+/NADH**；菸鹼醯胺腺嘌呤二核苷酸（液態化）

**NADPH**，nicotinamide adenine dinucleotide phosphate 菸鹼醯胺

腺嘌呤二核苷酸磷酸

**NF-κB**，nuclear factor kappa B；核
因子 kappaB

**NIH3T3**；永生化細胞系之一

# O

**OAA**，oxaloacetate；草醯乙酸鹽

**OxPhos**，Oxidative phosphorylation；
氧化磷酸化

# P

**PEP**，Phosphoenolpyruvate；磷酸烯
醇丙酮酸鹽

**PET**，Positron emission tomography；
正子放射斷層掃描

**p53**；腫瘤抑制蛋白

**PI3K**；磷脂醯肌醇 3- 激酶

# R

**RB**，retinoblastoma；視網膜母細胞瘤

**ROS**，reactive oxygen species；活性
含氧物

**RTG**；逆行反應

**RAW264.7**；正常老鼠巨噬細胞系

# S

**SCID**；嚴重複合型免疫缺乏症

**SOD**，superoxide dismutase；超氧化
物歧化酶

**SMT**，somatic mutation theory；體細
胞突變理論

**SOLO**，small cell lung carcinoma；自
小細胞惡性腫瘤

# T

**TCA 循環**；檸檬酸循環

**TAMs**，tumor-associated
macrophage；腫瘤相關巨噬細胞

**TGF-β**，transforming growth factor
deta；活化 beta 轉變生長因子

**TNF-α**，tumor necrosis factor alpha；
腫瘤壞死因子 alpha

**TOR**；蛋白質的一種；P190

# V

**VEGF**，vascular endothelial growth
factor；血管內皮生長因子

**VM(-M1、M2、M3)**；癌細胞品系

# 其他

**2-DG**，2-deoxyglucose；2- 去氧葡萄
糖

**3-BP**，3-bromopyruvate；3- 溴丙酮酸

**β-OHB**，β-hydroxybutyrate；β- 羥
丁酸鹽

此書英文參考文獻資料龐大，於此不一一列舉。
如有需求的讀者。

1) 可填寫版權頁後面的回函，註明：**索取英文參考文獻** 資料 編輯將會另外列印提供。

2) 或是 email 至 晨星健康網 health119@morningstar.com.tw
   主旨：索取癌症代謝療法「英文參考文獻」檔案。

PS. 索取截止年限為 2020 年 8 月 31 日

國家圖書館出版品預行編目資料

癌症代謝療法：了解、預防與治療癌症更有效率的方式 / 湯瑪斯・西佛里德（Thomas N. Seyfried）作；王耀慶譯. -- 初版. -- 臺中市：晨星, 2018.07
　　面；　公分. --（健康與飲食；123）
　　譯自：Cancer as a metabolic disease : on the origin, management, and prevention of cancer

ISBN 978-986-443-470-1（平裝）

1.癌症 2.治療學

417.8　　　　　　　　　　　　　　　　　　　107009421

健康與飲食 123

# 癌症代謝療法
### 了解、預防與治療癌症更有效率的方式

| | |
|---|---|
| 作者 | 湯瑪斯・西佛里德（Thomas N. Seyfried, PhD.） |
| 譯者 | 王耀慶 |
| 主編 | 莊雅琦 |
| 編輯助理 | 劉容瑄 |
| 文字校對 | 王耀慶、鄭鴻舜 |
| 封面設計 | 林麗貞 |
| 美術排版 | 曾麗香 |
| 創辦人 | 陳銘民 |
| 發行所 | 晨星出版有限公司<br>台中市西屯區工業30路1號1樓<br>TEL：(04)2359-5820　FAX：(04)2355-0581<br>行政院新聞局局版台業字第2500號 |
| 法律顧問 | 陳思成律師 |
| 初版 | 西元2018年7月23日 |
| 總經銷 | 知己圖書股份有限公司<br>106台北市大安區辛亥路一段30號9樓<br>TEL：02-23672044／23672047　FAX：02-23635741<br>407台中市西屯區工業30路1號1樓<br>TEL：04-23595819　FAX：04-23595493<br>E-mail：service@morningstar.com.tw<br>網路書店 http://www.morningstar.com.tw |
| 讀者專線 | 04-23595819 # 230 |
| 郵政劃撥 | 15060393（知己圖書股份有限公司） |
| 印刷 | 上好印刷股份有限公司 |

定價499元

ISBN 978-986-443-470-1

Cancer as a Metabolic Disease: On the Origin, Management, and
Prevention of Cancer

Copyright © 2012 by John Wiley & Sons, Inc. All Rights Reserved.

This translation published under license with the original publisher John
Wiley & Sons, Inc.

Published by Morning Star Publishing Inc.

Printed in Taiwan

廣告回函
台灣中區郵政管理局
登記證第 267 號
免貼郵票

407

台中市工業區 30 路 1 號

# 晨星出版有限公司

健康生活醫學組　收

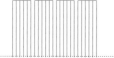

## 索取英文參考文獻 資料

填妥回函後附上 40 元郵票寄回即可索取

索取截止年限為2020年8月31日

特邀各科專業駐站醫師，為您解答各種健康問題。

更多健康知識、健康好書都在晨星健康養生網。

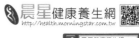
晨星健康養生網
http://health.morningstar.com.tw

晨星健康養生網